◆成人看護学◆
H．成人看護技術 II
◆ 急性期にある患者の看護技術 ◆
［第 2 版］

大阪大学名誉教授
氏 家 幸 子 監修

金沢大学大学院医学系研究科保健学専攻教授　泉　　キ ヨ 子
大阪府立大学看護学部教授　土 居 洋 子　編 集

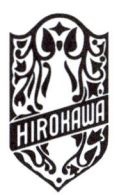

東京 廣 川 書 店 発行

執筆者一覧 （50音順）

井 上 　 智 子	東京医科歯科大学大学院保健衛生学研究科教授
今 川 　 詢 子	埼玉県立大学保健医療福祉学部看護学科教授
真 田 　 弘 美	東京大学大学院医学系研究科健康科学・看護学専攻教授
柴 田 　 　 清	東京都看護協会認定看護師教育課程
長谷川 　 真 美	埼玉県立大学保健医療福祉学部看護学科助教授
丸 橋 　 佐和子	前福井医科大学医学部看護学科教授
山 勢 　 博 彰	山口大学医学部保健学科教授
山 勢 　 善 江	日本赤十字九州国際看護大学助教授
渡 邉 　 憲 子	名古屋大学医学部保健学科教授

監修のことば

　現在の看護教育の変革と発展には大きなエネルギーが感じられ，他分野の人々からも注目されているところである．看護系大学教育は1991年度9校であったのが，2002年度には100校を越えた．また2002年には，4月から看護職者の名称が保健師・助産師・看護師・准看護師と変わり，看護行為についても静脈注射の実施に対する厚生労働省の見解が保助看法の範疇とされた．その背景には，高齢社会や医療の質・量・経済等々の変化，在宅医療・看護の課題等々があり，これらの制度や社会・医療の動向は，看護教育の内容にも大きな影響をもたらしている．

　本書「成人看護学」の初版は，1995年から監修・編者の全員が，これからの成人看護学について討議・検討を重ねて，1997年5月から1997年7月にかけて全10巻が完成した．この間，大学が急増し，大学としての看護と看護教育の内容が問われ，各大学の特色を生かした独自性のある教育内容が求められ始めた．そして，発刊の年には保助看法カリキュラムも改正された．初版では看護の対象者の状態を看護・看護学の立場から，成人期にある人の看護上の特徴を分析した成人看護学の高等教育のテキストとして有効に使用できるよう編纂をすすめ，現在もその作業を続けている．

　初版発刊後，再び検討を重ね，第2版は2001年（平成13年）2月から順次発刊しているが，改版の基本的方針は，（1）全体の系統的構成の再検討，（2）成人看護学の専門性と基本的内容の確立，（3）より適切な看護を実施する教育への教材の提供である．さらに，第2版と平行して刻々と急速に変化する看護の状況に対応するため，第3版の改編をすすめている．それは成人看護学の本質の追求と，変化する医療，社会・福祉に対応すると共に，看護の観点での対象者の生活をより配慮した看護に関するもので，このため新たに，お一人の方に編者に加わって頂いた．

　なお，初版完成直後に利用者の要望もあり，種々検討の結果「成人看護学全10巻」を縦軸とし，変化する医療・看護に対応する横軸として「成人看護学　病態生理・疾病論」を発刊した．初版は2000年10月で，第2版では，看護活動により活用できる内容を目指し，また成人に伴う老化を配慮した内容を加えて編纂・執筆をして頂いた．

　読者の方々のご意見とご批判を頂きながら，本書を，より適切な成人看護学の教材となるように努力をしたい．

　稿を終わるに当たり，再度の改編にご協力頂いた（株）廣川書店社長廣川節男氏，ご努力頂いた編者・執筆者の先生方，そしてご苦労をお掛けした鈴木利江子氏，安藤　香氏をはじめ関係者の方々に厚くお礼を申し上げたい．

2003年1月

氏　家　幸　子

第2版まえがき

　ナイチンゲールは「看護師は自分の仕事に三重の関心をもたなければならない．ひとつはその症例に対する理性的な関心，そして病人に対する（もっと強い）こころのこもった関心，もうひとつは病人のケアとキュアについての技術的（実践的）な関心（technical interest）である」と技術の重要性を述べており（1893），この考え方は今日も引きつがれている．

　急性期にある患者の看護技術は「急性期にある患者の看護」の急性期・クリティカルケア（I巻）と周手術期看護（II巻）のなかから必要な看護技術を選択し，それぞれの状況下で適切な看護援助ができるようにしたものである．執筆者はこれらに関して，実践を通して教育や研究をしている方々であり，既に担当執筆した分野の理論や知識を基に，ここでは技術編として編纂して頂き，これらの本が相互に補完し合えるようにした．急性期にある患者の看護の分野は，生命の危機を診断・治療する医療のハイテク化に伴う処置や機器管理，モニタリングや観察などが求められ，年々に高度化・多様化している．また，これらの技術には看護師として直接実施しなくても，原理を理解して，最大のケアやキュアの効果をあげるものも含まれる．

　本書は初版が出版されてから4年が経過した．その間，「大学における看護実践能力の育成に向けて」（看護学教育の在り方に関する検討会，平成14年3月）の報告書が出され，看護学の大学教育における看護実践を支える技術の重要性と学習項目・到達レベルも明確になった．

　さらに，技術には知識と判断，実施・評価，対象者への説明，安全・安楽確保，プライバシーの保護等その技術を支える態度や行為の構成要素も明らかにされた．

　本書はこれらの内容も網羅されるようにした．それぞれの技術は看護学生のテキストとして，また卒業後，ナースの自己学習としても使えるように，基本的な原理から具体的な援助技術をできるだけリアルに，図解を取り入れて記述した．さらに，このような急性期にある患者の心理・社会的な側面での援助技術についても随所に触れた．

　編者らは急性期にある患者の看護技術として，本書にとりあげた知識を基に技術を展開し，さまざまな状況に応用できるように工夫して頂くことを願ってやまない．読者の皆様のご批判，ご意見を頂きながら，さらに研鑽を積み重ねてよりよいものとなるように努力していきたい．

2003年1月

編　者

目 次

A クリティカルケアを受ける患者への看護技術 ……………… 1

I．緊急時の看護技術 ………………………………………（山勢善江）3

1．心肺蘇生法 ……………………………………………………… 4
  （1）心肺蘇生法とは　*4*
  （2）急患を発見したとき直ちに行うこと　*4*
  （3）一次救命措置　*8*
  （4）蘇生後の看護のポイント　*14*

2．気道確保 ………………………………………………………… 14
  （1）気道内挿管　*14*
  （2）経鼻的気管内挿管　*17*
  （3）気管内挿管後の看護のポイント　*18*

3．心電図モニター ………………………………………………… 18
  （1）心電図波形の名称とその特徴　*19*
  （2）モニター心電計の使用方法　*20*
  （3）12誘導心電図　*23*

4．末梢静脈路の確保 ……………………………………………… 24
  （1）確保の実際　*24*

5．直流除細動 ……………………………………………………… 27
  （1）目　的　*27*
  （2）方　法　*28*

6．前胸部叩打法 …………………………………………………… 29

II．集中管理下での看護技術 …………………………………（山勢博彰）31

1．観血的血圧測定法（動脈ライン）を使用しての看護 ……………… 32
  （1）目　的　*33*
  （2）方　法　*33*

2．スワン-ガンツカテーテルを使用しての看護 ……………………… 35
  （1）目　的　*35*
  （2）方　法　*36*

3．気管内吸引の技術 ……………………………………………… 39
  （1）目　的　*39*
  （2）方　法　*39*

viii 目 次

  4．人工呼吸器の装着患者の看護 ･･ 43
   （1）目　的　*45*
   （2）方　法　*45*
  5．輸　血 ･･ 49
   （1）目　的　*49*
   （2）方　法　*50*

 Ⅲ．感染管理の看護技術 ･･（柴田　清）*53*
  1．スタンダードプレコーション（標準予防策）･･･････････････････････････････････ 54
   （1）スタンダードプレコーションの概念　*54*
   （2）方　法　*54*
  2．感染経路別予防策 ･･ 55
   （1）接触感染予防策　*55*
   （2）飛沫感染予防策　*55*
   （3）空気感染予防策　*55*

B　手術を受ける患者への看護技術 ････････････････････ *59*

 Ⅳ．術前の看護技術 ･･（井上智子）*61*
  1．術後合併症予防のための術前指導 ･･ 62
   （1）呼吸・吸入（ネブライザー）・咳嗽練習　*63*
   （2）早期離床と歩行　*67*
  2．手術に向けた身体の準備（術前日のケア）････････････････････････････････････ 69
   （1）消化管の準備　*69*
   （2）身体の清潔　*71*
   （3）休息と睡眠　*73*
  3．術当日のケア ･･ 74
   （1）目　的　*74*
   （2）留意点　*74*
   （3）アセスメントの視点と方法　*74*
   （4）方　法　*74*

 Ⅴ．術中の看護技術 ･･（今川詢子）*79*
  1．無菌操作技術 ･･ 80
   （1）帽子の着用　*80*
   （2）マスクの着用　*80*

　　　　（3）手洗い法　*81*
　　　　（4）ガウンテクニック　*86*
　　2．手術体位 ………………………………………………………………………… *91*
　　　　（1）目　的　*91*
　　　　（2）方　法　*92*

Ⅵ．術後の看護技術 ……………………………………………………（真田弘美）*95*
　　1．バイタルサインの観察 ………………………………………………………… *96*
　　　　（1）目　的　*96*
　　　　（2）アセスメントの視点と対処方法　*96*
　　　　（3）方　法　*98*
　　2．痛みのケア ……………………………………………………………………… *99*
　　　　（1）目　的　*100*
　　　　（2）アセスメントの視点　*100*
　　　　（3）方　法　*101*
　　3．ガーゼ交換・創部の観察 ……………………………………………………… *104*
　　　　（1）目　的　*104*
　　　　（2）アセスメントの視点　*104*
　　　　（3）方　法　*107*
　　4．ドレーンの管理 ………………………………………………………………… *110*
　　　　（1）目　的　*110*
　　　　（2）アセスメントの視点　*110*
　　　　（3）方　法　*113*
　　5．水と電解質の調整 ……………………………………………………………… *116*
　　　　（1）目　的　*116*
　　　　（2）アセスメントの視点　*118*
　　　　（3）方　法　*122*
　　6．早期離床 ………………………………………………………………………… *125*
　　　　（1）目　的　*125*
　　　　（2）アセスメントの視点と方法　*125*

C　手術療法や保存療法を受ける患者の看護技術 ………… *127*

Ⅶ．胃切除術後患者への看護技術 ……………………………（長谷川真美）*129*
　　1．胃チューブ ……………………………………………………………………… *130*
　　　　（1）目　的　*130*
　　　　（2）適　用　*130*
　　　　（3）アセスメントの視点　*130*

　　　　（4）方　法　*131*
　　　　（5）実施後の観察・評価　*135*
　　2．中心静脈栄養 ·· *136*
　　　　（1）目　的　*136*
　　　　（2）適　用　*137*
　　　　（3）アセスメントの視点　*137*
　　　　（4）方　法　*138*
　　　　（5）実施後の観察・評価　*142*
　　3．中心静脈圧測定 ·· *143*
　　　　（1）目　的　*143*
　　　　（2）適　用　*143*
　　　　（3）アセスメントの視点　*143*
　　　　（4）方　法　*143*
　　　　（5）実施後の観察・評価　*145*

Ⅷ．ストーマ患者への看護技術 ·· （真田弘美）*147*

　　1．消化器ストーマ（人工肛門） ·· *148*
　　　　（1）目　的　*148*
　　　　（2）適　用　*148*
　　　　（3）アセスメントの視点　*148*
　　　　（4）方　法　*149*
　　　　（5）実施後の観察・評価　*157*
　　2．排便方法の選択（洗腸） ·· *158*
　　　　（1）目　的　*158*
　　　　（2）適　用　*158*
　　　　（3）アセスメントの視点　*159*
　　　　（4）方　法　*159*
　　　　（5）実施後の観察・評価　*161*
　　3．尿路系ストーマ（人工膀胱） ·· *161*
　　　　（1）目　的　*161*
　　　　（2）適　用　*161*
　　　　（3）アセスメントの視点　*161*
　　　　（4）方　法　*162*
　　　　（5）実施後の観察・評価　*165*

Ⅸ．肺切除術患者への看護技術 ·· （渡邉憲子）*167*

　　1．胸腔ドレナージ ·· *168*
　　　　（1）目　的　*168*

（2）適　用　*168*
　（3）アセスメントの視点　*168*
　（4）方　法　*169*
　（5）実施後の観察・評価　*179*
2．術側上肢・肩の運動 ··· *179*
　（1）目　的　*180*
　（2）適　用　*180*
　（3）アセスメントの視点　*180*
　（4）方　法　*180*
　（5）実施後の観察・評価　*185*

X．牽引を受ける患者への看護技術 ································（丸橋佐和子）*187*
　（1）目　的　*188*
　（2）適　用　*188*
　（3）アセスメントの視点　*189*
　（4）方　法　*190*

XI．ギプス固定を受ける患者への看護技術 ·····················（丸橋佐和子）*209*
　（1）目　的　*210*
　（2）適　用　*210*
　（3）アセスメントの視点　*210*
　（4）方　法　*211*

付録：用語の解説 ·· *227*
索　引 ·· *231*

クリティカルケアを受ける患者への看護技術

A

I

緊急時の看護技術

1. 心肺蘇生法
2. 気道確保
3. 心電図モニター
4. 末梢静脈路の確保
5. 直流除細動
6. 前胸部叩打法

心肺蘇生法

1 心肺蘇生法とは

<u>心肺蘇生法</u>とは患者が心停止，呼吸停止あるいはそれに近い状態に陥ったときに，呼吸や循環を補助したり，これらの機能が正常に復帰するまでに代行する処置である．

臓器の中でも特に脳は低酸素状態に弱く，約4分間の虚血で不可逆的な変化を起こしてしまう．これは，心肺蘇生によって呼吸や循環が回復したとしても，植物状態になったり脳死状態に陥る結果になることを示唆している．このため，心肺蘇生で最も重要なのは「脳蘇生である」という意味から，心肺脳蘇生法と呼ばれることもある．

ドリンカーの生存曲線（図Ⅰ-1）によると，心肺停止時間が2分では蘇生率が90％あるのに対し，4分後では50％，7分を過ぎると蘇生率はほとんど0％に近づく．また，1994年の後藤らの報告では，救命救急センターに心肺停止状態で搬入される症例の約33％は心拍再開が得られるものの，その多くは死亡し，生存退院率は約2％，社会復帰率は約1％に過ぎないとしている．一方，アメリカでは屋外で心停止あるいは心停止に近い状態になっても，約20％の人が生存退院している．これは，アメリカでは成人国民の8人に1人が心肺蘇生の技術を身につけていることにもよるといわれている．すなわち患者の心肺停止時に，そこに居合わせた人（by-stander）がいかに迅速に心肺蘇生法を施行できたか否かが，まさに患者の生死を分けているのである．

現在の日本の救急医療システムでは，東京都でも119番通報から救急車が現場に到着するまで，5〜6分はかかる．この間，もし急患を発見した者がすぐに心肺蘇生法を開始していなければ，救われるはずの命が失われてしまうことになる．医療従事者をはじめ，一般市民が心肺蘇生法を習得し，確実に実施できることの意義がここにある．

そして，心肺蘇生法は<u>一次救命処置</u>（basic life support, BLS）と<u>二次救命処置</u>（advanced cardiac life support, ACLS）とに分けられる（表Ⅰ-1）．

2 急患を発見したとき直ちに行うこと （図Ⅰ-2参照）

(1) 意識状態を確認する

倒れている人がいたら，直ちに声をかけ，応答がなければ，頬を軽くたたくなどして刺激を与え，さらに呼びかける．これらの刺激を与えつつ，意識状態を確認する．意識状態の判定方法は客観的に判定できればグラスゴーコーマスケール（Glasgow coma scale, GCS）でもジャパンコーマスケール（Japan coma scale, JCS）でもよい．

(2) 呼吸と心拍の確認

胸郭や口や鼻の動きによって呼吸を「観る」，口や鼻に近づき呼吸音を「聞く」あるいは呼吸

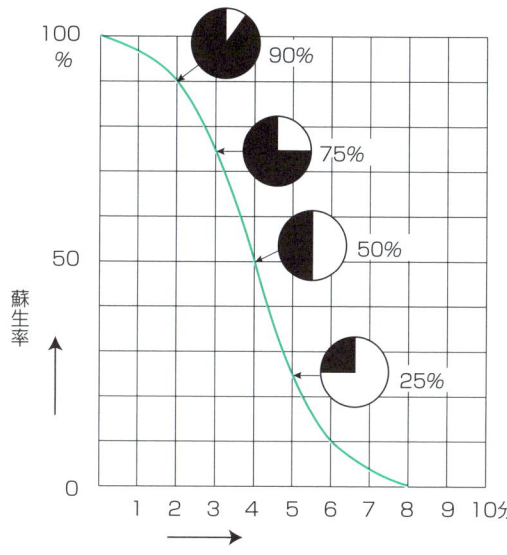

図Ⅰ-1　ドリンカーの生存曲線

アメリカのドリンカー博士による心肺停止からの生還率を示した曲線．心肺停止が長いほど，脳をはじめとする重要臓器が不可逆性の変化を起こして回復不能となる．(Drinker, P. (1996) WHO報告書)

(厚生省健康政策局指導課監修（1997）救急救命士標準テキスト，p.229，へるす出版)

の有無を「感じる」．このときできれば1分間の呼吸回数，呼吸パターン，呼気臭も観察する．さらに橈骨動脈を触知する．触れにくければ探すことに時間をかけず，直ちに頸動脈か大腿動脈を触知（乳幼児は首が短いため，上腕動脈で触知するとよい）するか，直接心臓部の上に耳を当て心拍を確認する．

（3）応援を頼む（救急車を要請する）

　周囲の人に一次救命処置を開始するための応援を頼む．人混みの中などであれば患者のプライバシーを守るためにも，関係者以外が不必要に近づかないようにする．

（4）外傷の有無の確認（変形，出血等）

①出血の確認をする．拍動性に鮮血が激しくでているようならば，直ちに止血する（図Ⅰ-2）．
②四肢の変形や動きを観る．
③外傷はなくても高所からの転落や，頭部を激しく打ったなど頸椎損傷が予測される場合には，むやみに動かさず多人数で静かに仰臥位にする．

（5）一次救命処置の開始

表 I-2 心肺蘇生法のABC

A〜Iの項目	一次救命処置 (basic life support, BLS)	二次救命処置 (advanced cardiac life support, ACLS)
A Airway（気道確保）	頭部後屈 頤部挙上法 下顎挙上法 口腔内異物除去 背部叩打法 ハイムリック変法 回復体位	エアウェイ挿入（経鼻・経口） 気管内挿管 甲状輪状靱帯切開 気管切開 ラリンゲアルマスク，食道閉鎖式エアウェイ（esophageal gastric tube airway, EGTA）
B Breathing（人工呼吸）	口対口人工呼吸法 口対鼻人工呼吸法 口対口鼻人工呼吸法	アンビューバッグ ジャクソンソース 麻酔器 人工呼吸器
C Circulation（循環）	外出血のコントロール ショック体位 胸骨圧迫心マッサージ	器具による心マッサージ 開胸心マッサージ
D Drugs and fluids（静脈路確保と緊急薬剤の投与）		静脈路確保 緊急薬剤の使用
E Electrocardiography（心電図モニター）		
F Fibrillation treatment（電気的除細動）	胸壁叩打	体外式除細動 開胸下直接除細動
G Gauging（各種パラメーターの評価）		緊急検査 各種モニタリング
H Human mentation（脳蘇生）		ICPモニタリング 頭蓋内圧降下療法
I Intensive care（集中管理）		呼吸管理・循環管理・栄養管理 感染対策・体液管理

　一次救命処置とは器械や器具を使用せず，一般の人でも行える処置である．一方，二次救命処置とは病院などの施設内で医師や看護師が専用の器具や薬剤等を使用しながら行う処置である．この中には救急車で搬送中に救急救命士が行う処置も含まれる．二次救命処置には，医師でなければ行うことのできない医療処置が多いため，看護師はそれらの準備と介助の役割を担うことになる．しかし，最近の看護の専門化と高度化の流れの中で，日本看護協会が認定している救急認定看護師は，今後気管内挿管，静脈路の確保，体外式除細動などを教育課程の中で訓練され，自らが実際に施行するケースもでてくるであろう．

I 緊急時の看護技術　7

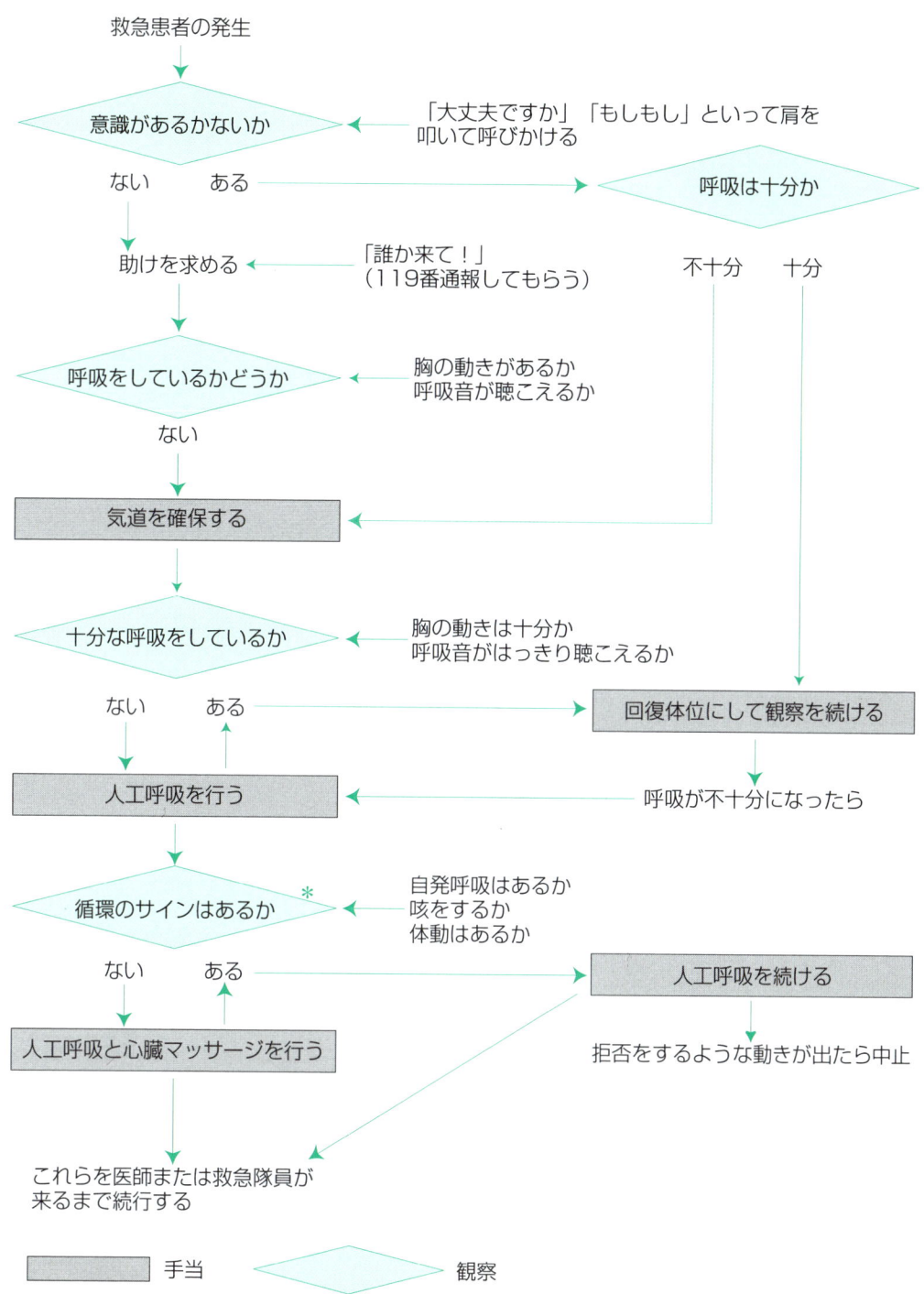

＊頸動脈の触知に時間をかけず，2回呼気吹き込み，人工呼吸を行った後に，呼吸・咳・体動のいずれかがあるかないかによって心停止を判断する．

図 I -2　一次救命処置のステップ

8　Ⅰ　緊急時の看護技術

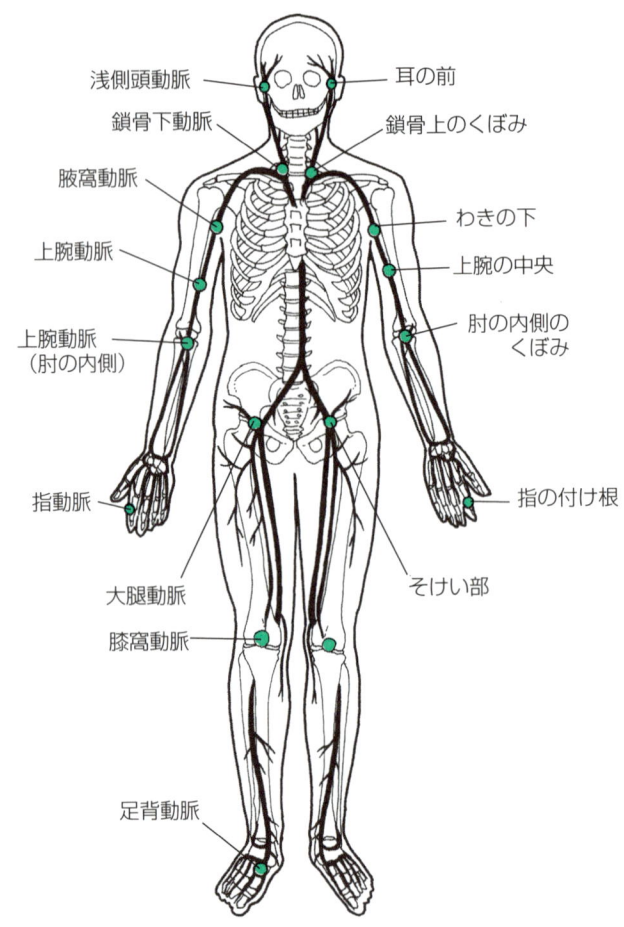

図Ⅰ-3　表在性動脈と止血点

3 一次救命処置

(1) 気道の確保（A Airway）

　気道閉塞は，気管内異物や吐物による物理的気道閉塞や，意識消失や呼吸筋の障害による機能的気道閉塞などによって起こる．この状態が続けば，酸素が供給されず，容易に死の危険にさらされる．このため，気道の確保は救急処置の中でも，最も基本的で重要な処置の一つである．

a）目　的
　物理的気道閉塞あるいは機能的気道閉塞にある者に対し，器具を用いず用手的に気道を開放する．

b）方　法

実施方法

（1）気道の確保に適切な体位をとる
①腹臥位で倒れている場合，できれば多人数で頭頸部と肩を支持して仰臥位にする．
②意識がなくても呼吸をしていれば，回復体位（図Ⅰ-4）にして呼吸状態を観察する．
③患者の肩から背中の下に枕や衣類などを挿入するだけで，患者の頭の重さによって自然に気道が確保されることもある．

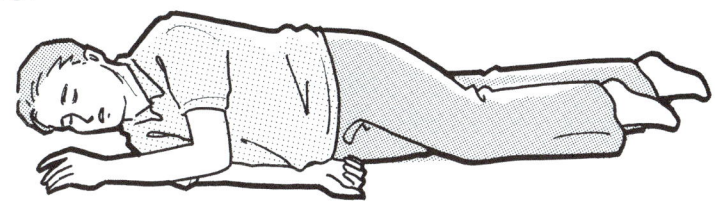

図Ⅰ-4　回復体位

（2）気道を確保する
a）頭部後屈法（図Ⅰ-5）
①術者は患者の頭部の横に位置し，前額部に一方の手の手掌を置き，頭部を後方に反らせる．
②気道確保が不十分ならば，もう一方の手を項部に差し入れ，持ち上げるようにする（項部を挙上し過ぎると頸髄の過伸展を起こすので注意する）．この方法は頸髄損傷が疑われるようなケースでは禁忌である．

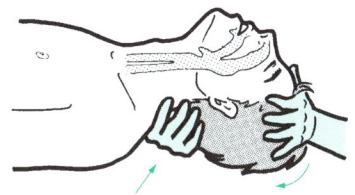

図Ⅰ-5　頭部後屈法

b）頤部挙上法（図Ⅰ-6）
①術者は患者の頭部の横に位置し，一方の手を前額部に置いて頭部を後屈させる．
②もう一方の手の第2，3指を下顎中央の頤部に当て，患者の口が閉じるように持ち上げる．

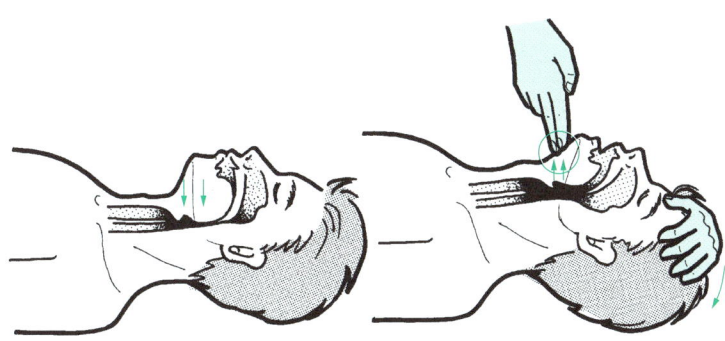

図Ⅰ-6　頤（おとがい）部挙上法

実施方法（つづき）

c）下顎挙上法（図Ⅰ-7）
①術者は患者の頭部の上側に位置する．
②術者の両手を両側の下顎角に置き，下顎の歯列が上顎歯列より前にでて反対咬合になるまで下顎を持ち上げる．この方法が最も効果的に気道が開放できる方法といわれている．

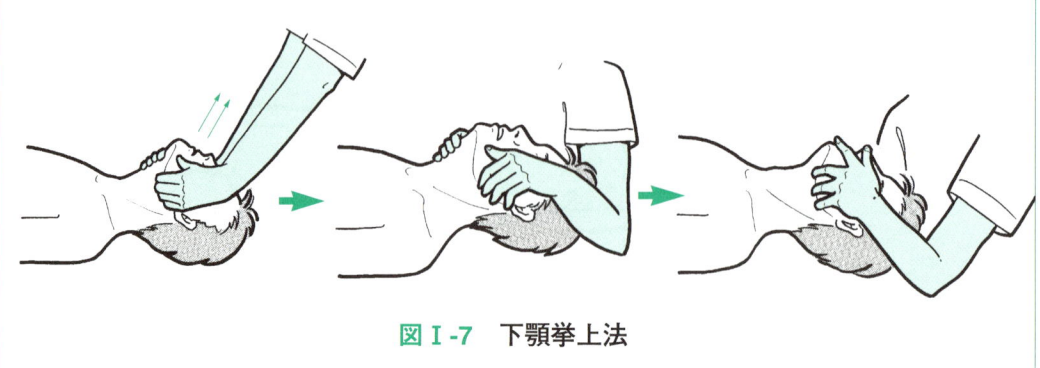

図Ⅰ-7 下顎挙上法

（2）人工呼吸（B Breathing）

　無呼吸，あるいは自発呼吸が微弱（成人の場合，呼吸数が5回/分以下，あるいは1回換気量が150mL以下など），チアノーゼや冷汗が見られ，換気不十分であると判断された場合には，まず気道を確保し，呼吸が回復するか否かを観察する．気道を確保して5〜10秒待っても呼吸が回復しなければ，いたずらに時間を浪費せず，直ちに人工呼吸を開始する．

a）目　的
　各種原因により呼吸不全に陥り，自発呼吸の消失，または異常呼吸を呈している者に対して，器具を用いず，用手的な人工換気を行う．

b）方　法

留意事項
　口対口人工呼吸法の他の方法として口対鼻人工呼吸法や乳児（およそ1歳まで）に適用される口対口鼻人工呼吸法もある．

実施方法
（1）人工呼吸のために必要な準備をする
①患者の頸部や胸腹部を絞めている衣類（ネクタイ，ワイシャツのボタン，ベルト，ブラジャーなど）を外し，患者の胸郭の動きが観察できる範囲まで，患者の衣類を開ける．プライバシー保護のため薄いタオルなどをかけてもよい．
②入れ歯は，もし外れそうならば気道異物の原因となるため，除去する．しっかりとはまっている義歯は，無理に取り除く必要はない．

（2）術者は患者の気道を確保したままで，拇指と示指で患者の鼻を挟む

実施方法（つづき）

（3）術者が患者の口に息を吹き込む（口対口人工呼吸法）

①術者は深く息を吸い込み，患者の口を覆うようにして1.5〜2秒かけて息を吹き込む．このとき，ガーゼやハンカチで患者の口を覆ってもよい．
②息を吹き込みながら患者の胸部が軽く膨らむことを確認する（図Ⅰ-8）．
③胸部でなく上腹部（胃部）が膨らむようならば，気道が開通していないか，あるいはあまりに速く過量の呼気を吹き込んでいることが考えられるので，もう一度気道確保の確認をし，さらにゆっくりと呼気を吹き込みながら胸部の膨らみを観察する．
④感染予防のために，患者への送気は可能であるが，患者の呼気は通さない特殊な膜を使った口対口人工呼吸法用のマウスピースもある．

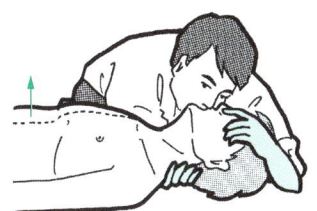 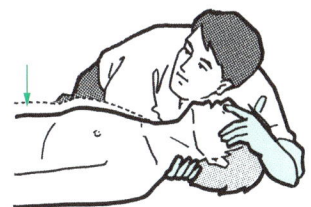

頭部後屈法と人工呼吸

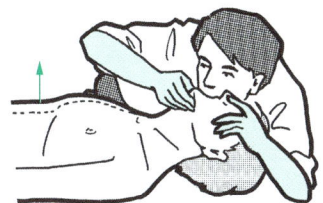 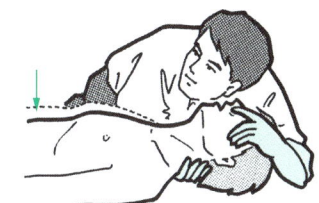

頤部挙上法と人工呼吸

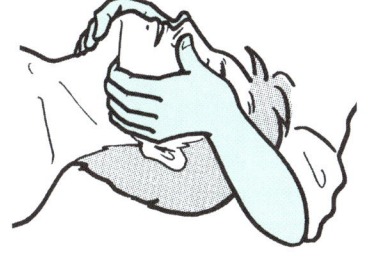 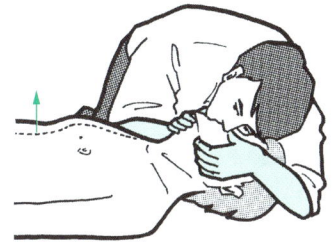

下顎挙上法と人工呼吸

図Ⅰ-8　気道確保と人工呼吸

（4）患者の呼気を確認する

①術者の呼気を吹き込んだら口を離し，患者の胸部を観察する．
②患者の胸部が自然に下降し，それと同時に，患者から吐き出される空気の流れが感じられる．
③この間に次の呼気吹き込みの準備をする．

（5）患者の胸部がもとの位置にもどったら（3），（4）を成人の場合5秒に1回の割合でくり返す

(3) 胸骨圧迫心マッサージ／閉胸式心マッサージ（C Circulation）

気道を確保し，人工呼吸を行っても呼吸・咳・体動のいずれかが確認されない場合，心停止と判断して胸骨圧迫心マッサージを開始する．

心臓マッサージの原理は，胸骨を圧迫することによって心臓が圧縮されて血液が駆り出されるという心臓ポンプ説と，胸郭の圧迫によって胸腔内圧が上昇して血液が駆り出されるという胸郭ポンプ説とがあるが，どちらが主体であるかまだよくわかっていない．

いずれにしても屋外などで心肺停止が起こった場合，胸骨圧迫心マッサージが循環維持の唯一の方法となる．

a）目 的

心停止（心静止，心室細動，循環虚脱）あるいは極度の頻脈や徐脈のある者に対し，体外から胸骨を圧迫することによって心臓のポンプ機能を用手的に代行する．

b）方 法

留意事項

心臓マッサージ中に合併症として肋骨骨折が起こることもあり得るが，心臓マッサージは続行する（表 I-2）．

表 I-2　胸骨心マッサージの合併症

1. 肋骨・胸骨骨折，肋軟骨連結解離，不安定胸郭
2. 肺損傷，出血，気胸，血胸，気腫
3. 腹部内臓（肝・脾・膵・腎・胃・食道）損傷，後腹膜出血
4. 心・血管損傷，心タンポナーデ，ペースメーカー電極・人工弁の不調，脱転，不整脈，細動化
5. 塞栓症（血栓，脂肪，骨髄，気泡化した輸液中溶存ガスなどによる）
6. 胃内容逆流，窒息

実施方法

（1）心臓マッサージに必要な準備をする
①患者を硬い床の上に仰臥位で寝かせるか，ベッドなどであれば背中に板を入れる．板の大きさは患者の胸部よりも大きいこと（家庭ではアイロン台などが代用できる）．
②衣類のボタンなどは外し，患者の胸部を露出する．

（2）圧迫部位を決める
①術者は患者の左右どちらかの胸部のすぐ横に位置する．
②胸骨の下半分に術者の左右どちらかの手掌基部を置く（図 I-9）．
③その上にもう一方の手を重ねる．
④両手の指は組み合わせるか，反らせるかして肋骨に圧がかからないようにする（図 I-10）．

（3）心臓マッサージをする
①術者の両肩が患者の胸部の真上にくるようにする．必要時踏み台等を利用し，圧迫力が斜めにかからないようにする（図 I-11）．

実施方法（つづき）

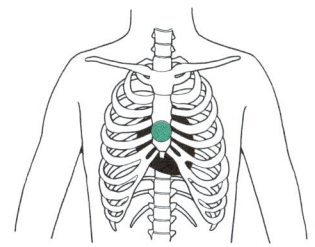

図Ⅰ-9 胸骨圧迫心マッサージの圧迫部位

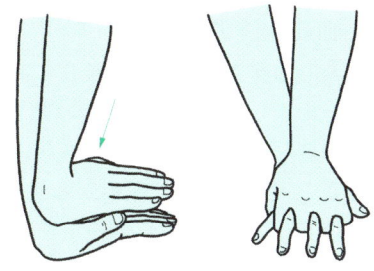

図Ⅰ-10 心臓マッサージの手の組み方

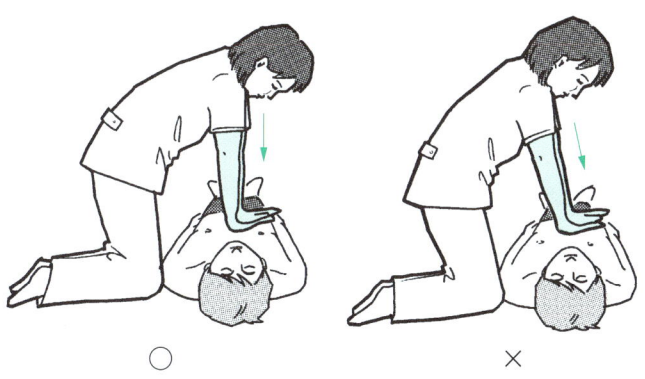

図Ⅰ-11 圧迫の方向

②術者の両肘をまっすぐに伸ばしたままで上半身の体重も利用して，患者の胸骨を脊柱に向かって垂直に圧迫する．
③胸骨を4〜5cm押し下げ，次に手の位置は動かさずに力だけを抜く．
④心臓マッサージの回数は100回/分である．
⑤小児の場合は体格によって片手や指を使って，成人よりも軽い圧迫を速く行う．

（4）人工呼吸と心臓マッサージの組み合わせ
①まず呼気吹き込み人工呼吸を2回行う．
②心臓マッサージ15回，人工呼吸2回の割合で行う．

（5）心肺蘇生法の効果の見方
　心肺蘇生法を開始したら，効果的に行われているか否かを判断しなければならない．そのためには次のような反応が指標となる．
①散瞳していた瞳孔径が縮瞳してくる．
②対光反射が出現し，緩慢であった反応が迅速となる．
③心臓マッサージごとに頸動脈，大腿動脈，上腕動脈で拍動が触れる．
　この観察は心肺蘇生法を4サイクル行ったら確認する．その後は2〜3分ごとに確認する．こ

のための処置の中断は5秒以内にとどめる．

（6） 心肺蘇生法の中止

効果的な心肺蘇生法によって蘇生に成功すると，次のような反応があらわれる．このときは心肺蘇生法を中止してもよいが，その後も注意深い観察が必要であり，もし再び呼吸や脈拍が停止あるいは，著しく低下した場合は直ちに再開できる準備をしておく．

① 頸動脈など大きな動脈で脈拍が触知されたら橈骨動脈など末梢の動脈を触れ，50回/分以上脈拍が触知されたら心臓マッサージを中止する．

② 十分な呼吸（チアノーゼや冷汗がなく，深く楽そうな自発呼吸）が回復したら，人工呼吸を中止する．

（7） 心肺蘇生法の継続

一度開始した心肺蘇生法は，次のような状況になるまでは継続しなければならない．

① （6）に示したような有効な自発呼吸，循環が回復した場合
② 医師に引き継ぐか，第三者に交代できるとき
③ 術者の疲労や危険が迫り，継続が困難になったとき

（8） 心肺蘇生とDNR（do not reciscitation）

傷病者が心肺蘇生法をのぞまないことを正当な手続きのもとで書面で意志表示している場合には，心肺蘇生術を行わないこともある．

4 蘇生後の看護のポイント

心肺蘇生法により幸いにも生命の危機が回避されると，ほとんどのケースは集中治療下での管理が実施される．その場合，集中治療看護としての身体的，心理的側面に対する看護援助が必要になる．特に蘇生に成功して意識のもどった患者は，自分の置かれている状況に驚き，精神的にもパニックになっていることがある．看護師は今の状況をわかりやすい言葉で説明するとともに，安心感を与え，不安の除去につとめることが重要である．また，緊急の知らせを受けて駆けつけた家族も気が動転し，精神的に不安定になっている場合が多く，状況の説明や面会方法，待機の必要性，入院に必要な物品の説明などの対応が必要になる．

② 気道確保

1 気管内挿管

気道確保には，用手的に行うものや器具を用いて行うものなどがあるが，そのうち気管内挿管は最も確実な気道確保の方法である．救急施設あるいは病院内などで行われる救命処置の基本的な処置の一つである．

a）目　的

呼吸停止，舌根沈下，気管内分泌物の停滞，嘔吐物の誤嚥などによって気道の閉塞を起こしている患者，または起こしそうな患者に対して，気管に直接チューブを挿入することによって確実な気道の確保をする．

b）方法（経口挿管）

使用物品（図Ⅰ-12）

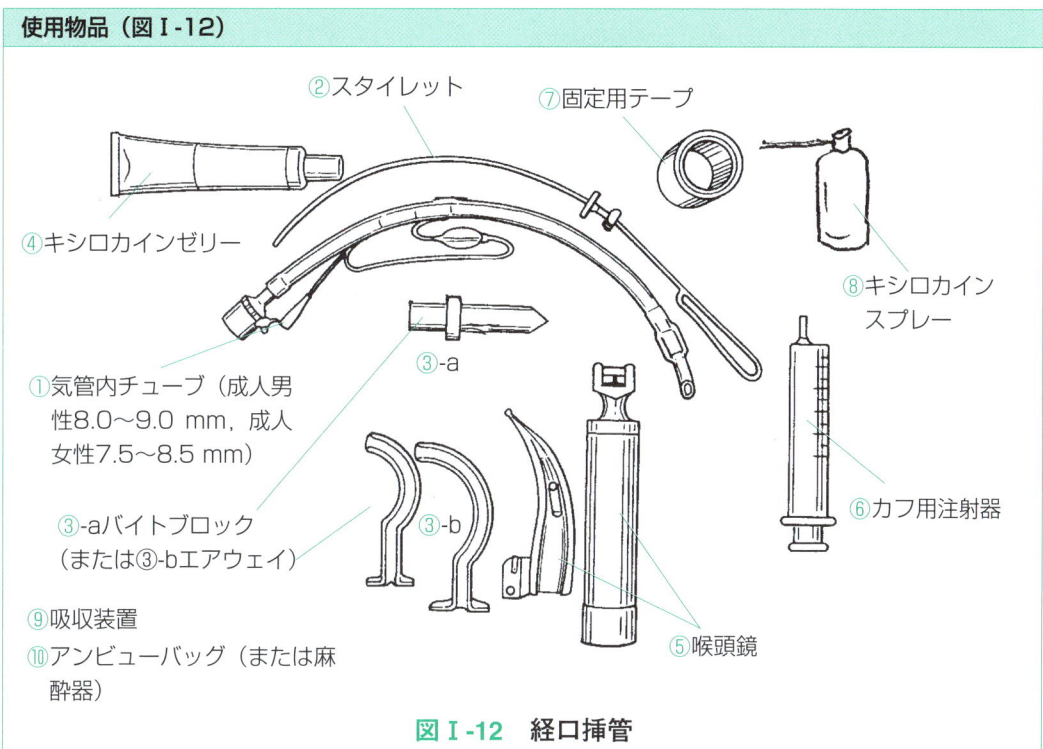

①気管内チューブ（成人男性8.0〜9.0 mm，成人女性7.5〜8.5 mm）
②スタイレット
③-a バイトブロック（または③-b エアウェイ）
④キシロカインゼリー
⑤喉頭鏡
⑥カフ用注射器
⑦固定用テープ
⑧キシロカインスプレー
⑨吸収装置
⑩アンビューバッグ（または麻酔器）

図Ⅰ-12　経口挿管

留意事項

挿管後は胸部レントゲン撮影をし，挿管位置や合併症の確認をすることがある．合併症については，表Ⅰ-3を参照．

表Ⅰ-3　気管内挿管の合併症

1．挿入時の機械的損傷
　①口唇，歯牙，歯肉，舌，咽頭，声帯などの損傷
　②スタイレットやチューブによる気管損傷

2．挿入操作の生体への影響
　①嘔吐あるいは胃内容物の受動的逆流による誤嚥
　②喉頭けいれん
　③血圧異常，ショック，徐脈，頻脈，不整脈，心停止など

3．誤挿管
　①食道挿管
　②気管支挿管

4．挿管後の合併症
　①カフの圧迫による声門浮腫
　②物理的刺激による喉頭けいれん
　③カフの長期圧迫による声帯麻痺
　④気管潰瘍，肉芽腫など

実施方法

(1) 使用物品の準備と点検
① 気管内チューブのカフを膨らませ、空気もれの有無を確認する。
② 気管内チューブにスタイレットを挿入し、先端がやや強いカーブを描くように湾曲させる。このとき、スタイレットの先端がでないように注意する（図Ⅰ-13）。
③ 気管内チューブ先端からカフの部分にキシロカインゼリーを塗り、滑りをよくする。
④ 喉頭鏡のライトが点灯するか点検する。
⑤ アンビューバッグや麻酔器、吸引の準備をする。

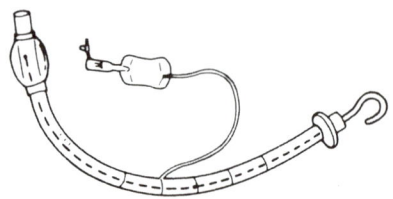

図Ⅰ-13 スタイレットの挿入

(2) 気管内挿管とその介助
① 挿管前にマスクを用いたアンビューバッグ、または、麻酔器などによる換気を十分行う。
② 声門を確認しやすいように、口腔内を十分吸引する。
③ 外れやすい義歯があれば除去し、保管する。
④ 下顎を押し下げるか手指交差法で開口させ、喉頭鏡で喉頭展開する。喉頭鏡の先端で喉頭蓋を押すようにする（図Ⅰ-14）。
⑤ 施行者は声門を確認する。確認しづらいときは、介助者が甲状軟骨の1～2横指下にある甲状輪状軟骨部を軽く押す。
⑥ 施行者に気管内チューブを確実に手渡す。このとき、施行者が声門から目を離さないですむようにする。
⑦ 声門に向けて、気管内チューブを挿入する。
⑧ スタイレットを静かに抜く。

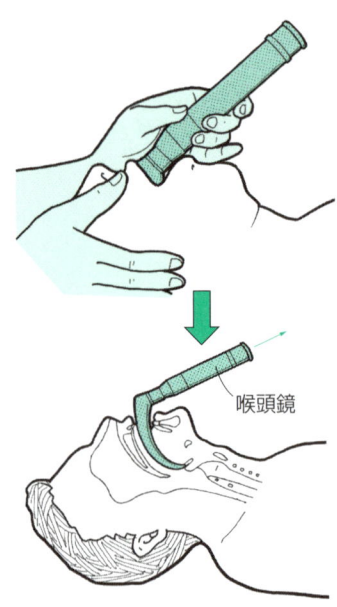

図Ⅰ-14 喉頭展開の方法

実施方法（つづき）

（3）気管内チューブの固定
①カフにエアーを入れ，必要時アンビューバッグまたは麻酔器などに接続する．
規定量のエアーを入れ，耳朶の堅さ程度になったことを確認する．
②挿管の深さは，経口の場合，門歯の位置で18～24cmになる．胸郭の動きと呼吸音をチェックし，確実に気管に入っているか，片肺挿管になっていないかなどをチェックする（挿管は，より垂直に近い右の気管支に入りやすい）．
なお，挿管チューブの深さを記録し，マジックなどで印をつけておくとよい（図Ⅰ-15）．
③バイトブロックをチューブに合わせて口腔内に入れる．
④気管チューブとバイトブロックを絆創膏テープで固定する．テープは，口唇を避け，頰骨と下顎角にかかる位置に貼って固定する（図Ⅰ-16）．

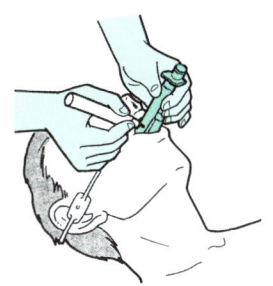

図Ⅰ-15 マジックで門歯の位置に印をつける

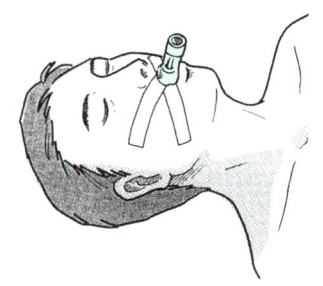

図Ⅰ-16 気管内チューブの固定

2 経鼻的気管内挿管

　心肺停止時以外の緊急性の低い場合や長期の挿管，意識のある患者などには経鼻挿管が行われることが多い．挿管の方法は，盲目的挿管か，直視下挿管で行われる．この場合の使用物品は，経口挿管時の物品に加え，マギール鉗子を準備する．

（1）盲目的経鼻挿管
①気管内チューブを鼻腔より挿入し，咽頭まで進める．
②チューブの端に耳を近づけ，吐き出される呼吸音を聞きながらチューブを進める．
③声門に近づくにつれ，呼吸音が大きく聞こえてくる．
④患者の吸気時に合わせて素早く挿管する．

（2）直視下経鼻挿管（図Ⅰ-17）
①気管内チューブを鼻腔より挿入し，咽頭手前まで進める．
②喉頭鏡を用い，経口挿管と同様に直接声門を確認する．
③チューブの先端をマギール鉗子で挟み，声門へと誘導する．

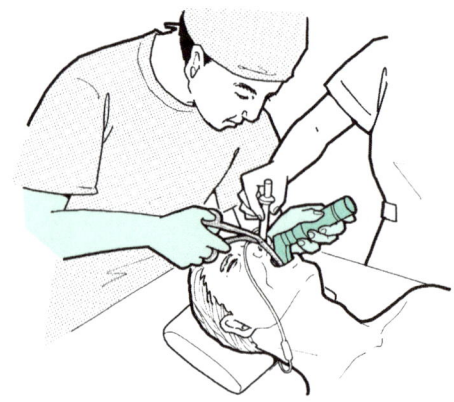

図Ⅰ-17　直視下経鼻挿管

④介助者がチューブを持って，術者の指示にしたがい徐々にチューブを進めるとよい．
⑤声門に達したら，患者の吸気時に合わせて素早く挿管する．

③ 気管内挿管後の看護のポイント

①**呼吸状態の観察**
・呼吸回数，呼吸パターン，胸郭の動き，呼吸音などを観察する．
②**気道の清潔管理**
・清潔操作での気管内吸引，口腔内清潔保持
③**チューブの管理**
・チューブの自己抜去，自然抜去の防止
・チューブの閉塞，屈曲，移動の防止
・カフによる気道の圧迫壊死の予防
④**心理的サポート**
　意識のある患者の場合，気管内挿管によって発声不可能となるうえに，物理的刺激や拘禁状態等による苦痛で，患者は大変ストレスフルな状態になる．そのため，気管内挿管の必要性を十分説明し，精神的苦痛が少しでも緩和されるように援助する．

③　心電図モニター

　心電図（electrocardiogram，ECG）は，心臓が機械的に収縮・拡張する際の心筋細胞の興奮による電気的活動を，体表面に置いた電極を通して，波形として記録したものである．心電図波形を表示，記録する心電計には，12誘導心電計，モニター心電計，ホルター心電計などがあるが，緊急時の心電図の連続監視にはモニター心電計が使用される．

1 心電図波形の名称とその特徴

　心臓は刺激伝導系の電気の流れ，すなわち，洞（房）結節→心房筋→房室結節→ヒス束→脚枝→プルキンエ繊維→心室心筋の順に電気が流れることによって機械的に収縮・拡張する．心電図波形は，その電気的興奮をあらわしたもので，基本的にP波からT波まである（図Ⅰ-18）．そして，おのおのの波形や間隔は臨床上生理的な特徴を持っている（表Ⅰ-4）．

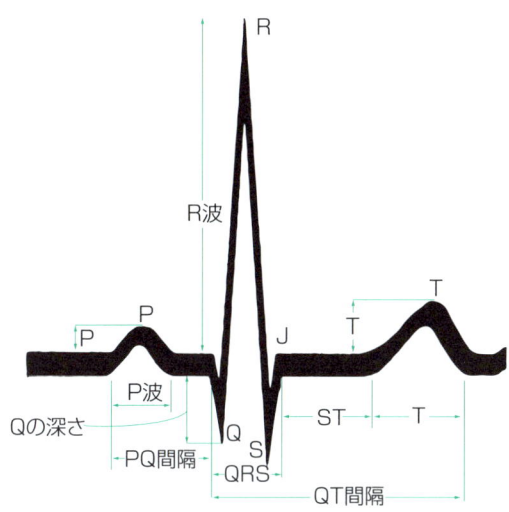

図Ⅰ-18　心電図波形の名称

表Ⅰ-4　心電図の波形と生理的特徴

名称	正常時間	生理的特徴
P波	0.10秒	洞房結節が電気的刺激を発生し，心房筋が興奮する心房収縮過程
QRS群	0.12秒	電気的刺激が房室結節，プルキンエ繊維を通って心筋細胞内へ広がる過程であり，心室筋の興奮をあらわす
T波	0.1〜0.25秒	心室の回復状態で，心室の興奮がさめる過程をあらわす
PQ間隔	0.12〜0.20秒	刺激が心房から刺激伝導系を経て心室が興奮する直前まで到達するために要する時間
QT間隔	0.34〜0.40秒	心室の興奮開始から回復終了までの心室の電気的収縮時間

2 モニター心電計の使用方法

(1) 目 的

　心電図を連続監視することにより，不整脈の検出や心拍数の測定，ST-T波の変化による心筋虚血の程度を知ることが可能になる．心電図モニターの適応を表Ⅰ-5に示す．

表Ⅰ-5　心電図モニターの適応

1. クリティカルケアでの一般的適応
   ① 心拍数，不整脈などの一般的なバイタルサインの観察
   ② 意識障害，心不全，呼吸不全，重症外傷患者などの循環動態の継続的監視
2. 特定の観察を目的とした適応
   ① 心肺蘇生中の評価
   ② 心筋梗塞，狭心症，心筋炎，心筋症，心膜炎，心房負荷などの心筋機能の観察
   ③ 刺激伝導異常，心筋自動能異常の不整脈の診断
   ④ 心臓の位置，電気軸の判定
   ⑤ 血清カリウム，カルシウム値などの電解質異常の観察
   ⑥ 薬剤の効果と副作用の観察
   ⑦ 手術，検査の術中術後の観察

(2) 方 法

使用物品

- 心電図モニター（受信機）　●送信機　●ディスポーザブル電極
- リード線　●アルコール綿

留意事項

心拍数，不整脈の有無，異常波形などを観察する．このうち注意すべき重要な不整脈を表Ⅰ-6に示す．

実施方法

(1) 装着前の準備と点検
① 心電図モニター，送信機の点検
　送信機の電池，受信機と送信機のチャンネル，電源スイッチ，リード線の断線状態などをチェックする．
② 心電図モニターの目的，方法，装着期間などを患者に説明する．
③ 患者を仰臥位にし，前胸部を露出する．
④ 装着部位の皮脂を除去するために，アルコール綿で拭く．

(2) 電極を装着する
① 一般的な双極誘導法では，(＋)，(－)，アース電極（G）の3電極を装着する．
② 通常（－）を右鎖骨下部，(＋)を左大胸筋の下，アース電極（G）を右大胸筋の下に装着するが（第Ⅱ誘導法），他の誘導法もある（図Ⅰ-19）．
③ 装着中は，体動や緊張による筋電図の混入を防ぎ，患者をリラックスさせる．

表 I-6 心電図モニター上注意すべき重要な不整脈

名　称	心電図パターン	特　徴
上室性期外収縮 （premature atrial contraction, PAC）		早期に収縮するが，QRSの幅は広くない
心室性期外収縮 （premature ventricular contraction, PVC）		早期収縮し，幅の広いQRS波
多源性心室性期外収縮 （Multifocal PVC）		異なる形の心室性期外収縮が出現，心室細動に移行する危険性がある
ショートラン型 心室性期外収縮 （Short-run）		心室性期外収縮が連発．心室性頻拍，心室細動に移行する危険性がある
R on T型 心室性期外収縮 （R on T PVC）		期外収縮が先行のT波の頂上に出現，心室細動に移行する危険性がある
心房細動 （atrial fibrillation, Af）		基線に細かい揺れ（f波）があり，R-R間隔が不規則
心室性頻拍 （ventricular tachycardia, VT）		QRS幅の広い心室性の頻脈，心室細動に移行する，除細動の適応
心室細動 （ventricular fibrillation, Vf）		まったく不規則な波で，心停止の1つ，除細動の適応
2度房室ブロック モビッツⅡ型 （Ⅱ° A-V Block）		P-P間隔は正常だが，突然QRS波が消失，心停止に移行する危険性がある
完全房室ブロック （Ⅲ° A-V Block）		P-P間隔，R-R間隔は正常であるが，P波とQRS波が無関係に発生する

（岡崎美智子，小田正枝編著（1996）臨床看護技術，成人老人編，p.140，メヂカルフレンド社）

実施方法（つづき）

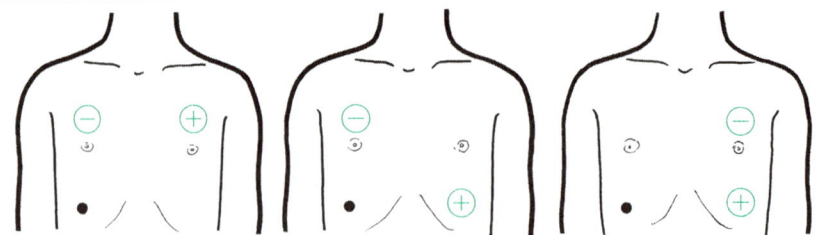

図Ⅰ-19　心電図モニターの誘導方法
患者の状況によっていずれかの誘導方法を用いる

（3）装着後の処置をし，患者の状態を観察する
①患者の寝衣を整え，装着し終えたことを告げる．
②送信機は患者の体動の妨げにならない位置に置く．
③送信機，受信機のスイッチを入れ，心電図波形を確認する（表Ⅰ-7）．
④感度調節，アラーム設定，音量調節，自動記録の設定などをする．
⑤電極装着に対する患者の訴えや不安などに対応する．

（4）モニター心電図の観察を開始する

表Ⅰ-7　心電図波形の異常とその対応策

波形の異常	対　応　策
1．心電図に波形が映らない	・電源の確認をする． ・送信機の電池をチェックする． ・送信機と受信機のチャンネルの一致を確認する． ・感度を確認する． ・モニターの輝度を確認する． ・送信機と受信機の距離が離れ過ぎないようにする． ・リード線の断線があれば交換する．
2．波形がみだれる	① 電極とリード線の点検をする． ・電極の外れ，浮き上がりをチェックする． ・電極のペーストが乾いていないかをチェックする． ・装着部位の皮脂や汚れを除去する． ・（＋）と（－）の確認をする． ・リード線の接続状態をチェックする． ② 交流障害を除去する． ・アースをとる． ・電気毛布など他の電気機器の使用状態を確認する． ③ 基線のみだれを除去する． ・電極の位置を変えてみる． ・患者の体動を確認する． ・誘導方法を変えてみる． ④ 筋電図の混入を防止する． ・精神的緊張，悪寒などによる震えを確認する．

3 12誘導心電図

心筋梗塞や狭心症に代表される心疾患や，心電図モニター上ではっきり確認できない不整脈などの診断上の指標とするために，12誘導心電図がとられる．標準12誘導心電図は，3つの標準肢誘導，3つの単極肢誘導，6つの単極胸部誘導の合計12の心電図をまとめて記録したものである．標準肢誘導は，四肢のいずれか2点間の電位差を記録するもので，右手と左手の誘導を第Ⅰ誘導，左足と右手の誘導を第Ⅱ誘導，左足と左手の誘導を第Ⅲ誘導という．単極肢誘導は，心臓の電気的発生を電流の強さと方向からとらえたもので，起電力に影響されない不関導子が心電計中に内蔵され，探索導子がそれぞれ右手（$_aV_R$），左手（$_aV_L$），左足（$_aV_F$）となる（図Ⅰ-20）．単極胸部誘導は，胸壁の一定部位に電極を置き，その直下の心臓部分の電気活動を検出するものである（図Ⅰ-21）．正常な心電図波形を図Ⅰ-22に示す．

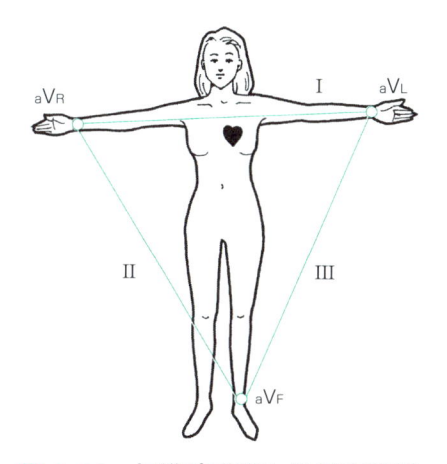

図Ⅰ-20 標準肢誘導と単極肢誘導

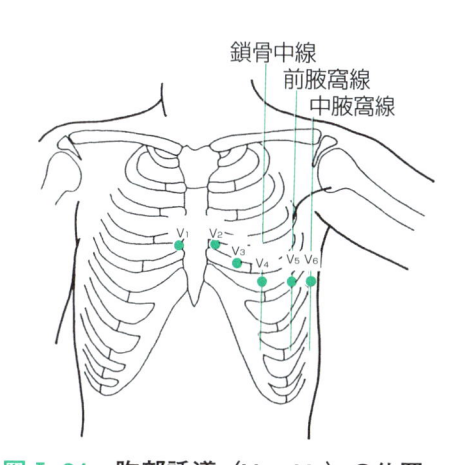

図Ⅰ-21 胸部誘導（V₁〜V₆）の位置

（小松京子編集（1993）廣川臨床看護シリーズ ナーシングヘルスケア―狭心症・心筋梗塞, p.18, 廣川書店）

図Ⅰ-22 正常な心電図波形

④ 末梢静脈路の確保

1 確保の実際

（1）目 的
緊急時の血管確保は，輸液および輸血のルートとしてすみやかに，確実に，体液補充と薬剤投与することを目的として施行される．

（2）方 法

使用物品
- 血管内留置針（サーフロー針など）
- 駆血帯
- アルコール綿
- 輸液剤
- 輸液セット
- 三方活栓
- 延長チューブ
- 絆創膏（絆創膏テープ，シルキーポア，ハイラテックスなど）

留意事項

a）静脈の選択

① 確保しやすい静脈の選択
血管確保に用いられる主な末梢静脈を図Ⅰ-23に示す．患者の安楽や管理上，上肢の血管が用いられることが多い．緊急時や外傷などで上肢に確保できない場合には，それ以外の部位を選択する．

② 表在性の太い血管を選ぶ．
穿刺しやすく，点滴もれや疼痛の少ない血管を選択する．

③ 関節部位はできるだけ避ける．
関節の屈曲によって留置針が曲がるのを防ぐ．

④ 患側肢，麻痺側は避ける．

⑤ 肘部尺側静脈は避ける．
手の神経が集中しているため，同部位への穿刺は原則として行わない．

⑥ すでに穿刺したり，肥厚した血管は避ける．
血管が固くもろいうえ，点滴もれも起こしやすい．

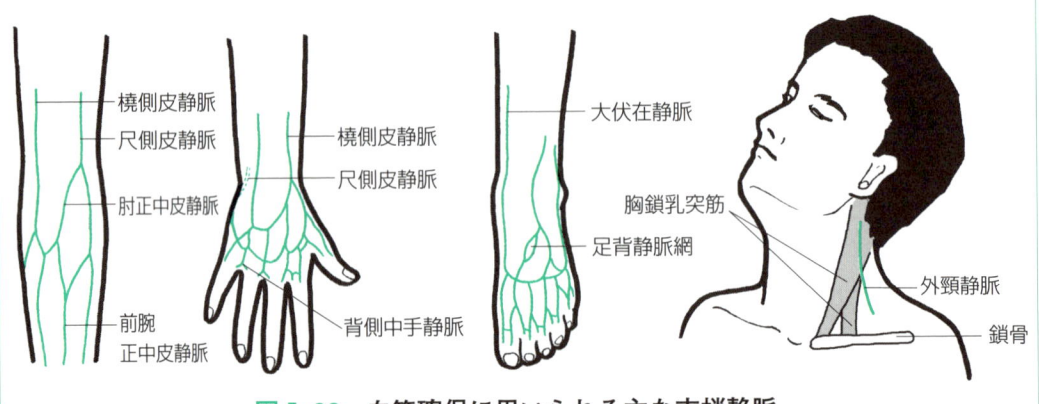

図Ⅰ-23 血管確保に用いられる主な末梢静脈

留意事項（つづき）

b）静脈ライン留置患者の観察

　緊急時の血管確保として留置された末梢静脈や中心静脈のラインは，その後そのまま留置されることが多い．静脈ラインを留置した患者のライン管理は，看護観察のポイントとして重要であり，そのチェック項目として表Ⅰ-8に示すような観察をするとよい．

表Ⅰ-8　ライン管理（IVH，持続点滴，輸血，1本点滴など）のチェック事項

No.	観察内容
1	注入部位，ラインの曲がり，もれ
2	直後の1分間の滴下数
3	終了推定時間と残量の確認
4	接続部位の固定，三方活栓のキャップ
5	患者の肢位（安楽か）固定の仕方，絆創膏の位置，手先の保温
6	IVH，持続点滴，CVP針刺入部側のライン，三方活栓またはフィルターから1cmの位置に赤いビニールテープを一巻し，他のラインと区別する
7	輸血血液の温度
8	ナースコールの位置，尿意の有無，介助の要否
9	患者の状態，訴えとそれらに対する自分の判断と行為 患者や家族を含めて個別的なことを説明する
10	交換時，終了時

（日本医科大学付属病院　基本的看護基準マニュアル）

実施方法

（1）部位を選択する

（2）駆血帯を巻く
①穿刺部位より10cm程度上の中枢側に巻く．
②筋組織のある部位に巻く．
　筋肉の弾力性によって，静脈を締め付けやすくする．
③あまり強く締め付けない．
　強く締め過ぎると，動脈をも遮断して静脈還流が得られなくなる．
④2分以上締め付けない．
　駆血部位のしびれやうっ血を防ぐ．

（3）穿刺部位を中心として，5〜7cm程度の広範囲をアルコール綿で消毒する

（4）皮膚を穿刺し，外套カテーテルを留置する
①片手で皮膚を緊張させて，血管を固定する．

実施方法（つづき）

②留置針を持ち，皮膚と30〜45度の角度で挿入する（図Ⅰ-24）．
　このとき，外套カテーテルではなく，内套針をしっかり持つ．
③皮膚を貫き，血管を穿刺したら，穿刺角度を下げ数mm穿刺針を進める．
④内套針を5〜10mm程度抜き，血液の逆流があれば外套カテーテルを慎重に挿入する．
　逆流が確認できない場合，内套針をもどして再度わずかに進めてみる．しかし，うまく血管内に進められない場合は潔く撤退し，血管や周囲組織の損傷を防ぐために別の血管を探す．
⑤内套針を抜き，外套カテーテルを留置する．

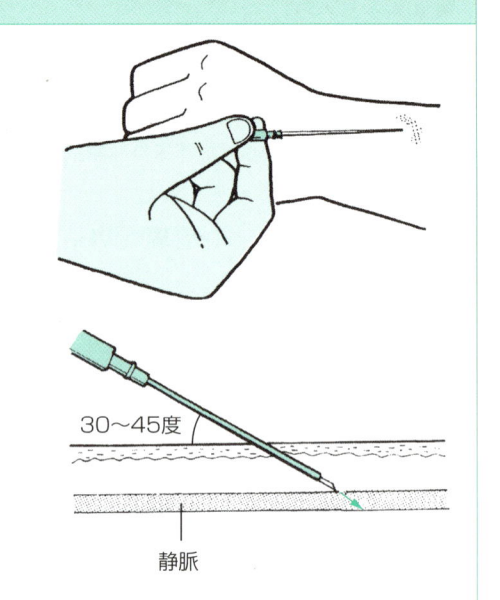

図Ⅰ-24　エラスター針の留置方法（サーフロー針）

（5）点滴ラインを接続し，固定する

①血管内のカテーテル先端位置よりわずかに中枢寄りを拇指で圧迫し，血液の逆流を防ぐ．
②駆血帯を外す．
③準備した点滴ラインを接続する（図Ⅰ-25）．
　このとき，ライン先端に指や皮膚が当たらないようにして清潔を保つ．
④輸液の滴下と血管外へのもれのないことを確認する．
⑤留置カテーテルと点滴ラインを固定する（図Ⅰ-26）．
　感染を防ぐために，イソジンゲルや抗生剤軟膏を塗布したコメガーゼを刺入部に当てて固定することもある．

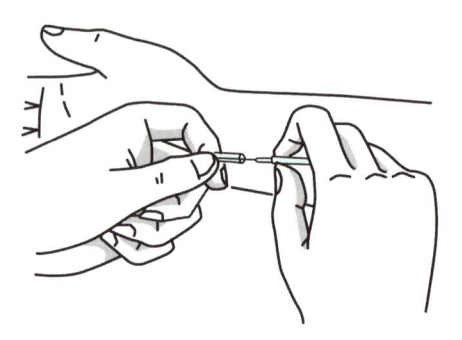

図Ⅰ-25　点滴ラインに接続する

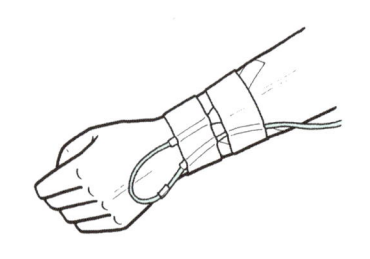

図Ⅰ-26　固定する

⑤ 直流除細動

　心室細動は，心筋梗塞などの心疾患による意識喪失直後や，心肺蘇生術の施行中にはよく見られる致死的不整脈である．この状態は，心停止のうちの一つであり，心臓のポンプ機能は失われた状態であるため，直ちに除細動を試み，心臓のリズムを同調律にもどす必要がある．心電図モニター上心室細動が確認されたら，まず最初に胸部叩打を試み，心拍がもどらなければ心臓マッサージなどの心肺蘇生術を開始し，除細動器（図Ⅰ-27）を用いた処置を行う．

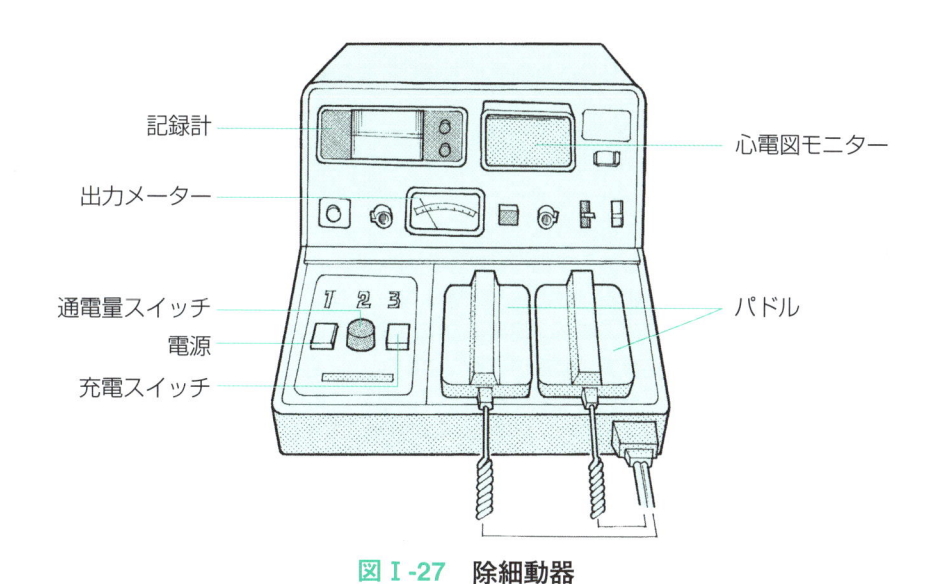

図Ⅰ-27　除細動器

1 目 的

　無秩序に収縮している心房，心室に対し通電することによって一斉に脱分極を起こさせ，同調律にもどす．心肺蘇生の一環として行う除細動は，心室細動，心室粗動あるいは心室性頻脈に適応となる．

❷ 方 法

使用物品
- 除細動器
- ペースト
- 生理食塩液を浸したガーゼ
- ゴム製手袋

留意事項
- くり返しの除細動により，パドルを当てた部位の熱傷を起こすことが多い．これは，ペーストが十分でなかったり，直接金属部分が皮膚に触れていたり，生食ガーゼが十分濡れていなかった場合などに起こしやすい．
- 血栓症，心筋障害とこれによる不整脈などがある．アシドーシスの補正のために重炭酸ナトリウムを投与したり，抗不整脈剤のリドカインを投与する．また，心室細動の振幅が小さい場合には，エピネフリンの投与によって振幅が大きくなる．
- 合併症の発生頻度は通電量が多くなればなるほど大きくなるため，通電量をしっかり把握して処置後の観察につとめる．

実施方法

（1）除細動器の準備をする
① コンセントをとって，電源を入れる．
　充電したバッテリー電源でもとりあえず施行できるが，バッテリー容量の不足などを考え，コンセントをとった方がよい．また，できるだけアースの確保をしておく．
② パドルに電極ペーストをつけるか，胸部の通電部位に生理食塩液を浸したガーゼを当てる．
　ペーストは，パドルの金属面と皮膚が直接触れることのないように伸ばすようにつける．引き続き心臓マッサージをする場合は，ペーストで手が滑らないように生食ガーゼを利用する方がよい．
③ 通電量設定スイッチで出力を150～200J（ジュール）（W・秒）に設定する．
　初回の設定は，通常3J/kgで開始することが多い．
④ 充電スイッチを押し，充電する．

（2）患者の準備をする
① 前胸部を露出させ，義歯や金属類を外し，手足などがベッドの金属部分に触れないようにベッド柵を下ろしたり，患者の位置を調節する．
② 前胸部体表が濡れていれば，アルコール綿などで拭きとる．

（3）通電する
① 胸骨右上部と心尖部にパドルを当て，心臓を挟むようにする（図Ⅰ-28）．
② 施行者は念のためゴム製の手袋をはめ，ベッド柵などの金属部分との接触を避け，施行者以外はベッドより遠ざかる．
③ 施行者の手元の通電スイッチを押し，通電する．

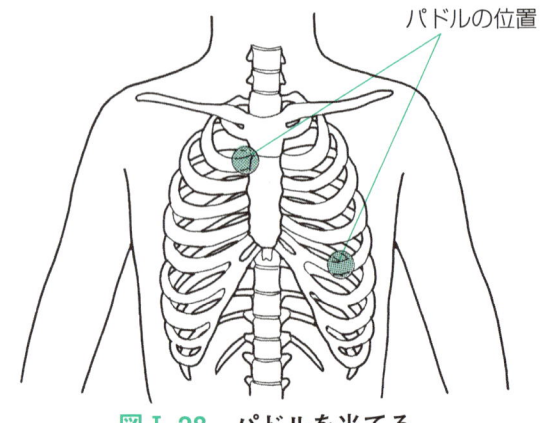

図Ⅰ-28　パドルを当てる

> **実施方法（つづき）**
>
> **（4）心電図モニターの確認と再通電**
> ①通電後すみやかに心電図の波形を確認する．
> ②同調律にもどっていなければ，通電量を50～100J増量し，再度試みる（最大400Jまで増量可）．
> ③平行して心臓マッサージや人工呼吸などを行う．

⑥ 前胸部叩打法

　目の前で起こった心停止，あるいは心電図モニター監視下にある患者に起こった心室細動や心室性頻脈からの心停止に試みる方法である．
①患者の左右いずれかの側に立ち，手を握ってこぶしをつくる．
②患者の胸骨中央部の頂上20～30cmのところに位置させる（図Ⅰ-29）．
③握りしめたこぶしをまっすぐに素早く強く降ろして，胸骨中央部に鋭い一撃を加える．

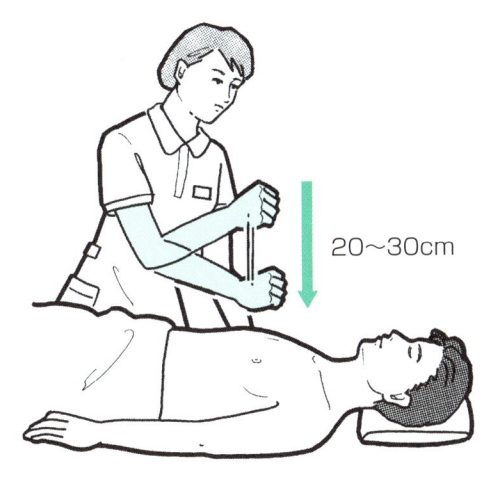

図Ⅰ-29　前胸部叩打法

参考文献

1. 岡崎美智子，小田正枝編著（1996）臨床看護技術　成人老人編，メヂカルフレンド社
2. 杉本侃編集主幹（1990）図説救急医学講座2，Critical Careに必要な基本手技，メジカルビュー社
3. 豊岡秀訓責任編集（1996）エキスパートナースMOOK1，決定版人工呼吸器の使い方，小学館
4. 小池荘介監修（2002）改訂　応急手当指導員のための普及マニュアル　救命講習指導要領，（財）東京救急協会
5. 髙橋章子編集（2001）救急看護，急性期病態にある患者ケア，医歯薬出版
6. 日本救急医療財団心肺蘇生法委員会（2001）指導者のための救急蘇生法の指針　改訂第2版

II

集中管理下での看護技術

1. 観血的血圧測定法（動脈ライン）を使用しての看護
2. スワン-ガンツカテーテルを使用しての看護
3. 気管内吸引の技術
4. 人工呼吸器の装着患者の看護
5. 輸　血

Ⅱ 集中管理下での看護技術

　集中治療では，患者の重症度が高く，施される医療は高度な治療・処置が多い．それにともない，看護にも高度で専門的な知識と技術が要求される．本章では，集中管理下で比較的ルーチンに行われていることの多い「動脈ライン」「スワン-ガンツカテーテル」「気管内吸引」「人工呼吸器の装着」「輸血」の技術について解説したが，これらの技術は刻々と進歩する高度先進医療技術の発展を受けて，内容もより効率的に洗練されたものとなっていることを明記しておく．

① 観血的血圧測定法（動脈ライン）を使用しての看護

　動脈に直接カニューレを挿入留置し，動脈圧測定，動脈血採取などを行う方法である．動脈穿刺にはこれらの目的のほかに，選択的血管造影，経カテーテル動脈塞栓術などを施行する場合があるが，ベッドサイドでの動脈ラインとしては，もっぱら採血と持続的動脈圧測定のために用いられる（図Ⅱ-1）．

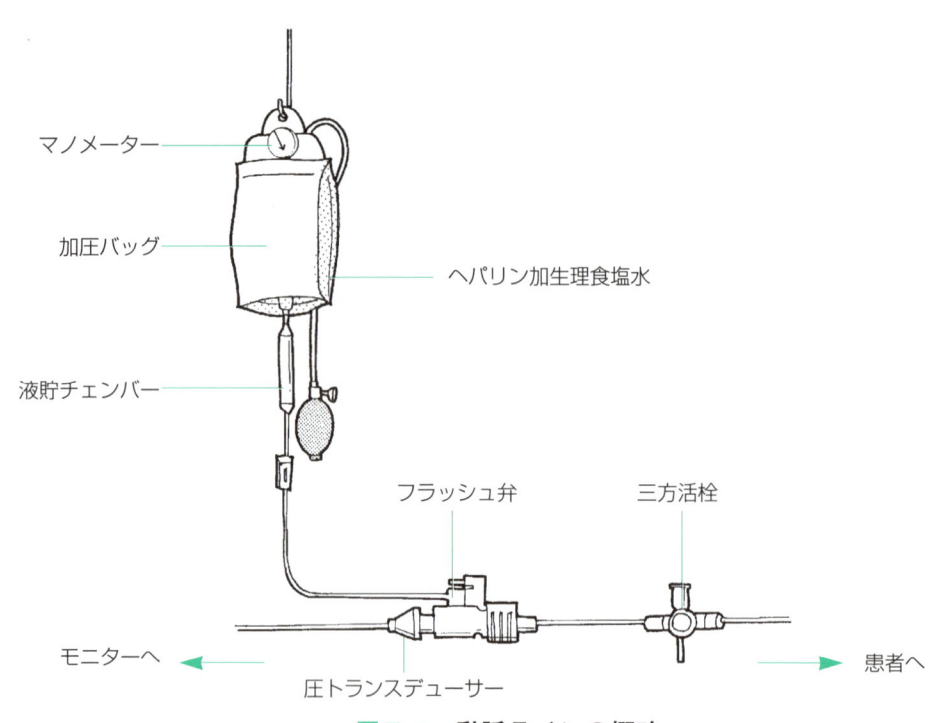

図Ⅱ-1　動脈ラインの概略

1 目的

患者の状態を経時的に観察する目的で，動脈に直接カニューレを留置することにより，観血的な持続的動脈圧測定を行う．また，留置されたラインより動脈血を採取することによって，血液ガス分析，一般血液検査などの検査を行う．

2 方法

使用物品
- 20～22Gの留置針
- イソジン
- ハイポアルコール
- ヘパリン
- 1％キシロカイン
- 四角巾
- 耐圧延長チューブ
- 三方活栓
- 加圧バッグ
- ドームセット
- ビニール製生理食塩液輸液バッグ
- 点滴セット
- 圧トランスデューサー
- 固定用テープ
- 圧測定モニター

留意事項

基本的に静脈ラインの管理をベースとするが（表Ⅰ-8参照），事故のあった場合には生体への影響が大きいため，より注意深く観察し，また合併症を予防し，安楽につとめる．

(1) 観察事項
① 刺入部位の出血，腫脹の有無
② ラインのもれ，曲がりの有無
③ ライン内の気泡，凝血の有無
④ 末梢側の循環状態（浮腫，チアノーゼ，皮膚温，色調など）
⑤ ヘパリン加生理食塩液の量
⑥ 加圧バッグの圧（250～300mmHgを保つ）
⑦ モニター上の圧波形

(2) 感染予防
動脈穿刺あるいは動脈ラインからの感染は，急速に末梢側へ移行し，感染巣となりやすい．そのため，カテーテル接続時と採血時には十分滅菌操作を徹底し，ラインを清潔に保つ．

(3) 抜去防止
自然抜去と自己抜去の予防につとめる．絆創膏テープが不十分であったり，ラインの引っかかりがあると自然抜去を起こしやすい．また，クリティカルな状態では患者の意識レベルは必ずしも清明とはいえないため，患者による自己抜去に注意し，必要であれば抑制も考慮する．抜去事故は，直ちに大量出血につながる．

(4) 精神的援助
たとえ1本のラインであろうと，その存在によって患者を拘禁的状態に置き，束縛感をもたらす．それが動脈ラインという重要なものであれば，医療者側も神経質になり，一層の緊張感を与えることになる．このような患者の心理状態を十分理解し，精神的安寧につとめる必要がある．

実施方法

（1）動脈穿刺の準備をする
① 穿刺部位を決定する．
　通常，橈骨動脈，足背動脈，大腿動脈に経皮的に穿刺する．
② 患者に目的と方法を十分説明する．
③ 橈骨動脈の場合には，アレンテスト（Allen test）を行う（図Ⅱ-2）．
④ 加圧バッグにつけたヘパリン加生理食塩液とドーム，三方活栓のついたラインを準備する．
　最近は，圧トランスデューサー，ドームなどをすべて接続したディスポーザブルトランスデューサーセットもある．ヘパリン加生理食塩液は，生理食塩液500mlに対し，ヘパリン1,000単位の割合で作成する．
⑤ 四角巾を敷き，穿刺部位を中心にイソジン，ハイポアルコールで十分消毒する．

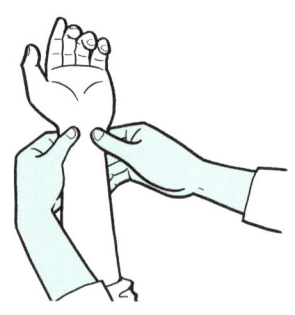

図Ⅱ-2　アレンテスト

橈骨動脈末梢部の側副血行の確認法．①検者の両手の拇指で橈骨動脈と尺骨動脈を同時に圧迫閉塞する．②患者に拳を強く握って次に開く動作をくり返させると手が蒼白になる．③手掌を半開きの状態で尺骨動脈の圧迫を解除すると，数秒以内に正常の色にもどることを確認する．

（2）医師により動脈穿刺を行う
① 緊急時でないときには，1％キシロカインで局所麻酔をする．
② 動脈に対して30〜60度の角度で留置針を穿刺し，外套カテーテルを留置する（図Ⅱ-3）．

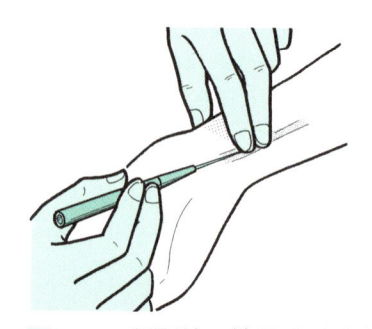

図Ⅱ-3　留置針の橈骨動脈穿針

（3）留置針とラインを接続し，動脈圧モニターを開始する
① 留置針に準備した動脈ラインを素早く接続する．
　ヘパリン加生理食塩液を満たした三方活栓付き延長チューブと注射器を留置針につなぎ，フラッシュをして，一度カテーテルを固定しておく方法もある．
② ラインに接続したら，血液の逆流があることを確かめる．
③ ラインに残った気泡を十分とり除く．
④ 圧トランスデューサーを装着する．
⑤ 三方活栓を操作し，圧を大気に開放して0点調整（キャリブレーション）を行う．
⑥ 動脈血の圧モニターを開始する．

② スワン-ガンツカテーテルを使用しての看護

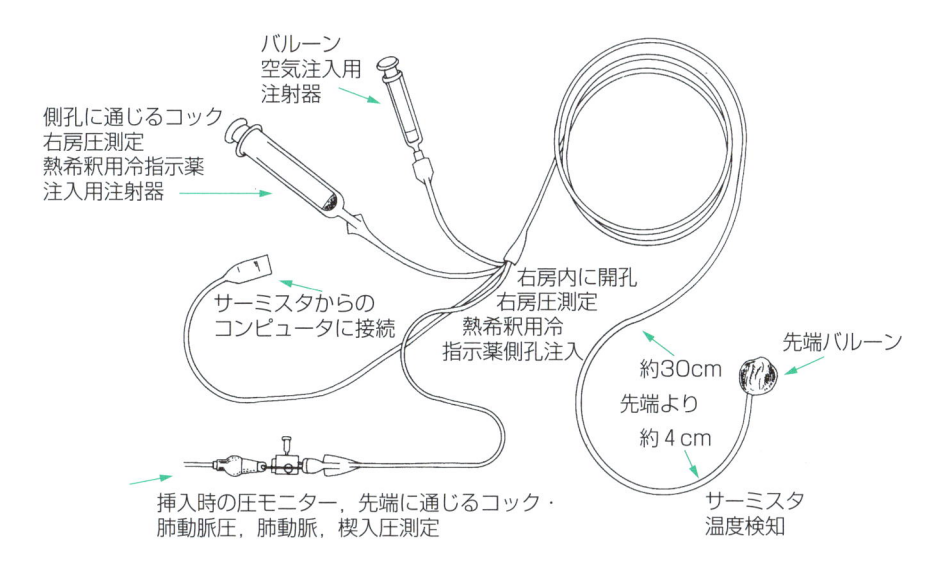

　スワン-ガンツカテーテル（S-Gカテーテル）は，一般名をballoon-tipped flow directed pulmonary catheterといい，1970年にスワン（Swan）とガンツ（Ganz）によって開発されたものがもととなっている．ICU，CCU，手術室などクリティカルケアの場では日常的に施行されているもので，循環動態の厳密な管理を要する場合に使用される．

　S-Gカテーテルには，基本的に3つの内腔が存在している．先端にはバルーンがあって，先端孔（PAライン）があき，先端から30cmには側孔（RAライン）があいている（図Ⅱ-4）．体内では，先端が肺動脈まで進入し，側孔の位置が右心房（または中心静脈）の部位にあたる．

図Ⅱ-4　スワンーガンツカテーテル
（松岡緑編集（1990）ナースのための看護処置の実際，p.93，廣川書店）

1 目　的

　さまざまな原因による循環不全，重症呼吸不全，急性腎不全，あるいは心臓・大血管手術などの患者の血行動態を解析し，治療の指針と治療効果判定に用いる．

2 方法

使用物品
- S-Gカテーテル
- イントロデューサーセット
- 穿刺用針
- 三方活栓
- 圧トランスデューサー
- 圧モニター
- 心電図モニター
- ヘパリン加生理食塩水
- 小児用点滴セット
- イソジン
- ハイポアルコール
- 1％キシロカイン
- 穴布
- 四角巾
- 縫合セット
- イソジンゲル
- 固定用絆創膏

留意事項

(1) 観察事項

a) 圧測定

①肺動脈圧（pulmonary artery pressure, PAP）
　PA（pulmonary artery）ラインでの圧．基準値は9〜17 mmHg．

②肺動脈楔入圧（pulmonary capillary wedge pressure, PCWP）
　バルーンを膨らませたときのPAライン圧．基準値は，5〜12 mmHg．

③中心静脈圧（central venous pressure, CVP）
　RA（right atrium）ラインでの圧．基準値は2〜10 cm水柱圧．

b) 心拍出量測定
- 冷水をRAラインから一気に①注入し，先端にあるサーミスターでの温度変化を検出する熱希釈法で測定する．注入液としては，0℃のブドウ糖液を用いる．通常3〜5回測定しその平均を採用する．
- この心拍出量（cardiac output, CO）から算出される心係数（cardiac index, CI）と，肺動脈楔入圧との関係から心機能を評価することもできる（Forresterの分類，図Ⅱ-5）．

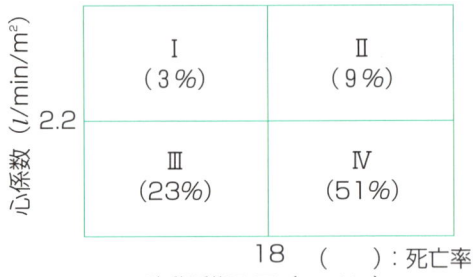

Ⅰ型：正常の血行動態
Ⅱ型：充満圧の上昇により心拍出量が保たれている，軽症ないし中等症の心不全
Ⅲ型：低心拍出量症候群
Ⅳ型：代償不全に陥って心拍出量が低下した，重症心不全ないし心原性ショック

図Ⅱ-5　Forresterの分類

c) 混合静脈血
- 混合静脈血とは，体全体の静脈血が混和されたものである．組織の代謝の結果を総合したものであり，全身状態を動脈血よりよく反映している．PAラインから肺動脈血を採取する．
- また，カテーテルによっては，混合静脈血酸素飽和度を持続的にモニタリングできるものもある．

留意事項（つづき）

d）体温
- カテーテル先端付近にある温度センサーによって，心臓血管内の温度をモニターすることができる．

e）患者の観察
- 呼吸循環系の観察を中心に，バイタルサイン，心電図モニター，圧波形，刺入部位の出血，および胸痛などの一般状態を観察する．
- カテーテル挿入時，留置時に起こしやすい合併症に注意し（表Ⅱ-1），異常の早期発見につとめる．
- 特に，挿入時に起こる合併症には重篤なものが多いので，挿入直後の観察は重要である．

表Ⅱ-1 カテーテル留置中の主な合併症

【穿刺時に見られる合併症】
1. 不整脈
   カテーテル挿入中に，心筋を刺激することによって出現する．また，留置中であっても出現することがある．
2. 気胸
   鎖骨下静脈穿刺時に誤って胸腔内に穿刺することによって起こる．
3. 肺動脈損傷
   バルーンを膨らませないでカテーテルを進めたり，カテーテルを進め過ぎて末梢の血管内でバルーンを膨らませた場合に起こりやすい．
4. 心タンポナーデ
   バルーンを膨らませず，カテーテルの先端で右心室を穿刺した場合に起こす．

【留置中に見られる合併症】
1. 感染症
2. 血栓・塞栓症
   カテーテルに凝血が付着することにより起こる．
3. 肺塞栓
   バルーンを膨らませたままでいたり，カテーテル先端を長時間楔入させていた場合に起こる．

f）S-Gカテーテルラインの管理
① カテーテルの抜去防止
   自然抜去，あるいは自己抜去がないように固定をしっかりとし，患者の協力を得る．
② ヘパリン加生理食塩液の持続点滴
   血栓・塞栓を防ぐために，ヘパリン加生理食塩液の微量持続点滴を行う．このとき，輸液過負荷にならないように注意する．
③ 確認
   カテーテルの屈曲，破断，もれ，三方活栓の方向違い，バルーンのエアー抜き忘れなどがないようにする．

g）感染防止
- カテーテル操作は無菌的に行い，3日以上の留置はなるべく避ける．また，刺入部位の消毒を毎日行い，予防的に抗生剤の投与を行うこともある．

h）精神的援助
- S-Gカテーテルを留置している患者は，心臓までカテーテルが挿入されているということで，一層緊張感や不安を抱きやすい．このような患者の心理状態を十分理解し，精神的安寧につとめる必要がある．

実施方法

(1) S-Gカテーテル挿入の準備をする
①患者に目的と方法を十分説明し，心電図モニターを装着する．
②トランスデューサーと圧モニターを接続し，ヘパリン加生理食塩液（生理食塩液500m*l*にヘパリン2m*l*）と点滴ラインをセットする．
③部位を決定する．
　内頸静脈，右鎖骨下静脈，上肢の浅静脈，大腿静脈などが挿入部位として選択されるが，大腿静脈は感染や血栓症の危険性が高いため，あまり使用しない．
④イソジン，ハイポアルコールで皮膚を消毒する．
⑤穴布などで覆い，キシロカインで局所麻酔をする．

(2) 医師によりS-Gカテーテルが挿入される
①穿刺針で静脈を穿刺し，ガイドワイヤーを挿入する．
②ガイドワイヤーにそって，ダイレーターおよびシースを挿入する．
③シースが血管内にあることを確認し，ガイドワイヤーとダイレーターを抜く．
④S-Gカテーテルを挿入する．

(3) モニターを確認しながらS-Gカテーテルを心臓へと進める
①PAラインの圧をモニターで確認し，バルーンを膨らませて進めていく（図Ⅱ-6）．
　挿入中は，不整脈を生じさせやすいので，心電図モニターに十分注意を払う．
②肺動脈に達し，バルーンを膨らませたときに肺動脈楔入圧になることを確認する．

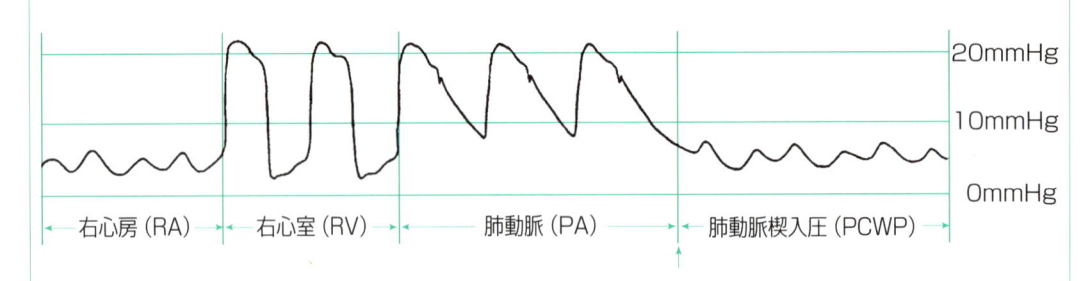

図Ⅱ-6 心臓内の圧波形の変化

(小松京子編集（1993）廣川臨床看護シリーズ⑧狭心症・心筋梗塞―ナーシングヘルスケア，p.87，廣川書店)

(4) S-Gカテーテルを固定する
①胸部X-PにてS-Gカテーテルの走行と先端の位置を確認する．
②シースを抜去し，局所圧迫止血する．
③皮膚とカテーテルを縫合固定する．
④イソジンゲルを貼付して絆創膏固定する．
⑤ヘパリン加生理食塩液のラインと接続する．

③ 気管内吸引の技術

　気管内吸引は挿管中の患者にとって最も苦しい処置の一つであり，また生体への侵襲（不整脈，低酸素血症，感染など）の危険性もある．このため，看護師には患者への説明と励まし，苦痛の理解，手技の熟練，吸引による合併症の理解と対処の習得が求められる．
　ここでは，主に人工呼吸器装着患者の気管内吸引の方法について述べる．

1 目　的

　気管切開や気管内挿管によって気道を確保している患者では，チューブの刺激や不適切な加湿によって気管内分泌物が増加したり，粘稠度が増したりする．さらに重症疾患患者は咳嗽反射が低下していることもあり，肺炎や無気肺などの呼吸器合併症が起こりやすい状態となっている．そこで清浄な気道を保ち，これらの合併症を予防する目的で気管内吸引が行われる．

2 方　法

使用物品
- 吸引装置　　● 吸引瓶（消毒剤入りの水を少し入れておく）　　● 接続チューブ
- 滅菌手袋または滅菌済み鑷子　　● 気管内用滅菌吸引カテーテル
- 滅菌蒸留水入り瓶またはコップ（気管内用）　　● アルコール綿
- 水道水入り瓶またはコップ（口腔内用）　　● 口腔内吸引用カテーテル
- アンビューバッグまたはジャクソンリースバッグ　　● 聴診器　　● 流量計付き酸素湿潤器
- キシロカインスプレー

留意事項

（1）酸素化
　吸引前後にアンビューバッグあるいはジャクソンリースバッグで酸素化する．または人工呼吸器の酸素濃度を100％にし，十分な酸素を供給する．

a）アンビューバッグの場合
① 人工呼吸器と気管内挿管チューブの接続部を外す．
② アンビューバッグを接続し，患者の吸気に合わせてアンビューバックを3～5回押す．

b）ジャクソンリースバッグの場合
① ジャクソンリースバッグの接続チューブを流量計付き酸素湿潤器に接続する．
② 酸素流量を10l/分くらいに調節する．
③ 酸素流出後，ジャクソンリースバッグが膨らむのを確認する．
④ ジャクソンリースバッグを患者の気管内挿管チューブに接続し，患者の吸気に合わせて3～5回押す．

c）人工呼吸器の酸素濃度を変更する場合
　人工呼吸器の酸素濃度を上げ1～2分待つ．この際，吸引終了後に酸素濃度を必ずもとにもどす．

留意事項（つづき）

（2）吸引時間
　長引くと気管内の酸素も吸引してしまうため，低酸素状態を起こす可能性があるので，1回の吸引時間は10秒以内にとどめる．また，必要以上の吸引圧や長時間の吸引は，肺の表面活性物質（サーファクタント）を剥がす危険性がある．したがって，10秒を超えたら一度人工呼吸器を装着し，十分な酸素化がなされてから再度次に述べる実施方法の（6）から始める．

（3）無菌操作
　吸引カテーテルは，1回の吸引ごとに交換し，無菌操作で行うことがのぞましい．しかし，そのまま次回も用いる場合は，吸引カテーテルの外側をアルコール綿で拭き，滅菌蒸留水を通水し，保存容器にしまう．

（4）観　察
① 呼吸苦，チアノーゼ，異常呼吸などはないか．
② 心電図モニター上，心拍数，血圧，頭蓋内圧（頭蓋内圧モニターをしている場合）などに異常はないか．
③ 人工呼吸器は正常に作動しているか．
④ 患者が人工呼吸器に同調しているか．
⑤ 酸素飽和度は正常か（85％以上）．

実施方法

（1）吸引のためのアセスメントをする
① 胸部X線写真や聴診によって呼吸器の状態を知る（図Ⅱ-7）．
② 血液ガス分圧値，経皮酸素濃度，モニター上の心電図波形，心拍数，頭蓋内圧，人工呼吸器設定条件などを把握しておく．

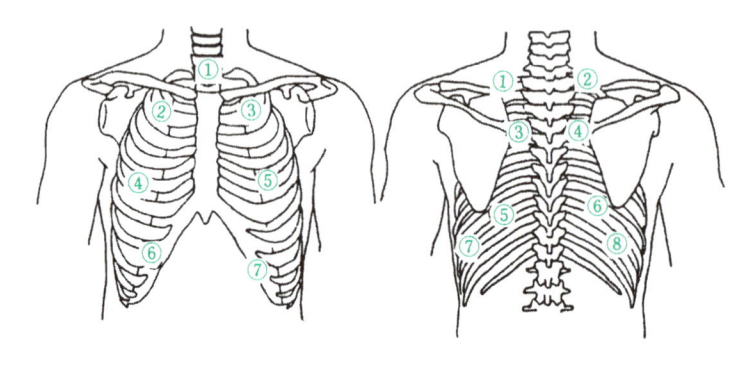

図Ⅱ-7　吸引前後の主な聴診部位
（西嶋敬子編集（1994）廣川臨床看護シリーズ⑮人工呼吸器装着患者の看護，p.41，廣川書店）

（2）患者に説明し，同意を得る
　吸引の必要性，方法，所要時間，苦痛の程度，創部痛への対処方法などを説明し，同意を得る．

実施方法（つづき）

（3）吸引装置の作動を確認する
①吸引瓶に接続されたチューブの途中を折り曲げる．
②中央配管システムの場合は吸引メーターのダイヤルを回し，圧が上がるのを確認する（圧は100～200mmHg程度）．

（4）口腔内を吸引する
①口腔内分泌物が気管内吸引中に気管内へ誤嚥するのを予防する．
②口腔内吸引用カテーテルで吸引する．
③終了後は水道水入り瓶の水で通水する．

（5）人工呼吸器装着中の患者の場合は人工呼吸器の消音ボタンを押す

（6）吸引の準備をする
①左手で吸引チューブを持ち，右手で鑷子を持つ（または，右手に滅菌手袋をつける）．
②無菌操作で気管内吸引チューブをとりだす．
③気管内吸引カテーテルと吸引装置のチューブを接続する．
④カテーテルに滅菌蒸留水を通水する．

（7）気管内を吸引する
①人工呼吸器と挿管チューブの接続を外す．
②左手で気管内チューブを保持する．
③吸引圧がかからない状態にして，鑷子（または，右手）でカテーテルを挿管チューブの中に挿入していく．
④挿入が困難な場合は少量のキシロカインスプレーをカテーテルの外側に噴霧する場合もある．しかし，キシロカインと気管内の粘稠な痰が混ざって付着し，かえって入りにくくなることもある．多くの場合はカテーテルの外側を滅菌蒸留水で濡らすだけで挿入できる．
⑤軽い抵抗があり，突き当たるところまで挿入する（挿管チューブの固定の長さ＋1～2cm，気管切開の場合は10～12cmが目安）．
⑥カテーテルを吸引の状態にし，カテーテルを指先で回転させながら少しずつ引き抜く．
⑦引き抜いている途中で「ズズズ・・・」と音がしたら数秒止まって吸引する．
⑧吸引前に確認した胸部X線写真や聴診の結果をもとに，痰が貯留していると思われる側を重点的に行う．その際，吸引したい側と反対に顔を向けるとよい（図Ⅱ-8）．
⑨吸引中は不整脈，低酸素血症を起こしやすいので，モニターや患者の顔色・表情などをよく観察しながら行う（図Ⅱ-9）．
⑩もし不整脈が出現したり，経皮酸素分圧が著しく低下した場合には，直ちに吸引操作を中止して人工呼吸器を装着する．

（8）吸引した分泌物の観察をする
　接続チューブ内や吸引カテーテルの外側に付着した分泌物の性状（色，粘稠度，混入物），量などを観察する．

（9）再度（6）の方法で酸素化する

（10）患者に終了したことを告げ，ねぎらいの言葉をかける

実施方法（つづき）

吸引チューブは，顔の向きと反対側の気管に入りやすい．左側を吸引したい場合には，顔を右に向ける．

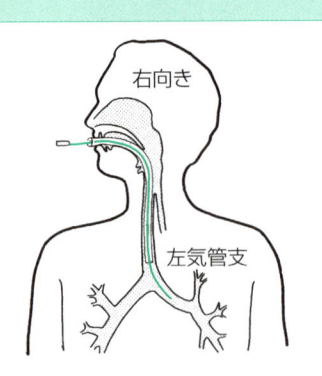

図Ⅱ-8　顔の向きと吸引側

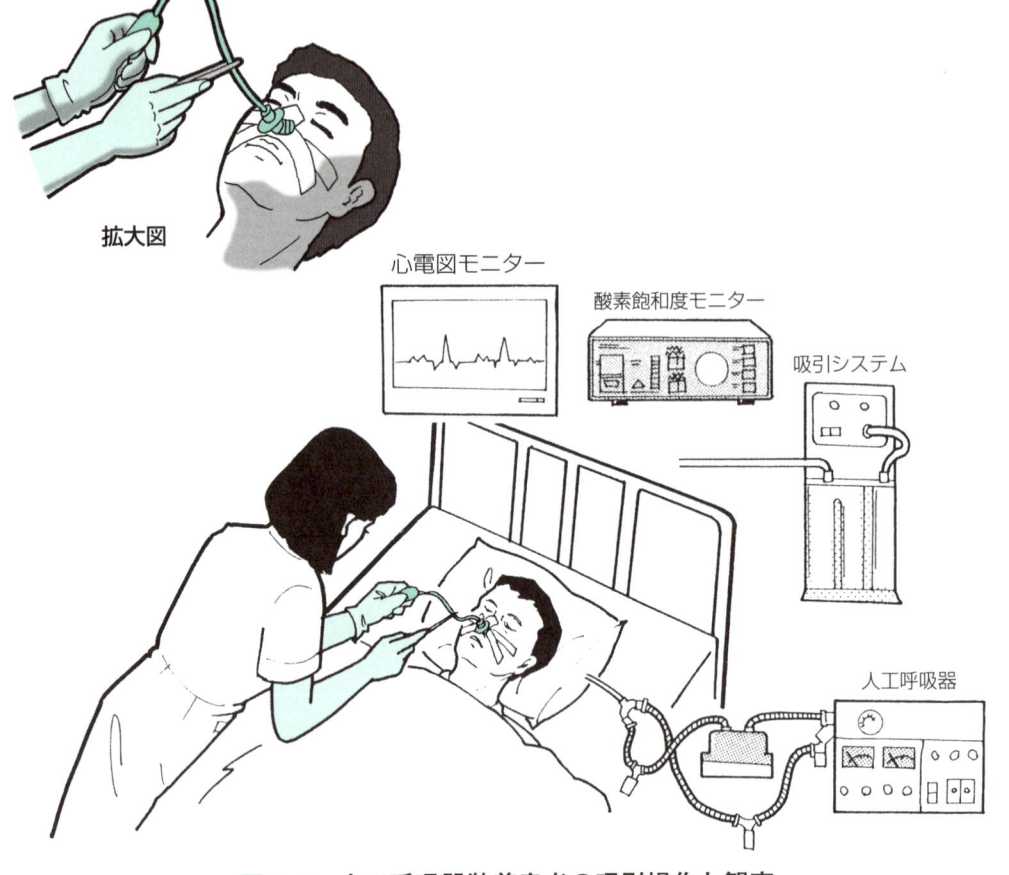

拡大図

図Ⅱ-9　人工呼吸器装着患者の吸引操作と観察
気管内吸引の実施前・中・後は，患者のみではなく心電図モニター，酸素飽和度モニター，吸引圧，人工呼吸器モニター等をよく観察する．

実施方法（つづき）

（11）吸引装置の吸引圧を下げオフにする

（12）胸部を聴診し，吸引前の状態から改善していることを確認する

（13）記録する
①分泌物の量，粘稠性，色，混入物の有無．
②吸引中の患者の状態（チアノーゼ，血圧や心拍数など）．
③何らかの異常があって中止した場合は，必ずどのような状態で，何が起こり，どのような対処をしたか，その結果どうなったか，今後はどうするかなど，誰が見てもわかるように記録する．

　以上述べてきたものは，現在最もよく使われている開放式システムによる吸引操作であるが，最近では気管内吸引が患者に与える影響（血圧の上昇，酸素飽和度の低下など）や，感染予防の観点から閉鎖式吸引システム（図Ⅱ-10）も使われるようになってきた．これは手順に多少の違いはあるものの，吸引の原則は同じである．

閉鎖式吸引チューブは，開放式に比べ生体への影響が少ないといわれ，吸引操作のたびに蛇管を外す必要もないので，痰が飛沫せずベッド周囲の汚染も防ぐことができるなどの利点がある．

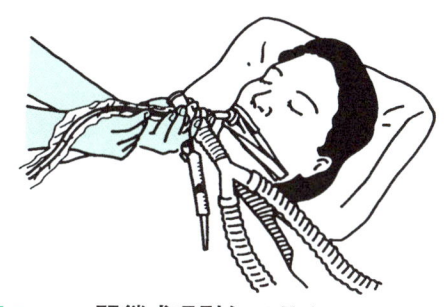

図Ⅱ-10　閉鎖式吸引システム
回路の吸引孔から吸引チューブの元側まで全体がビニールで覆われ，外気に開放されていない．

（氏家幸子監修（2001）成人看護学B．急性期にある患者の看護Ⅰ［第2版］，p.85，廣川書店）

④ 人工呼吸器の装着患者の看護

　人工呼吸には，口対口人工呼吸法やバックマスク法のような救急時に行うものと，人工呼吸器（図Ⅱ-11）を用いて長期的に行うものがある．人工呼吸器を用いた方法は，集中治療下の患者，手術中の患者，呼吸不全の患者などに適応される．クリティカルケアでは，最も重要かつ頻繁に使用されるME（medical engineering）機器の一つとして位置づけられる．この人工呼吸器には，重量式と従圧式の2つがあるが，現在使われている機種には，両方のモードを備えたものが多い．どちらの方式で換気するかは，患者の疾患や呼吸状態に応じて使い分ける必要がある．
　人工呼吸器の適応は，その患者の状態に応じておのおのの医師の判断と経験によって決定されるが，表Ⅱ-2のような人工呼吸開始基準を参考に決められることもある．

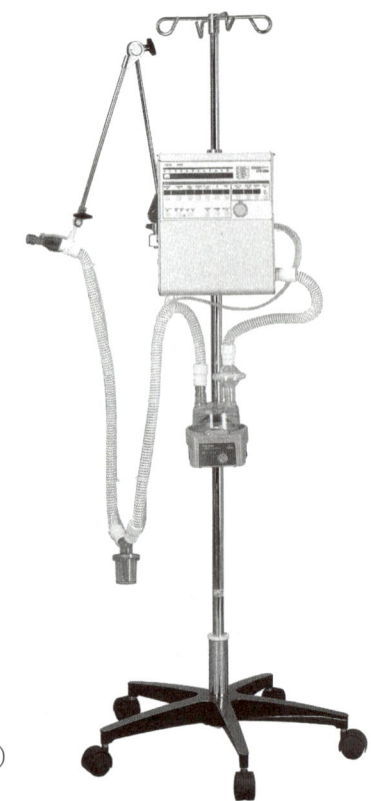

LTV1000
（フジ・アール・ツー提供）

図Ⅱ-10　人工呼吸器

表Ⅱ-2　Pontoppidan H., Geffin B., Lowenatein E. による人工呼吸開始基準

	正常範囲	人工呼吸
呼吸運動能力		
呼吸数	12～20　（回/分）	＞35　（回/分）
肺活量	65～75　（ml/kg）	＜15　（ml/kg）[*1]
1秒量	50～60　（ml/kg）	＜10　（ml/kg）[*1]
最大吸気圧	75～100　（cmH$_2$O）	＜25　（cmH$_2$O）
酸素化能力		
PaO$_2$	100～75　（Room air）（mmHg）	＜70　（O$_2$マスク）（mmHg）
A-aDo$_2$[*2]　（FiO$_2$ 1.0）	25～65　（mmHg）	＞450　（mmHg）
（肺胞気動脈血酸素ガス分圧較差）		
換気能力		
PaCO$_2$	35-45　（mmHg）	＞55[*3]　（mmHg）
V$_D$ / V$_T$	0.25-0.40	＞0.60
（死腔量／1回換気量）		

＊1　明らかに肥満の場合は身長から計算した標準体重で割る
＊2　100％酸素を10分間用いた場合の値
＊3　慢性高炭酸ガス血症の患者を除く

1 目 的

低酸素血症や高炭酸ガス血症などの呼吸不全患者の肺換気を器械的に補助し，適正な血液ガスを維持する．また，自発呼吸機能が失われた患者あるいは低下している患者の肺換気を代行的にサポートする．

2 方 法

使用物品
- 人工呼吸器本体
- 加温加湿器
- 滅菌蒸留水
- テスト肺
- 呼吸回路（蛇管，ウォータートラップ，モイスチャートラップ，Ｙピース）

留意事項

（1）呼吸器と呼吸回路の点検
① 換気条件が設定どおりであるか，確認する．
② 回路のエアリークの有無を確認する．
③ 蛇管の位置，ねじれ，破損，緩みを点検する．
④ ウォータートラップの位置と水分の貯留を確認する．
　ウォータートラップは，回路の最も低い位置に置き，ときどき蛇腹を伸ばして回路内の水滴を集めて破棄する．
⑤ 本体の異常動作音や異常発熱の有無をチェックする．
⑥ 加温加湿器の温度と滅菌蒸留水の量を調節する．

（2）患者の観察（図Ⅱ-12）

a）呼吸状態の観察
① 呼吸回数，呼吸パターン，呼吸音
② 1回換気量，分時換気量，気道内圧
③ 胸郭の動きと左右差
④ 呼吸器と自発呼吸のリズム同調性（ファイティングの有無）
⑤ 気道分泌物の状態
⑥ パルスオキシメーター（動脈血酸素飽和度）
⑦ 動脈血ガス分析
⑧ カプノグラフ（呼気炭酸ガス濃度）
⑨ 胸部Ｘ線写真

b）循環状態の観察
① 脈拍数，心拍数，不整脈，血圧
② CVP，S-Gカテーテル測定値
③ 尿量

c）意識状態と精神状態
① 意識レベル
② 強度の不穏や不安，抑うつ，幻覚などの有無

d）その他の全身状態

留意事項（つづき）

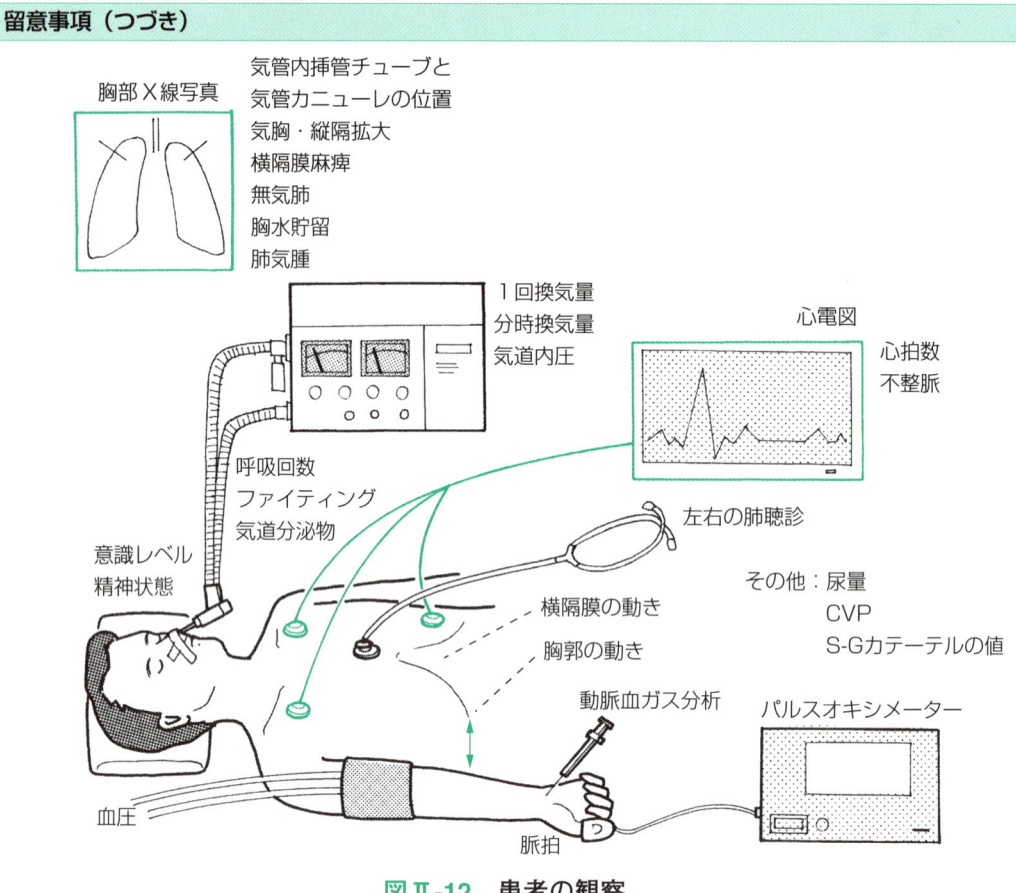

図Ⅱ-12 患者の観察

（氏家幸子監修（2001）成人看護学B．急性期にある患者の看護Ⅰ クリティカルケア［第2版］，
p.184，図Ⅷ-6，廣川書店より一部改変）

（3）気管内吸引と肺理学療法

人工呼吸器装着患者の呼吸管理として，気管内吸引と肺理学療法は最も重要な看護援助であろう．患者は呼吸機能が低下しているうえに，強制的あるいは半強制的に換気されているため，排痰能力は十分とはいえない状態である．また，人工呼吸器の加湿作用によって，一層痰の貯留を起こしやすい．そのため，肺理学療法を行いながら，効果的に気管内分泌物を吸引する必要がある．

（4）感染防止

人工呼吸器を装着した患者が院内肺炎を起こすリスクは，装着していない患者の6～12倍といわれている．したがって，呼吸器感染症には十分注意をする．

a）気管内分泌物の吸引

吸引は無菌的操作を徹底する．また，吸引カテーテルは，吸引の1回ごとに交換するのがのぞましい．

b）環境整備

①清潔区域，非清潔区域の徹底
②空調システムの整備
③呼気回路へのバクテリアフィルターの装着

留意事項（つづき）
④面会制限の検討
⑤病室内清掃，必要時の薬液清掃
⑥使用用具，機器の消毒および滅菌

c）回路の交換消毒
　院内感染症対策マニュアルのスタンダードとして参照されるアメリカの疾病防疫センター（CDC）の「院内感染症防止のためのガイドライン」では，院内肺炎の防止に関するガイドラインとして，呼吸回路の交換は48時間より短い間隔でルチーンに取り替えてはならないとしている．したがって，汚染が著明な場合を除いて，2〜3日に1回の回路交換を行うことがのぞましい．

d）口腔内ケア

e）医療者の管理
①十分な手指消毒
②ガウンテクニック，マスクなどの利用

(5) 精神的看護
　自分の力で呼吸ができないということは，最も基本的な生理的ニーズが満たされていないということであり，生命への危機感さえもたらす．そのうえ，気管内挿管がされ，チューブにつながれた拘禁的状況になり，強制的あるいは半強制的に換気をされるという状態は，患者に想像以上の不安や苦痛を与えるものである．
　そのため，人工呼吸管理の必要性を十分説明し，精神的苦痛が少しでも緩和されるように援助する必要がある．

実施方法

(1) 人工呼吸器と呼吸回路の準備をする（図Ⅱ-13）
①呼吸回路を組み立て，呼吸器に装着する．
　送気回路には，滅菌蒸留水を入れた加温加湿器を置く．また，電熱線で回路内部の結露防止と加温をする回路以外では，回路に溜まる水滴を集めるウォータートラップを付ける．
②圧縮空気と酸素のパイプを中央配管に接続する．
③テスト肺をつける．
④電源を入れ，10〜15分間のウォーミングアップを行う．
　換気モードは，ボリュームコントロールとし，動作状態，呼吸回路のエアリーク，各種アラーム機能などの点検をする．

(2) 医師により，または医師の指示のもと，呼吸器の換気モード，酸素濃度，分時換気量，呼吸回数などを設定する
　自発呼吸のない患者の場合は，一般に表Ⅱ-3のような設定（成人）で開始される．

(3) 患者に人工呼吸器を装着する

(4) 人工呼吸器装着直後の呼吸器と回路の点検，患者の状態の観察をする
①換気条件の再確認をし，呼吸器の異常，回路の異常などを点検する．
②患者の状態を観察する．
　患者の呼吸状態を中心に観察する．15〜30分後に動脈血ガス分析を行い，呼吸器の条件などが適切であるかを確認する．

実施方法（つづき）

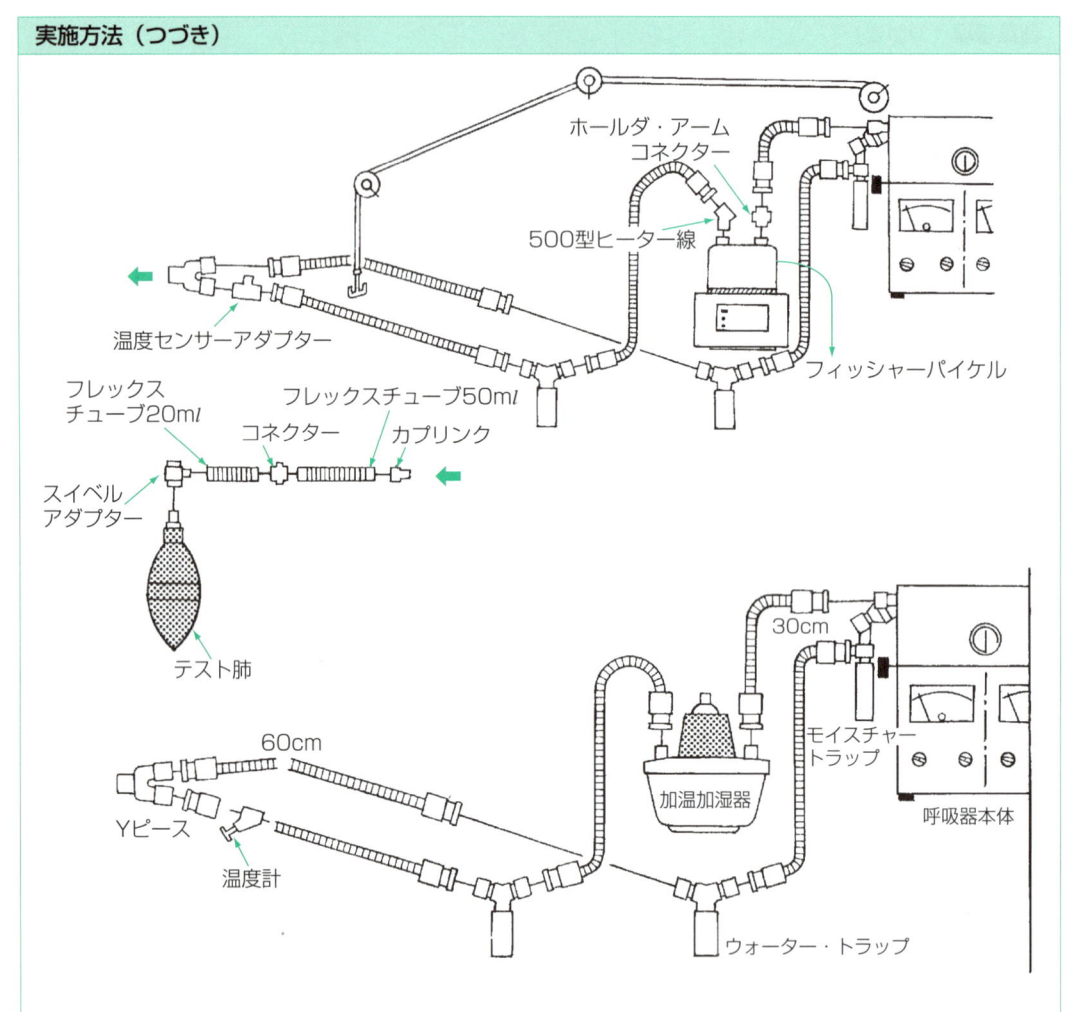

図Ⅱ-13　呼吸器回路の概要

（松岡緑編集（1990）ナースのための看護処置の実際, p.34, 廣川書店）

表Ⅱ-3　自発呼吸のない患者での人工呼吸器の初期設定

換気モード	ボリュームコントロール
分時換気量	0.1～0.15l/kg/分
呼吸回数	10～15回/分
酸素濃度	100%
トリガーレベル	－1cmH₂O
吸気呼気相比	1：2
気道内圧上限値	30cmH₂O
分時呼気換気量上限レベル	実測値の150%
分時呼気換気量下限レベル	実測値の50%

⑤ 輸 血

通常成人の場合，体重の60％が水分で，このうち40％が細胞内液，20％が細胞外液である．この細胞外液中の循環血液の量は，男性で75ml/kg，女性で70ml/kgぐらいである．すなわち，60kgの成人男性の場合は，75×60＝4,500mlの循環血液が存在することになる．

輸血とは，この循環血液の喪失に対してそれを補うことを主目的に行うものであるが，クリティカルケアでは，外傷時や大手術中の急速大量出血により大量の輸血が行われることもある．出血量が多ければ多いほど，生体におよぼす影響は大きくなり重症度は増加するため，迅速な輸血処置が重要となる（表Ⅱ-4）．

表Ⅱ-4 出血量と臨床症状（循環血液量を5,000mlとした場合）（70kg成人）

出血量	臨床症状	中心静脈圧	ショックの程度
循環血液量の15％まで（750ml）	症状はないか，精神的不安・たちくらみ・皮膚冷感程度 血圧ほぼ正常 脈拍やや促進（100/分以下）	やや低下	無症状（pre shock）
15〜25％（750〜1,250ml）	四肢末端冷感・蒼白 血圧低下（90〜100/60〜70mmHg） 脈拍促進（100〜120/分） 乏尿傾向	低下	軽症ショック（mild shock）
25〜35％（1,250〜1,750ml）	不穏・蒼白・冷汗・四肢末端冷感 呼吸数増加 血圧低下（60〜90/40〜60mmHg）・脈圧減少 頻脈（120/分以上）・脈拍緊張弱い 乏尿（20ml/時間以下）	著明に低下	中等度ショック（moderate shock）
35〜50％（1,750〜2,500ml）	意識混濁・極度の蒼白・極度の四肢末端冷感 チアノーゼ 呼吸浅迫 血圧低下（40〜60/20〜40mmHg） 脈拍触知しにくい（120/分以上） 無尿	0もしくはマイナス	重症ショック（sever shock）

（Well & Shubin（1967）Diagnosis and treatment of shock. Williams & Wilkins, Baltimoreより一部改変）
（小濱啓次編（1983）救急マニュアル，p.106，表6-10，医学書院）

1 目 的

全血あるいはその成分を投与することにより，循環血液量の改善，酸素運搬能力の改善，血液凝固能力の改善，膠質浸透圧の改善をはかる．

方法

使用物品

- 血液製剤（表Ⅱ-5）
- 輸血セット
- 交差適合試験結果用紙
- 輸血フィルター
- 加温器（あるいはウォーマーコイルと電気ウォーマー）
- 三方活栓
- 血液型判定用紙
- 生理食塩液

表Ⅱ-5 主な血液製剤とその特徴

		有効期間	感染症	血漿増量効果	凝固因子	交差試験 表	交差試験 裏	主な適応
全血輸血	生 血	4時間	＋	＋	＋	○	○	1）出血傾向のある場合の出血，手術 2）体外循環
	新 鮮 血	24時間	＋	＋	＋	○	○	1）2）上に同じ 3）大量輸血時に保存血と併用
	保 存 血	4〜21日	±	＋	−	○	○	1）大量出血 2）手術
成分輸血	赤血球濃厚液	21日	±	±	−	○	○	1）貧血 2）出血 3）手術
	洗浄赤血球など	24時間	±	−	−	○		1）貧血 2）白血球・血漿を除去し免疫学的副作用を避けたいとき
	生 血 漿	4時間	＋	＋	＋	○		凝固因子の補給
	新鮮凍結血漿	1年	＋	＋	＋	○		1）血漿量維持 2）凝固因子の補給
	血 小 板 血 漿	24〜72時間	＋	−	＋	○		血小板の補給

（小林国男責任編集，田伏久之著（1990）エキスパートナースMOOK 7，救急マニュアル，救急時の輸液と輸血，p.87，表9，小学館）

留意事項

（1）輸血直後と輸血中の患者の観察

輸血による医療事故は比較的多く，例えば，異型輸血による反応は10m*l*程度の輸血でも起こるため，十分な注意と観察が必要である．輸血直後はしばらく患者の側にいて，何らかの異常を発見した場合には，直ちに輸血を一時中断し，医師に報告をする．

（2）副作用

施行者は，輸血の副作用（表Ⅱ-6）について理解し，異常の早期発見につとめる．

留意事項（つづき）

表Ⅱ-6 輸血による副作用

1. **異型輸血**
   副作用というよりも，輸血施行以前の問題である．異型輸血した場合には，患者は胸内苦悶，呼吸困難，悪心，悪寒，頻脈，血圧低下などを起こす．

2. **空気塞栓**
   血管内への空気流入は，20mL以上は危険であり，60〜80mL以上では心停止を起こすといわれている．輸血の場合，大量輸血で加圧やポンピングをするときに空気を混入させやすい．

3. **低体温**
   大量輸液によって，十分加温されていない血液が体内に入ることによって生じる．症状としては，悪寒，戦慄，期外収縮，血圧低下，末梢循環不全などを呈する．

4. **高カリウム血症**
   保存血は，保存中に赤血球内のカリウムが流出し，高カリウム血となっている．

5. **カルシウムイオンの低下**
   クエン酸とカルシウムイオンが塩を形成することによって生じる．テタニー，出血傾向，血圧低下を起こしやすい．

6. **代謝性アシドーシス**
   保存血は嫌気性代謝により乳酸が蓄積し，pHが低下しているため，大量輸血の場合などには起こしやすい．

7. **溶 血**
   異型輸血の場合に起きるものであるが，加温のし過ぎ，冷却のし過ぎ，古い血液の使用，機械的破壊によっても生じる．

8. **発 熱**
   顆粒球抗体による免疫反応によって起こるといわれている．また，溶血によるものや発熱物質の混入も考えられる．

9. **じんま疹**
   何らかのアレルゲンが血漿中に存在することによってアレルギー反応を起こす．

10. **その他**
    微小塞栓症，線溶系の亢進，出血傾向，輸血後肝炎，感染症など

実施方法

（1）輸血の準備（輸液に関するインフォームド・コンセントがとれていることを前提とする）

①患者に輸血のできる静脈ラインが留置されていることを確認する．
②患者に輸血を施行することを説明する．
③血液製剤の種類が指示どおりであるか，確認する．
④血液製剤の有効期限を確認する．
⑤患者の氏名，血液型，交差適合試験結果，登録番号を確認する．
　異型輸血を防ぐためにも，確実なチェックが必要．一度だけの確認ではなく，2人で準備時と施行時の2回（2回目の確認者は別のスタッフ）のダブルチェックをする．
⑥輸血セット，三方活栓，輸血フィルター，加温器の準備をする．
　輸血用のラインを作成し，ライン内を生食で満たす．特にウォーマーコイルを用いる場合は，ラインが長くなるので注意する．また，ライン内に気泡が残らないようにする．

実施方法（つづき）

（2）輸血の実施

① 患者のベッドサイドで，氏名，血液型，交差適合試験結果などを再度確認する．
② 血液製剤と輸血ラインを接続し，途中に加温器を取り付ける．
③ 静脈ラインと輸血ラインを接続し，指示された速度で輸血を開始する（図Ⅱ-14）．
　大量出血があり，急速輸血が必要な場合は，患者に近い三方活栓にシリンジをつけて，血液を吸引・加圧する場合もある（ポンピング）．

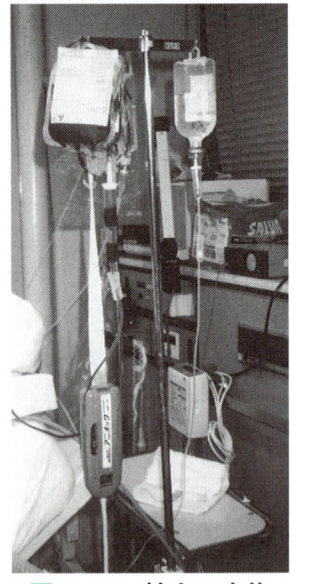

図Ⅱ-14　輸血の実施

参考文献

1. 氏家幸子（2000）基礎看護技術　第5版Ⅰ，Ⅱ，医学書院
2. 大阪大学特殊救急部編（1990）救急看護のてびき，へるす出版
3. 大友康裕（1996）心肺脳蘇生法，エマージェンシーナーシング，9（3），p.10〜19，メディカ出版
4. 加来信雄編（1996）救急看護の知識と実際，メディカ出版
5. 厚生省健康政策局指導課監修（1997）救急救命士標準テキスト，へるす出版
6. 小濱啓次編著（1983）救急マニュアル，医学書院
7. 小林国男責任編集（1990）エキスパートナースMOOK 7，救急マニュアル，小学館
8. 後藤真弓，安田和宏他（1994）非外傷性DOA救命例の検討，救命救急医療研究会雑誌8，p.75〜80
9. 千代孝夫，田中孝也編（1993）JJNスペシャル31，図説・救急基本手技，医学書院
10. 天羽敬祐（1991）ICU重症患者の看護と治療　第3版，金芳堂
11. 日本医師会監修，日本救急医学会編集（1990）救急蘇生法の指針，へるす出版
12. 日本赤十字社編（1994）救急法講習教本，日赤出版普及会
13. 日野原重明総監修，小濱啓次他責任編集（1987）ナーシングマニュアル19，救急ケアマニュアル，学習研究社
14. 岡田和夫，美濃部嶢監修（2001）AHA心肺蘇生と救急心血管治療のための国際ガイドライン2000，へるす出版
15. 高橋章子編（2000）救急看護，急性期病態にある患者ケア，医歯薬出版
16. 高橋章子他編（2000）急性期の患者のフィジカルアセスメント，南江堂
17. 中村美鈴編（2001）わかる！できる！急変時ケア，学習研究社

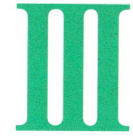

III 感染防止のための看護技術

1. スタンダードプレコーション（標準的予防策）
2. 感染経路別予防策

III 感染防止のための看護技術

　看護にあたる者は処置・ケア時に，感染予防に効果のある方法を知り，実践することが求められる．その中で，感染予防策は，スタンダードプレコーションと感染経路別予防策が合理的な方法とされている．

① スタンダードプレコーション（標準的予防策）

1 スタンダードプレコーションの概念

　感染症の診断あるいは推定される病態に関わらず，すべての患者に適応される感染予防策である．
　血液，目に見える血液を含む含まないに関わらず，すべての体液，汗を除く分泌液排泄物，傷のある皮膚，そして粘膜に触れる際は適切なバリアを用いる．

2 方　法

実施方法

（1）手洗い
　血液・体液に触れた後，手袋を外した後，ガウンを脱いだ後，患者から次の患者にいくとき，同じ患者の他の部位に触れるときに手洗い・消毒をする．

（2）手　袋
　血液・体液に触れるとき，粘膜・創部に触れるとき，血液・体液で汚染した物品を扱うとき，静脈穿刺や血管確保の処置を行う際に，手袋をする．患者ごと，手技の間に交換する．手袋を外したときは手を洗う．

（3）マスク，アイ・プロテクション
　血液や体液が飛散する場合，口・鼻・目の粘膜を防護するため，マスクやゴーグルまたはアイシールドマスクを用いる．

（4）ガウン
　血液・体液が飛散し，被覆を汚染するような場合はガウンを着用する．ガウンの種類は，飛散する血液・体液の量による．

（5）患者ケアに使用した器具
　患者使用後，血液・体液などで汚染した器具や物品は周囲への汚染を拡大しない方法で扱う．
　a）環境対策
　　環境表面，ベッド，ベッドサイド物品，人が触れる部分は，日常的清掃を行う．
　b）リネン
　　血液・体液などで汚染したリネンは，皮膚・粘膜・衣服・周囲の環境を汚染しない方法で扱い，搬送，処理する．
　c）職業感染防止
　　使用済の針・メスなど鋭利な器具の処理時は，負傷しない方法で廃棄．また，鋭利器材は耐貫通性の容器に廃棄する．

② 感染経路別予防策

1 接触感染予防策

(1) 対象（疾患と患者の状態）
　多剤耐性菌による消化器，呼吸器，皮膚，創部感染または定着，おむつ／失禁状態患者のO157，赤痢，A型肝炎，ロタウイルス，RSウイルス，腸管ウイルス感染症，ジフテリア，単純ヘルペス，疥癬，帯状疱疹，ウイルス性出血熱等．

(2) 予防策
　個室，または集団隔離とし，手洗いをしっかり行い手袋をし，ガウンを着用する．

a) 手洗い
①洗い残し
　指の間や指先などに洗い残しが起こりやすく，特に医療行為やケアをする際に器材や患者に最も多く触れる箇所でもあるので，十分に注意すること．

②石けんと消毒剤による手洗いの違い
　1985年，米国疾病予防センターからだされた手洗いのガイドラインでは「通常の病棟では10〜20秒のプレーンな石けんによる手洗い，耐性菌が増加している状況では，消毒剤入り洗剤での手洗い」がすすめられていた．1995年に米国感染管理専門家協会がだした手洗いについてのガイドラインでは，アルコールベースの速乾性手指消毒剤の効果に触れていたが，その後多くの調査・研究が行われ，アルコールベースの速乾性刷り込み式手指消毒剤の感染防止に対しての役割が注目されるようになった．手洗いシンクの便がよくない場所であってもベッドごとに置けることや，ポケットタイプのものも使用できることで，消毒の利便性を考えても非常に有効な手段といえる．また，手荒れについても研究され，エモリエントを含む手指消毒剤によって，手荒れを防止できることがわかってきている．

2 飛沫感染予防策

　飛沫感染と空気感染は，その飛沫の大きさによって区別される．微生物を含む飛沫が気化し，5μm以下の飛沫核となり，空気の流れによって拡散し，同室内や離れた場所にいる感受性のある人が吸入することで感染を起こすことを空気感染という（図Ⅲ-1）．

(1) 対象疾患
　風疹，インフルエンザ，百日咳，流行性耳下腺炎，マイコプラズマ肺炎等．

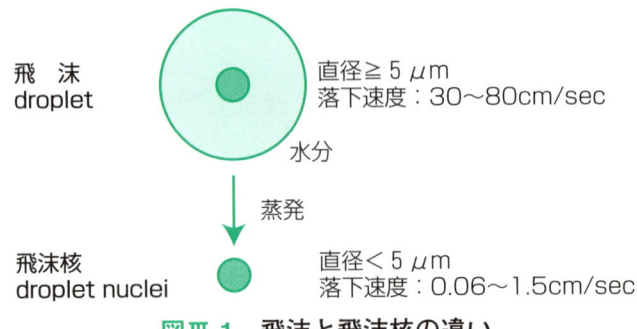

図Ⅲ-1 飛沫と飛沫核の違い

（2）予防策

　患者は個室に収容，特別な換気システムは不要．1m以内で処置・ケアする場合はサージカルマスクを着用する．患者移送時は患者にマスクを着用するようにする．

③ 空気感染予防策

（1）対象疾患
　水痘，麻疹，結核（疑い），肺または咽頭病変のある結核等．

（2）予防策
　施設面では，陰圧の個室（独立排気，空気交換は1時間に1回以上）に収容し，部屋のドアを閉じておく．患者退院後，他の患者入室は2時間で可能．

a）入室時の方法
　部屋に入るときにN95マスクを着用する．N95マスクは顔にフィットさせて，着用する（表Ⅲ-1）.
　患者移送の場合は，患者がサージカルマスクを着用する．その他は，スタンダードプレコーションを適応．
　なお，2004年にはCDCは新しい医療現場における感染性物伝播予防のためのガイドライン（案）を発表し，バイオテロ・新たな感染症・多剤耐性菌に対応できるように病院管理者の責任を含めた対策を示している．
　感染予防策として，スタンダードプレコーションとその他感染経路別予防策，環境防護，そして多剤耐性菌対策が示されている．今後，日本でも新しいガイドラインにそった対策が取り入れられると考えられる．

表Ⅲ-1 マスクの種類

通常のマスク着用方法	間違ったマスク着用方法	顎マスク	N95マスク着用方法（正面）
マスクはサージカルマスクと同等の素材のマスクを選択．鼻の部分を合わせ，マスクの下の部分を顎まで引いて着用する．	医療の場でのマスク着用はオシャレとは異なり，清潔を保つためのものである．鼻・顎をしっかり覆うように着用すること．	看護の現場でもこの「顎マスク」はよく見かけるが，顎の常在菌によって汚染され，さらに汗で湿度を与えられたマスクはバリア性が下がるので注意が必要である．	鼻の部分と顎の部分に隙間がないように，特に注意して着用する必要がある．

N95マスク着用方法（横）	フィットテスト	フィットチェック
横から見た図．しっかり装着しようとしすぎてゴムをクロスすると，顎の部分や鼻の部分に隙間ができるので注意．	N95マスクが正しく着用されているかをテストするフィットテスト．N95マスクの正しい着用方法を体得する．	日常のマスク着用時には，しっかりと着用できているか，息を吐いたり，吹いたりして漏れがないかをチェックする．

（株式会社ニチオンのご好意を得て掲載）

引用文献

1）Garaner J. S., et al（1996）Guideline for Isolation Precaution in Hospital, AJIC, Vol.24, p.24〜52
2）CDC（1994）Guidelines for preventing the tranmission of Mycobacterium Tuberculosis in health-care facilities, MMWR 1994, No.RR-13
3）Doebbeling B. N（1997）Protection the Healthcare Worker from Infection Injury, Wenzel RP. Ed. PREVENTION AND CONTROL OF NOSOCOMIAL INFECTION, Williams & Wilkins, p.397〜435
4）藤井昭編（1999）職業感染の予防と対策，真興交易医書

5) 柴田清（1998）聖路加国際病院での取り組み，保健婦の結核展望，No.36，p.11〜13
6) HICPAC/SHEA/APIC（2002）Guideline for Hand Hygiene in Health-Care Settings Recommendations of the Healthcare Infection Control Practices, MMWR, Vol.51/No.RR16, OCT.25
7) HICPAC; Guideline for Prevent Transmission of Infectious Agents in Healthcare Settings, 2004, http://www.cdc.gov/ncidod/hip/isoguide.htm

手術を受ける患者への看護技術

B

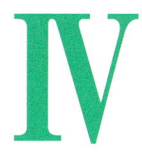

IV 術前の看護技術

1. 術後合併症予防のための術前指導
2. 手術に向けた身体の準備（術前日のケア）
3. 術当日のケア

手術を受ける患者への術前の看護技術について①術後合併症予防のための術前指導，②手術に向けた身体の準備（術前日のケア），③術当日のケア，に分けて述べる．

① 術後合併症予防のための術前指導

術前オリエンテーションに含まれる重要な内容の一つが，術後合併症予防のための指導である．合併症予防にかかわる項目として，呼吸器合併症予防のための呼吸・吸入・咳嗽練習，術後イレウス，深部静脈血栓，呼吸や循環不全を予防するための術後の体動や早期離床・歩行などがある．

1 呼吸・吸入（ネブライザー）・咳嗽練習

手術手技や術後管理の進歩によっても呼吸器合併症の発症率は依然として高い．しかし合併症発現の危険性は術前からある程度予測が可能であるため，予防措置を講じればその危険性を減じることができる．そのためには術前の呼吸状態に関するデータと予想される手術侵襲についての情報を入手しておくことが重要である．

呼吸状態のアセスメント：両肺野の呼吸音，臨床検査データ（肺活量，％VC，1秒率，胸部X線撮影，血液ガス分析）によって，術後肺合併症の危険性を査定する．

（1）深呼吸
a）目 的
手術終了直後の患者は全身麻酔の影響で，緩慢な浅い呼吸となり，麻酔から全覚醒した後は，創部痛や全身の不快感，緊張により呼吸回数は多いが一回換気量の少ない浅表性の呼吸となる．いずれの場合も一回換気量は低下しており，肺胞を十分に膨張させるだけの吸気量は得られていない．その結果，肺胞の虚脱状態をまねきガス交換能が低下し，低酸素血症をまねく．

横隔膜の上下運動は，肺の換気量の6〜7割を担うことができる．したがって，患者が術前から腹式呼吸（横隔膜呼吸）を習得しておくことで，疼痛時や体位制限があるときでも効率のよい呼吸が可能となる（図Ⅳ-1）．また患者は，深呼吸の意義と目的を知ることで術後肺合併症予防に対する心がまえができる．

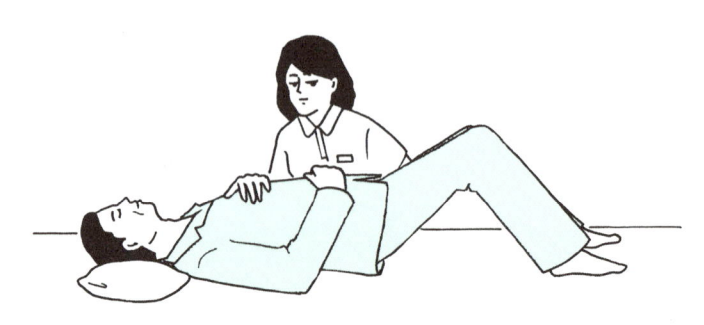

図Ⅳ-1　腹式呼吸の修得

b）アセスメントの視点と方法

看護の目標は以下のように設定できる．

①深呼吸の意義と効果を理解している

　さまざまな苦痛を感じている術後患者にとって，深呼吸といえども心身の負担となる場合が多い．また呼吸は，バイタルサインの中でも，患者が意識的に変化させることが可能な身体機能であり，ケアに対する術前からの患者の理解と協力，自主的な深呼吸の励行は，術後の回復に大きな影響をおよぼす．

②効果的な深呼吸方法を習得している

　深呼吸は誰でも行える簡単な呼吸法であるが，創部痛やドレーン挿入，あるいは臥床したままなどでは，十分な換気が行われていない場合がある．術後の状況に応じた体位，予想される身体的苦痛などを考慮し，術前に胸郭の動きや腹部の抵抗など，効果的な深呼吸実施に向けた練習とその評価を実施しておく．

c）方　法

> **実施方法**
> ①腹式呼吸法を行うときは，膝関節を屈曲させるか膝下に枕を置き，腹筋を弛緩させる．
> ②患者の利き手を腹部に非利き手を胸部に置き，胸部・腹部の動きとその差がわかるようにする．
> ③口を閉じて鼻から深く息を吸い込み，上腹部に置いた手が持ち上がるようにする．次に口笛を吹くようにして口をすぼめゆっくりと細く長く息を吐く．
> ④吸気と呼気の所用時間の比率は1：2かそれ以上呼気が長くなるようにする．呼吸数は10～15回/分で，1～3分程度を1クールの練習目安とする．

（2）吸入（ネブライザー）法（図Ⅳ-2）

a）目　的

　術前には患者が器具や操作手順に慣れておくことと，気道分泌物の多い患者の気道浄化のため，術後には肺胞や気道の清浄化と口渇感緩和のため，ネブライザーによる吸入が行われる．吸入には生理食塩水や蒸留水，必要に応じて去痰剤，気道分泌促進剤などが使用される．

b）適　用

　長期にわたる喫煙者，呼吸器疾患の既往のある者，慢性呼吸器疾患患者など，気道分泌物の多い患者は，術前からネブライザー療法を実施する．それ以外の患者は，術前に実施方法を習得しておく．ジェット（コンプレッサー）ネブライザーは，比較的大きな粒子を必要とする口腔，鼻腔の加湿，上気道から気管支，細気管支等への薬剤投与に適している．一方，超音波ネブライザーは粒子径は1～5ミクロンと非常に小さいため肺胞レベルまでの加湿が可能となる．

c）アセスメントの視点と方法

看護の目標は以下のように設定できる．

①吸入法の目的と意義を理解している

　吸入（ネブライザー）法は，吸入全身麻酔が用いられるときには，不可欠のケアである．ま

た喫煙者，喀痰の多い患者も，術後の臥床や創部痛によって喀痰喀出が困難となる危険性が高い．吸入（ネブライザー）は，気道を加湿し，喀痰の粘稠度を下げるために行われるが，離床やセルフケアが行われる時期では，患者の主体的な取り組みが必要となる．

②**吸入法を適切に実施することができる**

　吸入器は，比較的簡単な操作で作動する．したがって患者や家族へ使用法や注意点を説明しておくことが多いが，最も重要なことは感染予防である．吸入器は患者個人の専用であること，マウスピースや酸素マスクはその都度清潔にしておくことなど，呼吸器感染の要因を除去するよう注意を促す必要がある．

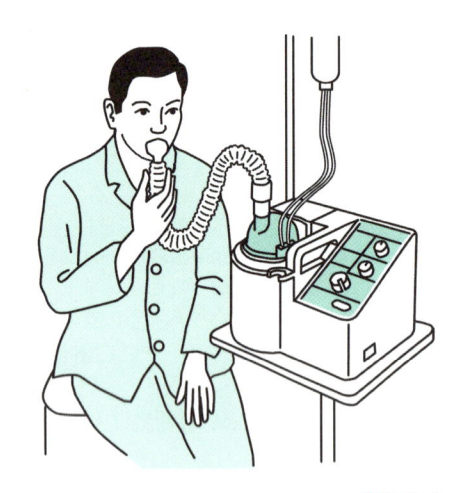

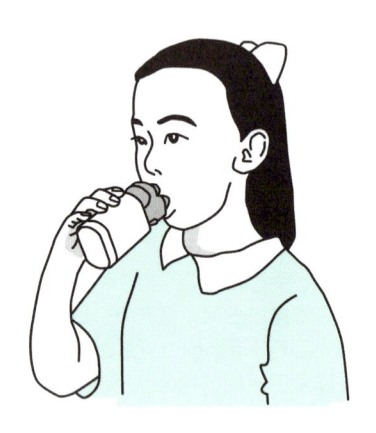

図Ⅳ-2　ネブライザー

d）方　法

実施方法
①ネブライザーは患者個々に専用使用とし，回路は毎日洗浄することがのぞましい． ②マウスピースを使用するか，あるいは蛇管の先端を口元から5〜10cm離して保持する． ③深呼吸の要領で深く吸い込む． ④時間は1回5〜10分程度，患者の状態により加減する．

（3）努力呼吸法

a）目　的

　術後呼吸器合併症を起こす危険性の高い患者（喫煙歴，呼吸器の手術経験，肺疾患の既往を持つ患者等）には，呼吸機能改善（濃度の高い炭酸ガス吸入による呼吸中枢の刺激とそれにともなう換気量の増加と気道内陽圧による無気肺の予防と呼吸筋の鍛錬—練習量の目安は個人差があるが，1クール10〜20回を1日2〜3回，少なくとも1週間は継続する必要がある．呼吸機能に改善が見られてきたら，器具のダイヤルを上げる，回数を増やすなど，呼吸器への負荷を徐々に高めていく）のために，練習成果の目安となる目盛りや測定装置のついた練習器具（スーフル（図

Ⅳ-3),トリフロー(図Ⅳ-4),アイデセップ)等を使って,患者の意欲や努力を引き出し,呼吸状態の改善に役立てる.努力呼吸では呼気あるいは吸気に抵抗を加えることで,口腔内圧,気管内圧を高め,ひいては肺胞内圧も同程度に高めることができる.それによって肺胞の虚脱を防ぎ,ガス交換が促進される.また吸気・呼気への抵抗は呼吸筋に負荷をかけるため筋力が増強し,器具を用いることで,器具内の死腔と過換気によって肺気量が増加し,気道閉塞や無気肺が予防され呼吸機能改善が促進する.

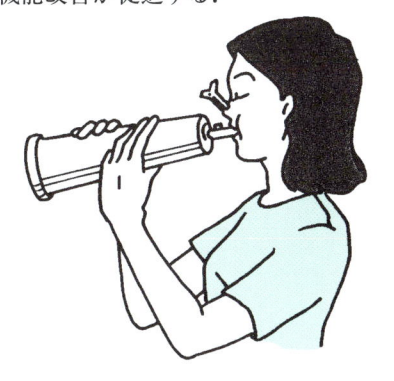

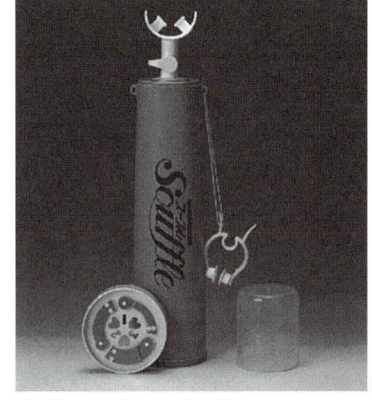

図Ⅳ-3 器具(スーフル)を使った努力呼吸法

(氏家幸子監修(2001)成人看護学B.急性期にある患者の看護Ⅱ 周手術期看護,p.288,廣川書店)

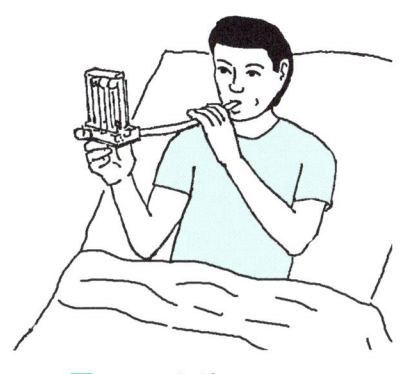

図Ⅳ-4 トリフロー

b)アセスメントの視点と方法

看護の目標は以下のように設定できる.

①努力呼吸法の目的と効果が理解できる

術前呼吸機能の低下した患者や開胸術が予定されている患者では,呼吸機能の改善をめざし,努力呼吸法練習が取り入れられる.努力呼吸法にはさまざまな市販品があるが,どれも簡便なつくりで日常生活音に似せた音やボールの上下などの視覚的指標によって患者自身練習の効果を実感することができる.術前のみならず術後,特に術直後に実施することと,継続することの重要性を十分に伝えておく必要がある.

②努力呼吸法を適切に実施することができる

　努力呼吸法は，通常市販品の呼吸練習器具を用いて行われる（風船やゴム手袋などを利用したものでもかまわない）．それぞれの使用方法と患者個々に応じた呼吸練習計画を，患者に説明し，実施してもらうことで習得度を知る．また日々の練習が当初の計画どおり進んでいるか，一定期間ごとに評価し，肺活量測定などで練習効果も見る．

c）方　法

> **実施方法**
> ①練習器具使用の目的と器具に応じた実施法を説明する．
> ②患者に実施してもらい，方法を習得したことを確認する．
> ③実施場面，チェックリストにより，患者の実施状況を観察，評価する．
> ④評価内容を患者にフィードバックし，意欲を持続，向上させる．
> ⑤適宜，肺活量，聴診などによる評価を行う．

（4）咳嗽法

a）目　的

　全身麻酔と手術侵襲にともなう術後の気道分泌物を，効果的に体外に排出するために，苦痛の少ない咳嗽法を習得する．

b）適　用

　全身麻酔（吸入麻酔）で手術を受けるすべての患者．特に呼吸器系の手術を受ける患者．

c）アセスメントの視点と方法

　看護の目標は以下のように設定できる．

①咳嗽法の意義と目的がわかる

　全身麻酔（特に吸入麻酔）後は，気道分泌物が著しく増加する．それを体外に排出するためには，患者の咳嗽努力を必要とする．しかし術後は創痛のため患者の努力と協力が得られないと，十分な痰喀出が得られない．深呼吸とともに咳嗽を行うことの目的を理解することは，無気肺や肺炎予防のために重要である．

②苦痛の少ない咳嗽法が実施できる

　術後の創部痛を最小限にして，分泌物の喀出を促す一連の動作を習得する．十分な説明とともに，患者に実際の動作を行ってもらい，概要とコツをつかんでもらう．

d）方　法

> **実施方法**
> ①事前にネブライザー，体位ドレナージにより分泌物の粘稠度を下げ，気管支末端の分泌物を主気管支に移動させておく．
> ②患者は安楽な体位をとる（坐位，側臥位等，腹筋の緊張をゆるめる）．
> ③創部（切開線）やドレーンの挿入部位，体動範囲などを説明する．
> ④患者自身が両手や枕を使用して，創部をしっかりと固定し，創部を振動・伸展させないようにする．
> ⑤深呼吸（手順参照）を数回行う．
> ⑥最後の吸気の後，数秒息を止める．
> ⑦息を止めることで，胸腔内圧を高め，咳嗽したい衝動を誘発する．
> ⑧創部を患者とともに押さえ，今が咳嗽のタイミングであることを知らせる．
> ⑨腹筋を使って2〜3回強く咳嗽をしてもらう．同時に，気管分岐部をタッピングすることで，患者の喀出力を補助する．
> ⑩2〜3回の咳嗽で痰が喀出できなければ，患者の苦痛が軽減するのを待ち，再度試みる．
> ⑪数クール実施しても効果がないようであれば，再度ネブライザーなどを行った後に再び試みる．
> ⑫喀出された痰の性状，量を確認し，含嗽を促す．
> ⑬患者の努力をねぎらう．

2 早期離床と歩行

（1）目　的

呼吸器，循環器系などに生じる臥床にともなう合併症を予防するために，状態が安定したら術直後から体位変換や離床準備運動，早期離床を行うことを予告し，術前にその意義と方法を習得しておく．離床には患者の意欲が大きく影響するので，術前から早期離床への意欲を引き出し，術後へ継続する．

（2）適　用

血管吻合，感染，出血傾向等のある患者への適用は必ず医師の確認をとる．

（3）アセスメントの視点と方法

看護の目標は以下のように設定できる．

①術後早期から体動や離床を行うことの意義と目的がわかる

　早期離床の効果は言を待たないが，手術患者にとってはこんなに早く歩いて傷が開いてしまうのではないか，動くとさらに痛むのではないか，第一手術したばかりなのに歩けるのだろうか，とさまざまな不安や疑問を抱く．術後の状況と早期離床の効果に関する情報提供が，その解決につながる．

②安全で苦痛の少ない離床と歩行が行える

　術後の状況を想定した術前のシミュレーションが，一連の動作の理解と習得につながる．また術後の心身の苦痛が強い状態では，あらたなことを学習するのは困難である．

（4）方　法

実施方法

①術後の状況の概略について（装着物と目的，術後の回復過程等）説明する．
②肺合併症や静脈うっ滞，褥瘡を予防するために，術後は少なくとも2時間ごとの体位変換が必要であることを説明する．
③仰臥位から側臥位へ，側臥位から仰臥位への負担の少ない寝返りの打ち方を実践する．
④ベッド上でできる上下肢や臀部の運動について説明する．
⑤上肢は，静脈ライン挿入による固定の弊害を防ぐため，腕，肩の緊張，脱力運動を交互に行う．肩・肘・手首・手指の関節は，屈曲・伸展を折りに触れ行う．
⑥下肢は，歩行に必要な筋力を維持するため，足底の屈曲・伸展，大腿四頭筋の緊張，脱力運動をくり返す．臀部も同様に，緊張，脱力運動をくり返す（図Ⅳ-4）．
⑦初回離床時は必ず看護師が付き添うことと，患者にはどのように介助されるかについて伝え，術前に少なくとも1度は実践しておく（図Ⅳ-5）．

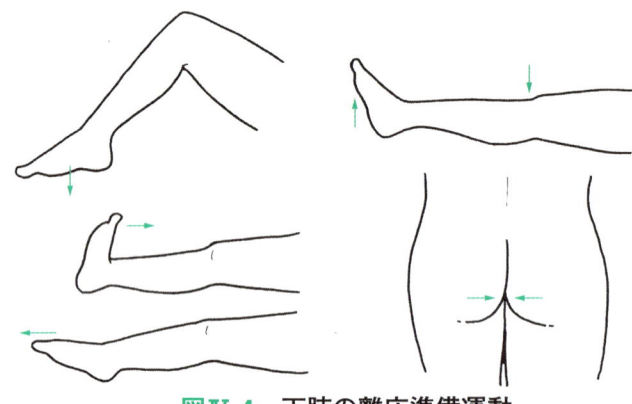

図Ⅳ-4　下肢の離床準備運動

★離床までのあらまし

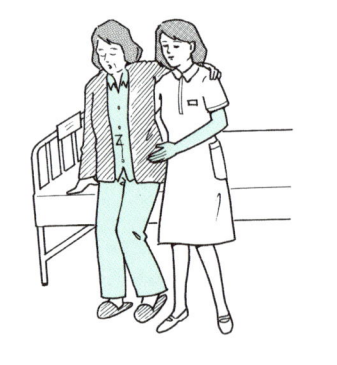

ベッド上安静 → 体位変換▼寝返り → ベッドアップ▼（頭部挙上セミファーラー位） → 坐位 → 立位 → 歩行

図Ⅳ-5　立位と歩行の介助方法

② 手術に向けた身体の準備（術前日のケア）

術前オリエンテーションの進行に合わせ，手術操作を円滑にし，侵襲からの順調な回復を得るために，手術間近になるとさまざまな処置が行われる．これらの処置の多くは身体的・心理的負担となることが多いため，看護師は患者が最善の状態で手術にのぞめるよう実施者，援助者として，また周手術期の調整者として，つねに患者の反応に注意しながら準備を進める．

1 消化管の準備

（1）目　的
消化管は，術野の清潔保持と全身麻酔にともなう肛門括約筋の弛緩による汚染を防止するため，摂取食物の制限による食物残渣物の減少と，下剤，浣腸による消化管内の浄化をはかる．術前の消化管浄化処置は，施設によってあるいは担当医師によってもその指示内容が異なり，安全かつ効果的な消化管浄化方法については現在のところ定説がないため，看護師の的確な臨床判断が必要となる．

（2）適　用
全身麻酔による手術を受ける患者，特に消化器系の手術を受ける患者は不可欠である．

（3）留意点
消化管内の浄化を実施している際は，摂取エネルギー量の著しい低下と脱水の危険性を回避する．

（4）アセスメントの視点と方法
看護の目標は以下のように設定できる．
①予定されている術式に応じた浄化度が得られる
　手術部位や予定されている術式によって，求められる浄化度が異なる．これらの情報に加え，患者の排便習慣やこれまでの緩下剤への反応状況などを考え合わせ，予定している浄化度が得られているかどうかを，反応便，身体状況（腹部膨満感，残便感等）から評価する．
②浄化処置による脱水や気分不良が生じない
　食事制限，下剤服用，浣腸などの処置に加え，手術に対する不安や緊張，不眠，原疾患に由来する低栄養や食欲不振などによって，浄化処置中あるいは終了後に脱水や気分不快をきたすことがある．またそれにともない転倒や不整脈の出現なども起こり得る．浄化処置の開始後は脱水の徴候がないかをつねに注意する．また絶飲食の時間までは，積極的に水分摂取をするよう患者に促す．下痢をしていると，特に高齢者では排泄行動での失敗を恐れ，水分摂取を控えてしまうことがあるので注意する．

(5) 方 法

実施方法

a) 食事制限
① 大腸・直腸の手術を除き手術前日は軽食，もしくは午後から流動食となり，午後9時以降は絶飲食となる．
② 絶飲食の時刻までの下剤投与や浣腸による体水分喪失に加え，絶飲食になることで患者の脱水の危険性はますます高まるため，口渇・眼窩の落ち込みなどの臨床症状に注意し，医師への積極的な情報提供につなげる．

b) 下剤投与
① 与薬行為であるため，医師の指示を確認する．
② 作用や副作用のあらわれ方は患者個々によって異なるため，患者の排便習慣，最終排便日，薬剤の種類や作用機序（膨張性，浸潤性，大腸作用，小腸作用等）を考慮する．
③ 反応便の量と性状，身体症状の有無についてを確認し，記録報告を行う．

c) 浣腸法
浣腸は日常的に行われているケアではあるが，決して安全な処置ではなく，特に手術適応となる疾患を有している患者では，血圧の変動や不適切な器具操作によって出血や腸穿孔，ショック状態などをきたす危険性がある．

① **グリセリン浣腸**
　ディスポーザブルの容器に入った50％のグリセリン液を60〜120m*l*程度直腸内に注入すると，腸壁が刺激を受け蠕動運動が高まることで催便作用が生じる．
- 使用物品（指示量のグリセリン浣腸〈湯煎する場合は41℃以下〉，潤滑剤，膿盆，ちり紙，処置用シーツ）をそろえる．
- 患者へ説明を行い，左側臥位になってもらう．
- 患者に口呼吸をするよう促し，先端に潤滑剤を塗ったカテーテル部分をゆっくり回転させながら肛門に6〜8cm挿入する．
- 液の注入が終了したら，容器へ腸内容物の逆流を防ぎながら抜去し，ちり紙で押える．
- 反応便の量と性状を確認する．

② **高圧浣腸（図Ⅳ-6）**
　微温湯や1〜2％の薬用石けん液の腸内への逆行性洗浄で浄化をはかる方法であり，S状結腸よりも奥に注入することで洗浄効果が高まることを意図している．仮に，結腸右半から回盲部までを満たすとすると1,000〜1,500m*l*を必要とするが，この量では患者の苦痛が著しく，また結腸内の病原微生物を逆行させる危険もあるため，通常1回に500m*l*を150〜200m*l*/分程度の速度で注入し，蠕動運動による結腸右半からの腸内容物の移動と十分な便意の誘発によって排便させる．その際，浣腸液を急速に注入すると迷走神経反射による急激な便意が，また速度が遅過ぎると患者が便意を我慢することで血圧上昇や腹痛をきたすおそれがある．
- 使用物品（41℃に温めイリゲーターに入れた浣腸液，ディスポーザブルのカテーテル（14〜20Fr.），膿盆，ペアン，点滴用スタンド，潤滑油，ちり紙，処置用シーツ）をそろえる．
- 患者へ説明を行い，左側臥位になってもらう．
- 浣腸液の高さは，水面が肛門から約40〜50cmになるようセットする．
- カテーテルの先端に潤滑油を塗り，患者に口呼吸してもらいながら6〜8cm程度ゆっくり挿入する．
- ペアンを開き，150〜200m*l*/分の速度（500m*l*の浣腸液なら約3分かけて）で注入する．
- 患者には腹痛，気分不快，便意が出現したらすぐ伝えるようあらかじめ告げておく．何らかの症状が見られた際は注入を中止し，安静を保つかすみやかに排便の態勢をとる．

> **実施方法（つづき）**
> ・液の注入が終了したら，素早く抜去してちり紙で押え，トイレ（なるべく洋式）に腰かけ1～3分間我慢した後排便するよう伝える．
>
> **図Ⅳ-6　高圧浣腸**
>
> （阪本恵子編著（1989）看護教育と看護実践に役立つ行動形成プログラム，p.98，廣川書店）

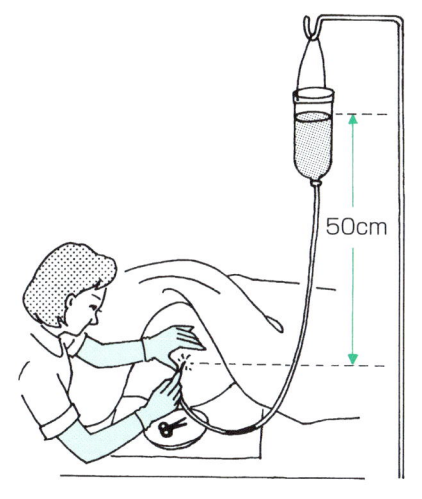

2 身体の清潔

（1）目　的

感染源を除去し，できるだけ清潔な状態で手術室に入室するための処置である．

原則的にはでき得る限り手術直前に行うことがのぞましいが，患者ならびに施設側の諸事情で，多くは手術前日に行われている．

a）全身の清潔

通常の入浴，洗髪でよいが，患者の疲労に注意する．入浴，シャワー浴ができないときは，清拭を行う．絶食，下剤服用後の入浴は，心身の不調をまねきやすいので注意する．

爪は汚染源となるので短く切り，髭（特に挿管チューブの固定のため），長い髪は患者が希望すれば短くすることを勧める．

b）局所の清潔

主として術野を中心とした処置で，剃毛，臍処置などである．

剃毛は，体内への毛髪の混入を予防し，術野の皮膚消毒を確実にするとともに，かつては皮膚の常在菌を除去する目的のため，"なるべく広範囲に，産毛まで含めて"という概念が行きわたっていた．しかし，多くの実証的研究より，剃毛には常在菌除去の効果はなく，それどころか皮膚表面に微細な切り傷をつくるために感染源となり有害であることが明らかとなった．

これらの研究成果を踏まえ，現在では"剛毛を中心に，必要最小限の範囲を術直前に電気カミソリか除毛クリームで"と変化した．しかし伝統的，慣習的に根づいた医療処置の変革は難しく，術野には直接およばなくても審美的・感覚的理由から毛の存在を嫌う外科医も多い．消毒薬の改良，手術用ドレープの普及など，多くの工夫がなされつつあるが，細菌学的見地からだけでなく，患者の羞恥や緊張軽減，剃毛に費やしてきた時間を，他の看護ケアに振り向けるためにもさらに改善を続ける必要がある．

また臍処置は，臍を洗う習慣に乏しい日本人の生活慣習のため，汚染していることが多い．臍が術野に含まれるときはもちろん，近接領域の場合は，感染予防の観点から清潔にする必要がある．

・頻度の高い術式について，剃毛基準や剃毛範囲について，医師の合意を得る．
・剃毛基準および範囲は科学的根拠に基づいたものとなるよう，一定期間ごとに見直す．

(2) 留意点

顔面，頭部，陰部の剃毛は，人によって特別な意味を持つことがある．場合によっては全身麻酔後に行われることもあるが，病棟で行う際は，患者のプライバシーを守ることと，保温に留意する．看護師の冷静で専門職としての態度が患者の羞恥や不快感の軽減に役立つ．

(3) アセスメントの視点と方法

看護の目標は以下のように設定できる．

①手術に必要な身体の清潔度が得られている

術式にともなう切開線や，ドレーン，カテーテル挿入部位の局所の剃毛や，頭髪，爪などの身体全般の清潔度が保たれているかに留意する．

②感染の危険性を少なくする配慮がなされているか

剃毛（特にかみそり使用）は，感染の危険性を高める．なるべく手術直前に必要最小限の範囲で実施することを心がける．

③患者の羞恥や苦痛を最小限にする

剃毛にともなう患者の羞恥や苦痛には十分な配慮を行い，手術を目前にした患者の緊張や恐怖を高めないようにする．また緊張していると，処置中の寒さや苦痛を我慢しがちになるため，緊張をほぐすためのケアも重要となる．具体的にはプライバシーの確保，羞恥を感じさせない技術や言葉かけなどである．

(4) 方　法

使用物品
①患者に必要性を説明する． ②予定される術式，ならびに切開線を確認する． ③手術操作に支障があると思われる剛毛，長毛の有無を確認する． ④その患者にとって最も負担の少ない用具（電気カミソリ，除毛クリーム，ディスポーザブルカミソリ）を選択する． ⑤剃毛の開始前に，臍処置を行う．

> **実施方法（つづき）**
> 　1回の処置ではとりきれないことが多いので，ワセリンやオリーブ油などを綿球に含ませたものを臍部に密着させ，絆創膏で止める（寝衣等を汚染しないよう気をつける）．
> ⑥必要範囲の剃毛を素早く行う．
> ⑦剃毛終了後に再度臍処置を行い，患者が入浴時に石けんで十分洗い流すように説明する（油分が残ると，術直前の術野の消毒効果が減じるため）．

3 休息と睡眠

（1）目　的

　手術患者の不安は手術が近づくにつれて徐々に高まり，術前日から当日にかけてピークに達する．不安や恐怖は患者を心身ともに疲労させ，いわゆるストレスホルモンの分泌を促進する．また術前日は術前準備としての身体的処置や面会者も多く，これに絶食が加わるため，患者の疲労は患者が自覚する以上のものとなる．看護師は術前日の患者が十分な休息がとれるよう，患者のスケジュールの調整と環境づくりを意図的に行う必要がある．

（2）留意点

　術前日の麻酔科医の訪問によって，入眠剤や鎮静剤が処方されることが多いが，これらの薬は看護ケアの代わりとして使用されるものではない．患者とともにいる，話を聞く，話をする，背部マッサージなど患者をリラックスさせ，患者を休息と睡眠に誘うようなケアと静かな環境の提供が重要である．
　また手術当日は，直前の準備が始まるまで，患者ができるだけ眠れるように配慮する．

（3）アセスメントの視点と方法

　看護の目標は以下のように設定できる．

①**休息や睡眠確保の必要性が理解されている**

　手術前日から当日にかけて，患者は多忙となる．また見舞客や訪問者（麻酔科医や手術室・ICU看護師等）もあり，休息が十分にとれない．さらに手術直前の緊張感での不眠も加わり，体調をくずしかねない．ケアや処置を計画的に行うことはもちろんのこと，患者自身にも休息をできるだけとるよう説明しておく．

②**疲労や憔悴の徴候が見られない**

　緊張感が高まっているときには，疲労や倦怠感を感じにくい．したがって他覚的，客観的徴候に注意して患者の様子を観察する．

③ 術当日のケア

1 目 的

　術当日の患者は，前日から続く消化管浄化処置や入眠剤，鎮静剤の効果の余韻，さらに絶飲食などによる疲労した身体と，目覚めた瞬間から極度に緊張した心理状態の中にある．したがってこの時期は，患者の手術への準備状態（レディネス）が整い，落ち着いた気持ちでいられるよう，多方面にわたり配慮する必要がある．

2 留意点

　今一度聞きたいことはないか，気になることはないか，折りを見て患者の気持ちが表出できるよう働きかける．手術開始時刻に少しでも変更が生じるようであれば，患者・家族に伝え，無用な心配を生じさせないようにすることも重要である．

3 アセスメントの視点と方法

　看護の目標は以下のように設定できる．
①手術にのぞむ心身の準備ができている
　　具体的なケアや処置などの完了とともに，患者の表情言動，特に家族との会話などから，手術に対する患者の静かな決意ができているかに留意する．
②手術に対する強度の不安や根拠のない楽観視がない
　　強過ぎる不安も過度の楽観視も術後に好ましくない影響をおよぼす．手術の意思決定に際して未解決の問題はないか，饒舌や明るい表情が他の感情の代償作用ではないかなどに注意する．

4 方 法

実施方法

a）身体的準備

①バイタルサインの測定
　　最終的なアセスメントとなる．通常と比較して重大な変化はないかを見る．ストレス状態では，血圧や脈拍はある程度上昇するが，不整脈，体温上昇，風邪症状（上気道感染の兆候），新しい痛みの出現などは担当医に報告する必要がある．

②最終排尿
　　患者には最終排尿のタイミングを伝え排尿を促す．排尿後は確認をとり，その時刻を記録する．

③装着物の除去
　　指輪やヘアピンなどの貴金属は，電気メス使用による皮膚損傷や紛失の危険性があるため除去する．

実施方法（つづき）

義歯，義眼，かつらなど，その人の尊厳にかかわるものは，直前まで装着できるよう手術室看護師と連携をとり，患者には前もってその旨を伝えておく．眼鏡，補聴器なども，家族や手術室スタッフとの良好なコミュニケーションのために，早過ぎる除去は避けねばならない．

b）**前投薬**

前投薬は麻酔導入時に最大の効果が得られるように，通常麻酔開始の45〜60分前に主に筋肉注射によって投与されるが，最近では内服による与薬や，前投薬を行わない施設も増加している．与薬の遅れは手術全体に影響をおよぼすため，少しでも投与が遅れたときは麻酔医に報告する必要がある．

前投薬の組み合わせや量は，麻酔医が決定する．成人ではいくつかの薬剤を組み合わせて用いることが多く，投与量の算定には体重，年齢が大きな要因となる．一般的に用いられる薬剤を表Ⅳ-1に示す．

前投薬は，呼吸・循環・消化の抑制やのどの渇き，悪心などのいくつかの副作用を生じる．投与後は注意深い観察と，的確で手短かな質問で出現症状をとらえる．

①前投薬として指示された薬剤，量，時刻を事前に確認しておく．
②患者に実施時刻を予告し，それまでにすべての準備を終えるよう援助する．
③予定時刻になったら，臥床を促す（場合によっては，ストレッチャーへの臥床を促す）．
④直前のバイタルサインをチェックし，投与する．
⑤投与後の歩行や，激しい体動は避ける．
⑥通常15分後くらいに，再度バイタルサインと副作用の出現状況を確認する．
⑦薬剤名と量を記録する．

表Ⅳ-1 前投薬の目的と種類

目　的	鎮　静 ……… 鎮静剤，麻薬 鎮　痛 ……… 鎮痛剤，麻薬 反射の抑制 ……… ベラドンナ剤 分泌の抑制 ……… ベラドンナ剤	
種　類	催眠剤	ニトラゼパム（ネルボン，ベンザリン） トリアゾラム（ハルシオン） ゾピクロン（アモバン） バルビタール（ラボナ）
	鎮静剤	マイナートランキライザー ハイドロキシジン（アタラックスP） ジアゼパム（ホリゾン，セルシン） フルニトラゼパム（サイレース）
	麻薬・鎮痛剤	塩酸モルヒネ 塩酸ペチジン（オピスタン） フェンタニール（フェンタネスト） ペンタゾシン（ペンタジン）
	ベラドンナ剤	硫酸アトロピン（硫酸アトロピン） 臭化水素酸スコポラミン（ハイスコ）

（　）内は商品名

実施方法（つづき）

c）手術室への移送

患者は通常ストレッチャーで手術室へ移送されるが，病院によっては徒歩（その場合は前投薬は行わない），あるいはベッドで移送することもある．ストレッチャーに移り病棟から出発する瞬間は，手術に対する患者の決意が実行に移るときである．かつて経験したことがない不安と緊張で，患者は一種独特な心理状態となり，自分自身と向き合うことを余儀なくされる．

①ストレッチャーへの移動時は，ストレッチャーの高さ，足台，ベッド柵，点滴などに注意を払い，転倒や転落，チューブ類が挿入されている場合は逸脱に注意する．
②臥床後は必ず柵を上げ，保温に注意し，患者をつねに一人にしない．
③移送開始時は必ず声をかけ，右折左折，廊下の段差などを前もって知らせることで，患者に加わる刺激を最小にする．
④担当看護師は，患者の頭側に位置し，つねに細かい注意を払う（図Ⅳ-7）．

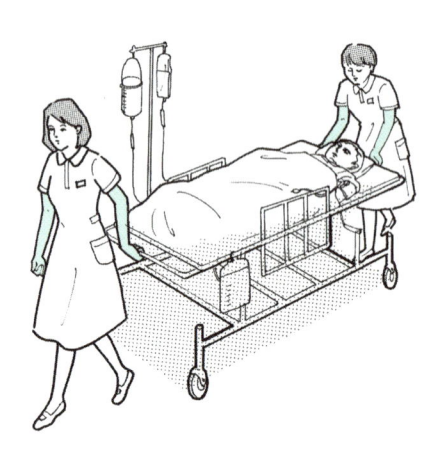

図Ⅳ-7　手術室への移送

d）引き継ぎ

術前からの看護に継続性を持たせ，患者が術中に必要な援助や処置を的確に受けられるよう，言語や書式で情報を共有する．通常「手術引き継ぎ書」に則り，カルテ，看護記録，温度板，各種フィルム等を持参する．引き継ぎの前後には，患者を識別するためのリストバンドで患者の名前を確認しながら，患者に必ず声をかけ，看護が継続されていくことを伝える．

e）家族への支援

手術当日面会に来る予定の家族や知人には，患者の術当日のスケジュールを知らせておく．さらに患者と家族に手術中待機している場所，連絡方法，昼食や休息のとり方をアドバイスし，無用な気づかいをさせないようにする．

術後ベッドを用意する際には，家族に術後に使用する器具や設備について説明し，あらかじめ慣れてもらっておくことも大切である．

参考文献

1. W. J. Phipps, B. C. Long著, 高橋シュン日本語版監修（1983）新臨床看護学大系［臨床看護学Ⅰ］, 医学書院
2. 川島みどり編著（1992）外科系実践的看護マニュアル, 看護の科学社
3. 小島操子編（1984）看護MOOK 10　手術患者の看護, 金原出版
4. Luckmann & Sorensen著, 日野原重明監訳（1984）心理・生理学的アプローチによる最新内科・外科系臨床看護学全書Ⅳ, 医学書院サンダース
5. 井上智子, 数間恵子（1994）術前消化管浄化処置をめぐる諸問題, 臨床看護研究の進歩Vol. 6, 医学書院
6. Gloria M. Bulechek著, 早川和生監訳（1995）ナーシングインターベンション　看護診断にもとづく看護治療, 医学書院
7. 佐藤禮子監修（1993）周手術期患者の看護マニュアル, へるす出版
8. Dolores F. Saxton著, 庄司佑, 小島操子, 田中茂夫日本語版監修（1991）看護過程にそった看護実践マニュアル, 医学書院
9. Jeanne C. Scherer著, 中西睦子監訳（1982）シェアラー臨床成人看護学, 医学書院

V

術中の看護技術

1. 無菌操作技術
2. 手術体位

手術中の看護は，麻酔医，および医師（術者）と協力しながら，患者の生命の安全を確保し，手術がスムーズに遂行されるよう援助することである．手術室の看護については，「成人看護学B．Ⅱ 周手術期看護」の中で述べているので，ここでは，無菌操作技術・術中の体位と体位固定時のケア，およびバイタルサインの観察と対応するケアについて述べる．

① 無菌操作技術

手術野の汚染を防ぎ，手術後の合併症を予防するためには，手術にかかわるすべての人が清潔操作，または無菌操作をすることが必要である．

特に帽子およびマスクの着用は無菌操作を必要としないが，無菌操作技術における一連の行動として実施する．

1 帽子の着用

(1) 目　的
①頭髪の抜け毛や皮膚の落せつによる手術野の汚染を予防する．

(2) 方　法

使用物品
●帽子
留意事項
●おくれ毛なども帽子の中に入れ，抜け毛があっても手術野に落下しないよう注意する．
実施方法
①帽子をかぶる．頭髪は帽子から外へでないよう整える（無菌操作は要しない）．

2 マスクの着用

(1) 目　的
①唾液の飛沫や呼吸による手術野の汚染を予防する．
②梅毒・肝炎・後天的免疫不全症候群（HIV）・病原性黄色ブドウ球菌（MRSA）等の血液や体液・分泌物などを介して感染する疾病の感染を予防する．

(2) 方　法

使用物品
● マスク
留意事項
● 口，鼻とも十分に覆うこと．
実施方法

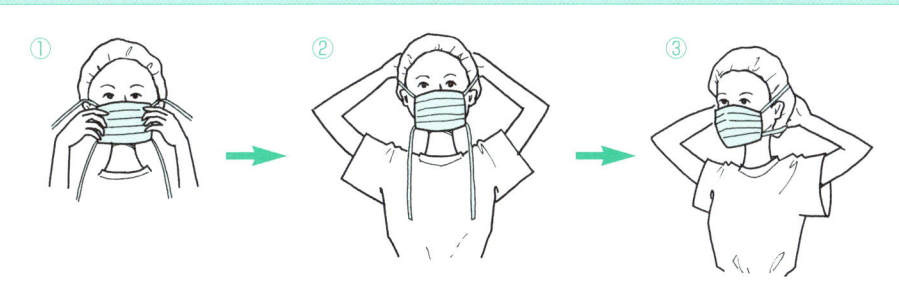

①マスクを開き，ノーズピースを鼻に合わせ，自然に顔にそわせ，両頬に隙間をつくらないように装着する．

②頬の方のひもを頭頂部で結ぶ．

③顎側のひもを後頭部で結ぶ．

3 手洗い法

　皮膚表面は細かいしわがあり，一見清潔そうに見える皮膚も多くの常在菌と一過性菌が存在している．普通の手洗いの習慣では爪や皮膚のしわに詰まった菌をすべて取り除くのは困難である．手術中は滅菌手術用手袋を使用するが，ときとして破損により手術野の汚染をきたすことがある．そこで，消毒液やブラシ，流水を使用し，皮膚に付着している細菌を洗い流し，手術患者への感染を予防する．なお，殺菌持続時間は2時間程度であり，それ以上経過すると皮膚表面はほとんど洗浄前の状態にもどるといわれている．

(1) 目　的
①皮膚の汚れ，脂肪を落とし，皮膚表面に存在している細菌を流水・石けん・消毒液を用いて洗い流す．
②手術創への細菌感染を予防する．
　術者，および直接介助看護師は手洗いを実施する．

(2) アセスメントの視点と対処方法
a）皮膚の清潔が手術中確保されるか．
①皮膚の損傷や湿疹の有無
　傷や湿疹からの滲出液や分泌物のため皮膚が汚染されていると，特発的な手袋の破れ箇所より，手術野が汚染される危険が生じやすい．

（3）方　法

手洗い法は，ブラッシング法と擦り込み法のいずれかが実施される．ブラッシング法・擦り込み法ともに，最初に素洗いを実施する．

a）ブラッシング法

使用物品
- 滅菌ブラシまたはスポンジ
- 消毒用薬剤（ヒビスクラブまたはイソジン，液状ミューズ石けん）
- 滅菌手拭き用タオル
- 0.5～1％逆性石けん液

留意事項

a）手洗い前の注意事項
- 爪は短く切り，ヤスリで磨き，爪垢を除いておく．
  → 爪が伸びていると装着している手袋が爪により破れやすい．
- 手指に開放性の傷のないことを確認する．
   開放性の傷のある場合や皮膚疾患のある場合は，手術中手袋の破れにより滲出液や分泌物の漏出が起こること，また上気道の感染がある場合は気道分泌物の飛沫や空気汚染により手術野の汚染を起こしやすい．手術時の直接介助はせず，手洗い業務はしない．

b）手洗い中の留意点
- 十分に石けんを泡立て，隙間なく洗浄する．
- 強く擦り過ぎ傷をつくらない．
- 十分な範囲（上腕1/2）まで洗浄する．
- 洗浄後，水分を拭きとるときは，肘から指先へしずくが流れないよう注意する．
  → 一度拭きとった部位へ水滴がもどることにより，皮膚の清潔が保たれにくい．

c）手洗い後の注意事項
- 両手を腰より下に置かない．
  → 手術台の下は清潔であるが無菌環境ではない．手を下に下げていると誤って消毒されていない物品に触れやすい．
- 不潔物品に触れない．

実施方法

（1）素洗い

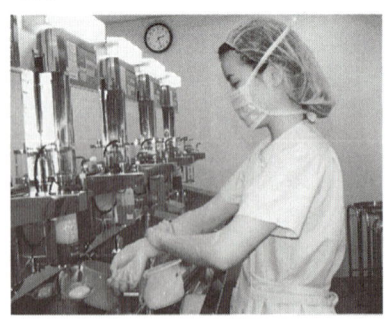

① 石けんを両手掌で十分に泡立て，約10秒間，左右手指を強く擦り合わせ，肘上まで予備手洗をする．

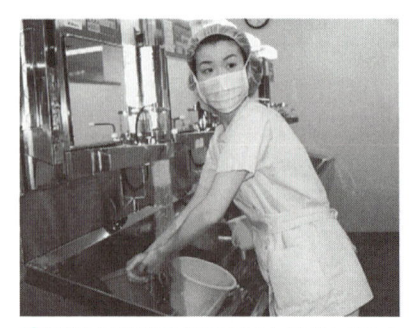

② 適温の滅菌流水で石けんを洗い流す．

実施方法（つづき）

（2）1回目ブラッシング

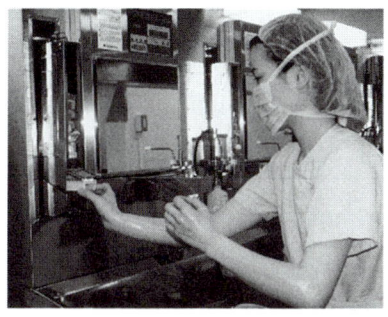

①ブラシホルダーから滅菌ブラシをとりだす．

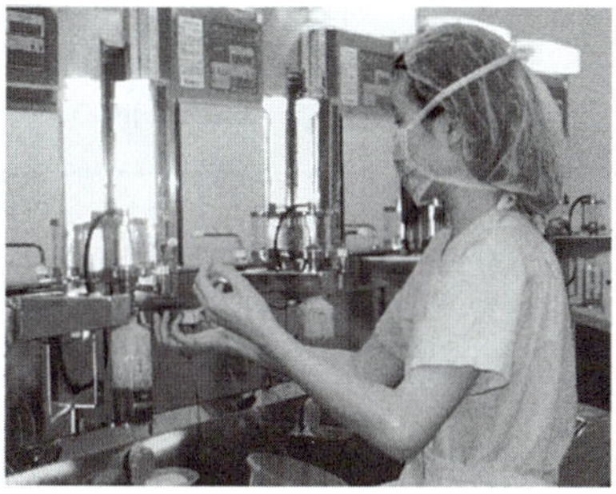

②消毒剤（ヒビスクラブまたはイソジンソープ等）を十分にブラシにつける．

③指先から肘関節，肘関節から上腕1/2まで石けんを泡立てながらブラシで約3分間程度摩擦する（次の写真まで）．

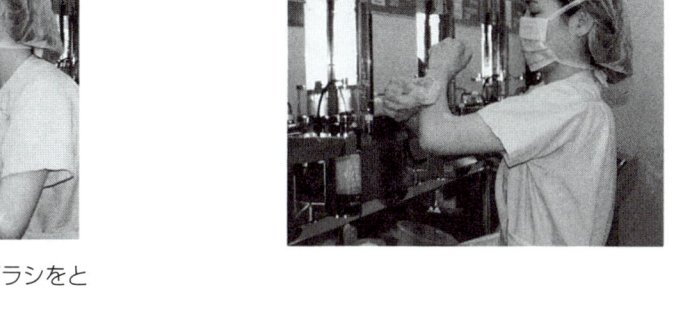

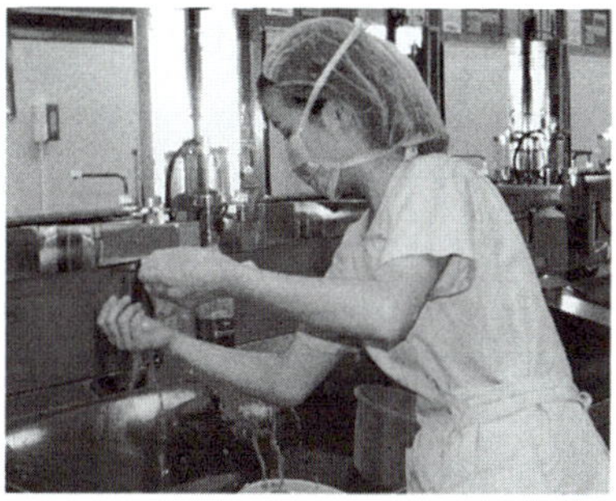

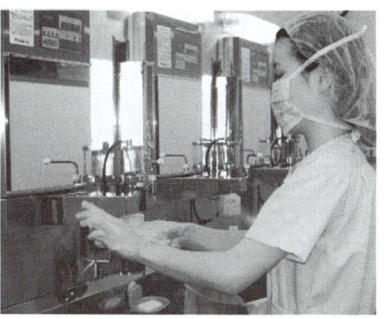

④滅菌流水で指先から肘にかけて，石けんを洗い流す．爪先・指間・手掌のしわ・肘は十分に行う．

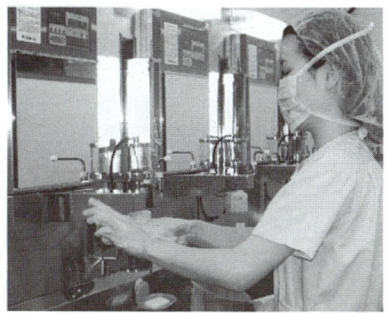

84　V　術中の看護技術

実施方法（つづき）

(3) 2回目ブラッシング

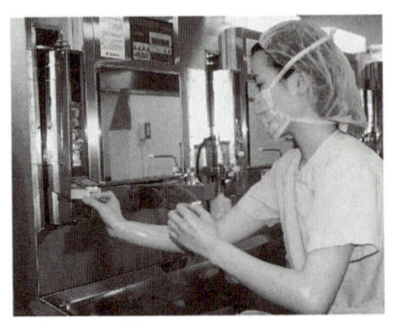

① もう一度ブラシをブラシホルダーからとりだす.

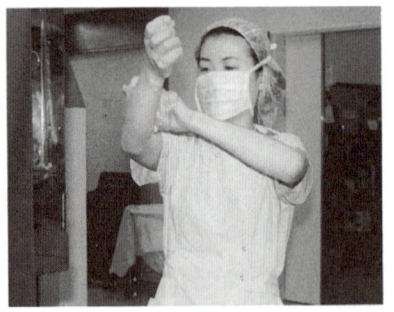

② （2）の②③と同様に肘関節までブラッシングを2～3分間程度実施する（次の写真まで）.

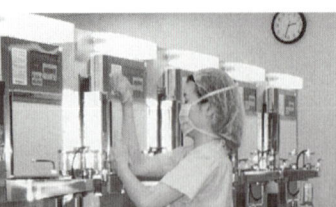

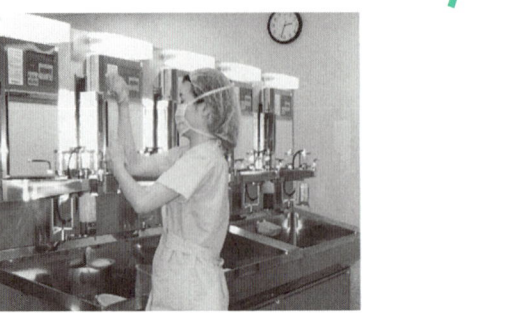

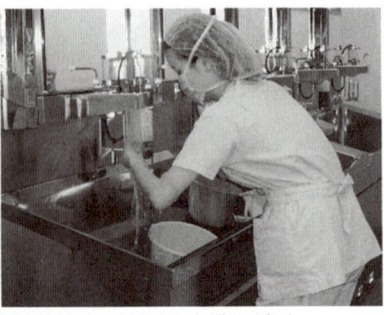

③ 滅菌流水で石けんを洗い流す.
④ 洗い終わったら両手前腕を肘より高く保ちながら十分に水気を切り,しずくが肘から指先へ流れないようにする.

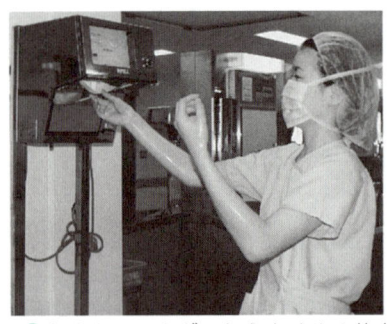

⑤ タオルフォルダーからタオル2枚をとりだす.

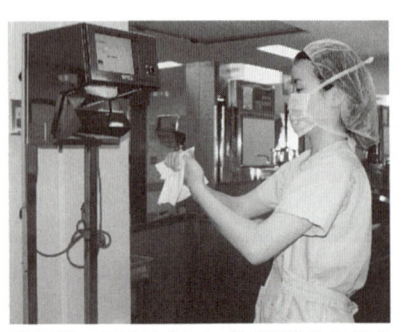

⑥ 手掌・手背を拭く（滅菌済みの紙タオルを使用することが多い）.

実施方法（つづき）

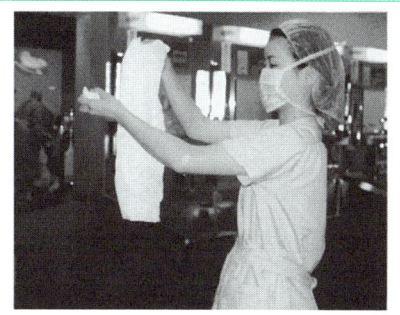

⑦2枚のうち1枚を左手に握り込む．

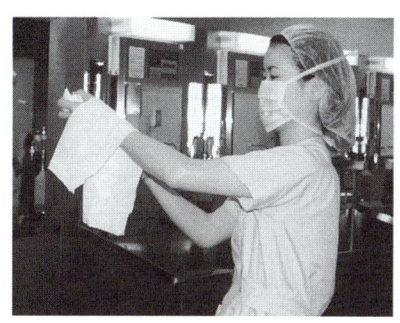

⑧他の1枚のタオルを縦長にして左手首にかける．

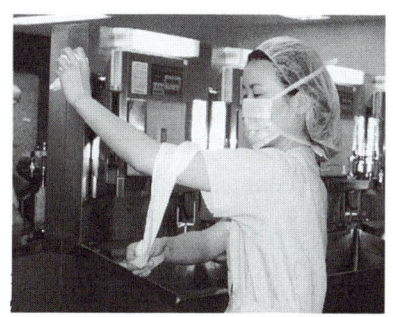

⑨左手首にかけたタオルの両端を持ち，手首から肘にかけて移動させながら水分を拭きとる．

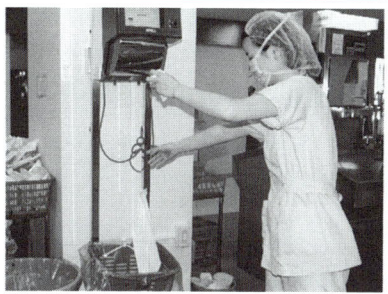

⑩拭き終わったタオルを下ろす．

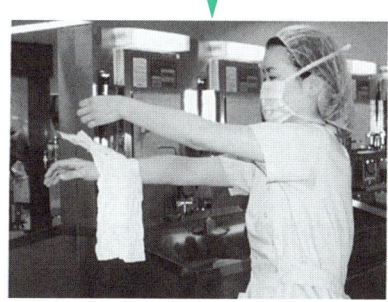

⑪左手に握り込んでいたタオルを右手に三角にしてかける．

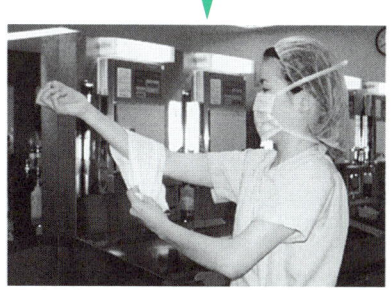

⑫右側も左側と同様な手順で行う．左手が右腕に触れないよう注意する．

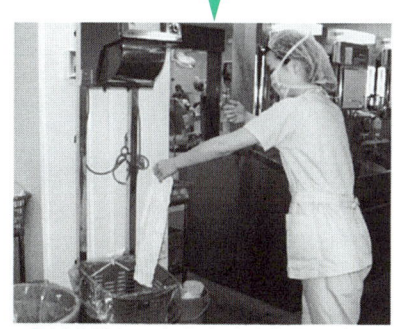

⑬拭き終わったらタオルを下ろす．

b）擦り込み法

近年，ブラシによる機械的洗浄は，表皮皮脂膜の除去，強度の皮膚刺激により皮膚を傷つけ，かえって皮膚常在菌を出現させやすいとのことで手指消毒法が行われることが多くなっている．

使用物品
- 0.5～1％逆性石けん液
- 滅菌手拭き用タオル
- 消毒用アルコールローション

留意事項
- ブラッシング法と同様

実施方法
①石けんを両手掌で十分に泡立て，約10秒間左右手指を強く擦り合わせ，肘上まで予備手洗いをする．
②適温の滅菌流水で石けんを洗い流す（素洗い）．
③滅菌手拭き用タオル2枚で手掌・手背を拭く．
④2枚のうち1枚を左手に握り込み，他の1枚のタオルを三角又は縦長にして左手首にかける．
⑤左手首にかけたタオルの両端を持ち，手首から肘にかけて移動させながら水分を拭きとる．
⑥右側も同様な手順で行う．滅菌済みの紙タオルを使用してもよい．
⑦消毒用のアルコールローションを手指に擦り込み，乾燥するまで摩擦する．

4 ガウンテクニック

（1）ガウンの装着

a）目　的
①滅菌ガウン，および手袋を装着することにより，患者の手術部位の清潔を保つ．
　　手術患者は，麻酔と手術の侵襲により，術後は感染症や合併症をきたしやすい．手術時の術野の汚染は創部の治癒を遅延させる．
②術者および介助者への細菌感染を予防する．

b）方　法

使用物品
- 滅菌ガウン

実施方法

（1）滅菌ガウンの受け取り

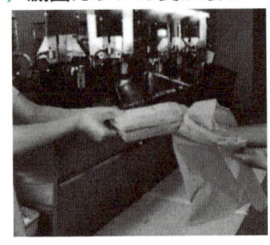

①滅菌ガウンを介助者から受け取る．

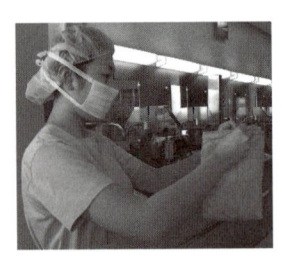

②受け取った滅菌ガウンの折り山を手前にする．

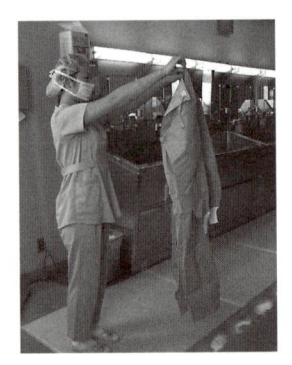

③できるだけ自分の体から離して開き，裾が床につかないように襟元をもって下に垂らしながら広げる．

実施方法（つづき）

(2) 滅菌ガウンの袖通し

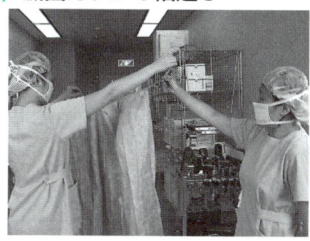

④右手で右側の肩ひもの先端を持ち，介助者に渡す．

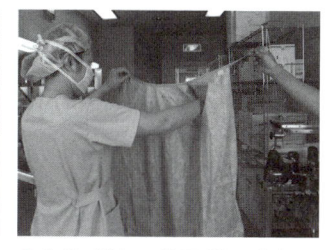

⑤介助者は，着用者の清潔な手・ガウンに触れないように注意しながら紐を受け取る．

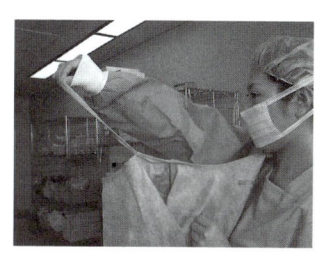

⑥右手を袖に通す．左袖も右袖同様に通す．

(3) 介助による背部の処理

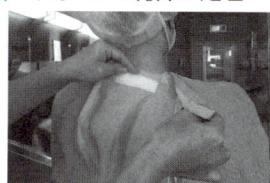

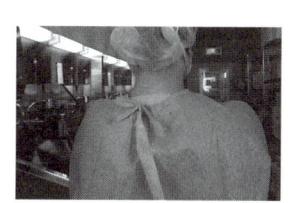

⑦介助者は，滅菌ガウン装用者の後ろ側にまわり，襟首のマジックテープを止め，ひもを結ぶ．

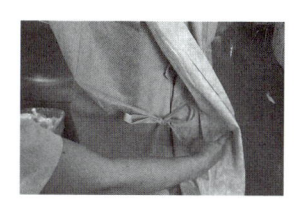

⑧介助者は滅菌ガウンの内側の腰ひもを結ぶ．

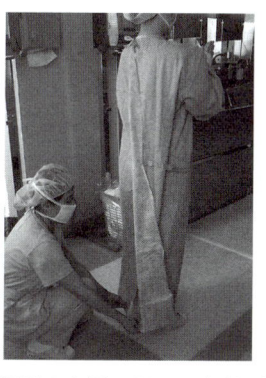

⑨背部の内側の腰ひもを結び，裾を引いて滅菌ガウンを整える．

(4) 滅菌手袋の装着

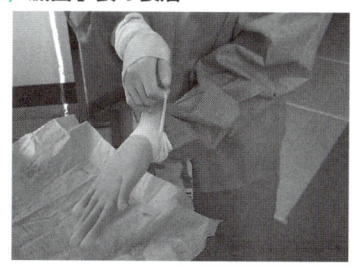

⑩介助者が滅菌ガウンの背部のひもの処理が終わったことを確認して，滅菌手袋を装着する．

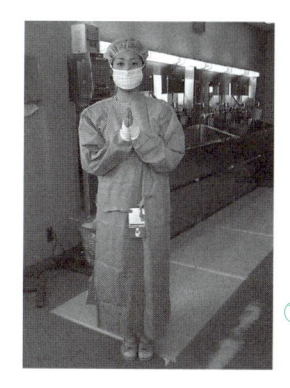

⑪滅菌手袋の装着後の姿　全面のタグに腰ひも二本（短・長）がついている．

実施方法（つづき）

(5) 腰ひもの処理

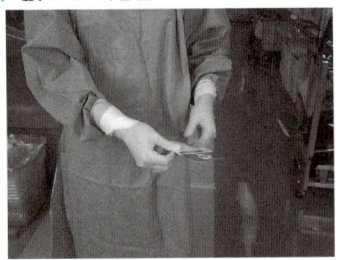

⑫滅菌手袋を装着後，滅菌ガウン全面の腰ひも付きタグを右手で持ち，左手で短い腰ひもを持つ．

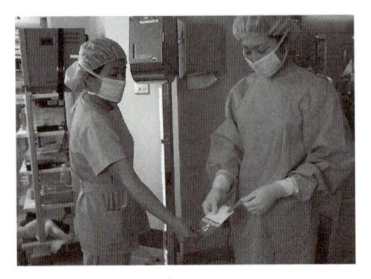

⑬介助者にタグを渡す．
⑭介助者は着用者に触れないように，タグを受け取る．

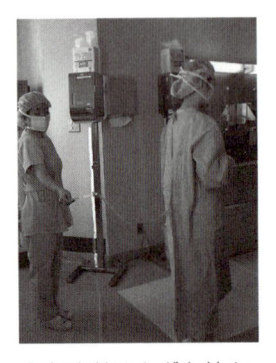

⑮介助者はタグを持ち，ひもを不潔にしないようにして，背部から回す．

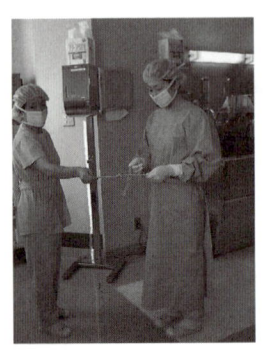

⑯着用者は，不潔なタグに触れないようにして，左手で腰ひもを受け取り，介護者の持つタグから引き離し，右手のもう一方の短いひもと腰もとで結ぶ．

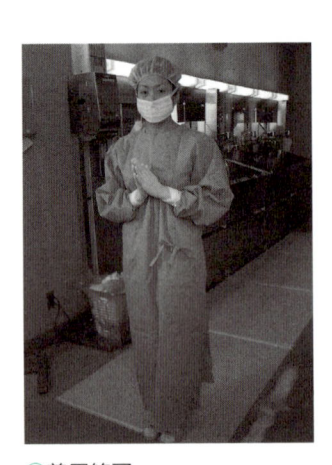

⑰着用終了．

- なお，厳重な無菌操作が必要な場合は，最初に滅菌手袋をし靴下も履きかえる．
- マスク付きガウンを使用する場合は，手袋・ガウンを着用後，不潔にならないよう注意しひもを引き上げて，マスクの位置を調整しながら，端を介助者に渡し，頭の後ろで結んでもらう．

（写真提供）徳世良重

（2）手袋の装着

手洗い後でも皮膚表面は無菌状態ではないので手袋の外側は素手で触れない．

a）目 的
① 皮膚常在菌による手術野の汚染を予防する．
② 術者への細菌感染を予防する．

b）方 法

使用物品
● 手術用ゴム手袋
留意事項
（1）着用時
素手を手袋に挿入時，手袋表面が不潔にならないよう十分に折り返し部分を開く．
（2）着用後
①手袋装着後は，汚染予防のために，両手を身体から離して胸の前で組み，腰より下に下げない．
②滅菌物品・備品以外には触れないよう注意する．
実施方法

（1）1人で装着するとき

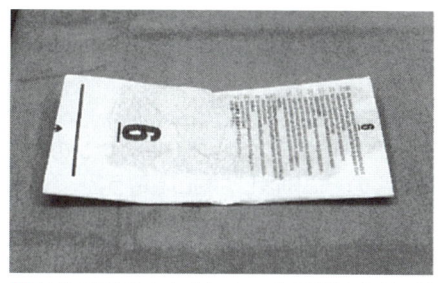

①自分の手の大きさに合った手袋を用意する．

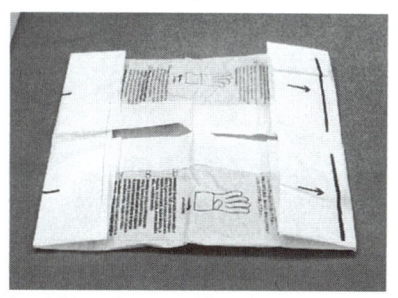

②2つ折りになった手袋の台紙を拡げる．

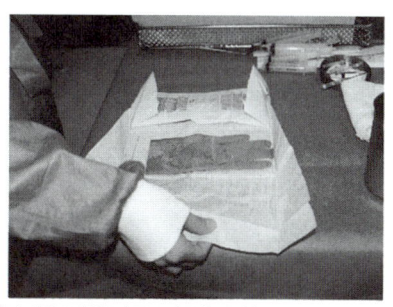

③台紙の折り返し部分を持ち，さらに台紙を開く．

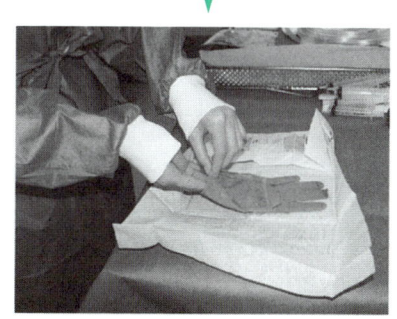

④左手で右手袋の折り返し部分を持ち，手袋表面に触れないようにして，右手を入れる．

実施方法（つづき）

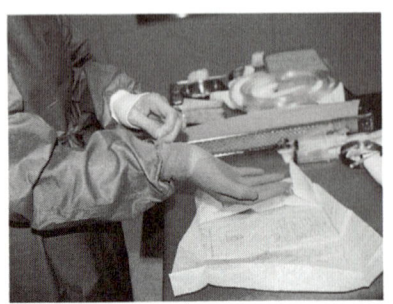

⑤折り返しはそのままにしておく（手袋の外側に触れないようにし，片方の手を手袋内に挿入する）．

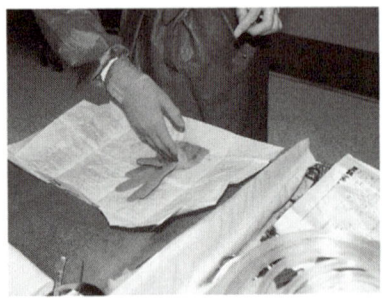

⑥右手で左手袋の折り返し部分の内側を持ち上げる．

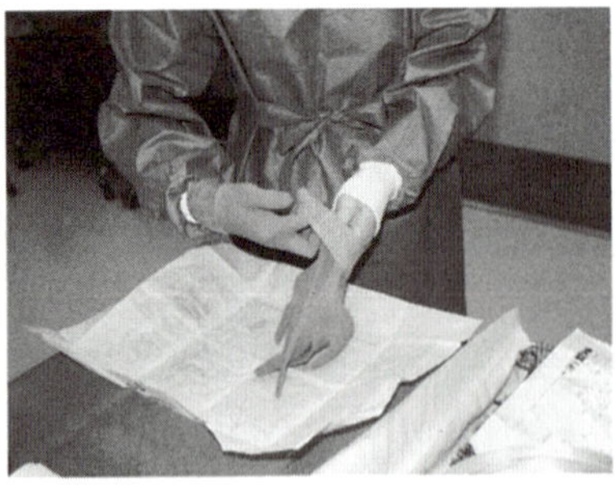

⑦表面に触れないようにして，左手を入れる．

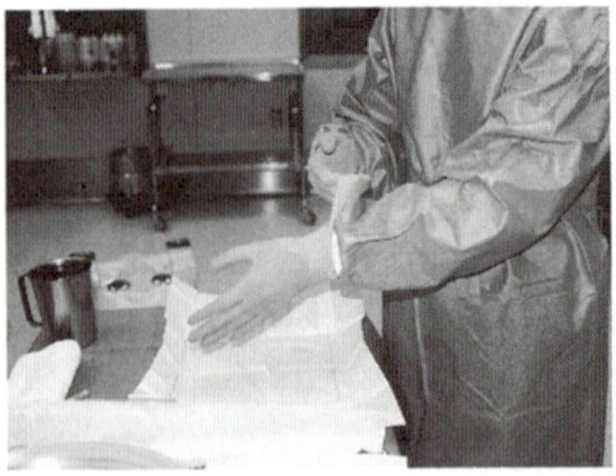

⑧左手の折り返し部分をガウンの袖口の上に伸ばし，袖口を覆う．

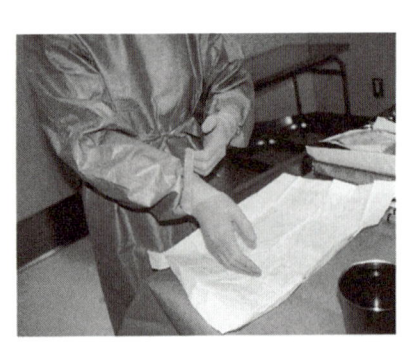

⑨右手の折り返し部分もガウンの袖口の上に伸ばし，袖口を覆う．

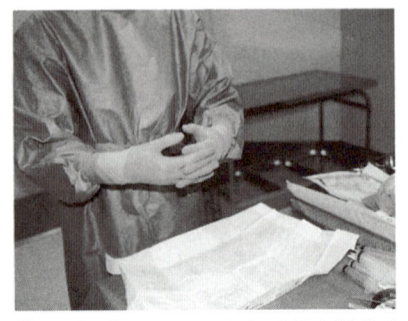

⑩両手の指間にしっかり手袋を装着させる．

実施方法（つづき）

（2）閉鎖手袋装着法

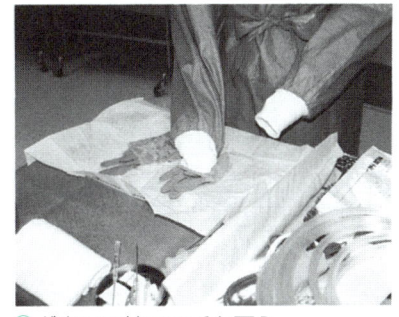

①ガウンの袖口で手を覆う．

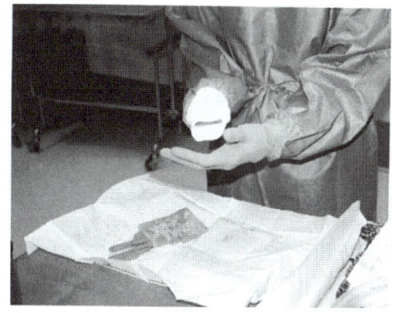

②覆った手で手袋を持ち上げ着用する．

（3）介助者がおり，装着する場合

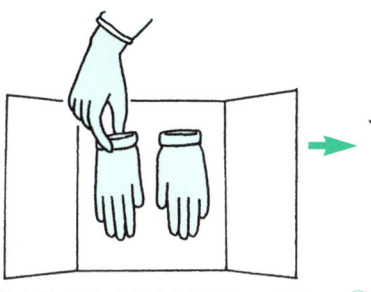

①介助者は手袋を装着後，手袋台紙から，手袋の折り返し部分を持ってとりだす．

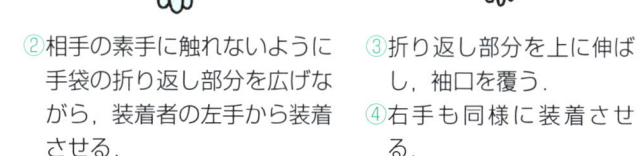

②相手の素手に触れないように手袋の折り返し部分を広げながら，装着者の左手から装着させる．

③折り返し部分を上に伸ばし，袖口を覆う．
④右手も同様に装着させる．

● 介助者はゴム手袋装着済みであるので，相手の素手に触れないよう注意する．

② 手術体位

　手術は患者にとって生命の安全を委ねる治療である．麻酔や手術の侵襲は手術時間に影響を受ける．手術が短時間で円滑に運営されるためには，手術操作がしやすい手術法に適した体位を保つことが重要である．手術部位・手術方式により体位が決定される．

1 目 的

①術式にそって効果的な視野が得られ，術者が操作しやすい体位を固定する．
②麻酔医の操作を妨げず，麻酔医が呼吸や循環動態等の観察，および管理がしやすい体位を確保する．

　手術中の患者は，麻酔の侵襲や手術侵襲により，呼吸・循環状態などの異常をきたしやすい．それらの異常徴候を早期に発見し，予防することが重要である．

2 方法

使用物品
- 安楽枕
- スポンジ枕
- 円座
- タオル
- ムートン
- パッド
- 弾性包帯

留意事項
手術部位・術式により種々の体位が抑制帯やマジックベルトを使用して固定される．手術介助看護師は手術の特色を理解し，正確な体位を保持し，すみやかに，かつ円滑に手術が進行するよう以下のことに留意する．
①術者が操作しやすく，十分に視野が得られること
②麻酔医が呼吸管理を行いやすい体位であること
③患者が呼吸器系・循環器系，神経麻痺などの障害をきたさないこと
　　円座・ムートン・パッド等を利用し局所の圧迫を避けたり，下肢に弾性包帯を巻き中枢への血液の環流を助けるとよい．
④解剖生理的な可動範囲で，手術後患者の苦痛（筋肉痛・神経麻痺等）がない状態の体位であること
⑤無理な圧迫による神経麻痺などをきたさない良肢位であること

実施方法

a）仰臥位
- 開腹手術など身体の前面の手術に用いられる．
- 円座またはスポンジ枕で頭部を支持し，右上肢は体側にそわせ，左上肢は90度以上にならないような角度で広げる．上肢・下肢とも抑制帯で支持台およびベッドに抑制する．上肢の開きは，上腕神経麻痺を起こさないためには80度以内がよいといわれている．
- 上腕部の圧迫による橈骨神経麻痺，肘関節の圧迫による尺骨神経麻痺，下肢は腓骨部圧迫による腓骨神経麻痺を起こさないようスポンジや枕など当て物をして保護する．
- 圧迫されやすい部位：後頭部，肩甲骨部，上腕部，肘，仙骨部，尾部，踵骨

b）腹臥位
- 後頭部・脊椎・臀部・膝下部など背部の手術に用いられる．身体をうつぶせにし，頭架台のある場合は顔を下向きにし，ない場合は横を向かせ枕を当てる．上肢は肘を曲げ頭部の方へ自然にそわせる．呼吸を抑制しないよう注意し，胸腹部の圧迫を最小限にするよう，胸腹部（鎖骨下部・腹部・腸骨棘部）に枕を挿入する．下腿前面に当て物をする．円座を使用し，顔を下向きにしてもよい．目，耳の圧迫に注意する．
- 圧迫されやすい部位：頬・目・耳・乳房（女性）・前上腸骨稜，膝蓋骨，足背部

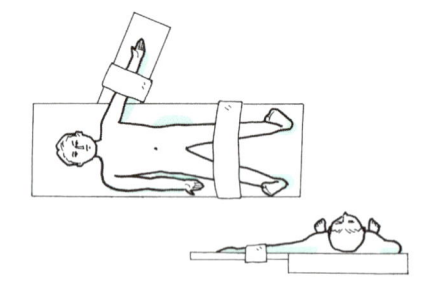

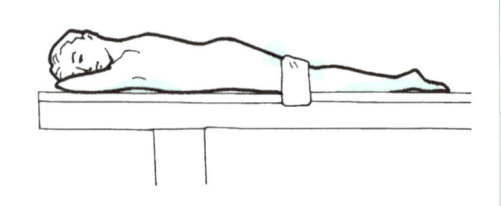

実施方法（つづき）

c）側臥位
- 頸部・胸部・腹部などの側面の手術に用いられる．頭部は枕で肩と同じ高さに保ち，手術する側の上肢は肩よりやや高めの位置で，下側の手は自然に前へ伸ばし支持台に固定する．下側の腋下に枕を挿入し圧迫を予防する．
- 下側の下肢は腓骨神経の圧迫に注意し，股関節と膝関節を大きく曲げ，上側の下肢は自然に曲げ膝関節間に枕を挿入し固定する．両足首の間にタオルまたは円座を挟み圧迫を予防する．
- 圧迫されやすい部位：耳・肩峰突起・肋骨・腸骨部，大転子部，膝外側踝，くるぶし

d）骨盤高位
- 骨盤内手術時に用いる．
- 仰臥位で頭部を低くする．身体がずり落ちないように肩を固定板で固定する．
- 肩支持固定板は上腕神経叢を圧迫しないよう鎖骨外側部に当て，両上肢はシーツなどで包むとよい．
- 圧迫されやすい部位：後頭部・頸部・大腿部

e）腎挙上位
- 腎臓の手術に用いられる．
- 側臥位にして，脇腹を腎エレベーターの上に乗せ，手術台をへの字に曲げる．第12肋骨と腸骨稜間の区域を上げるように腎エレベーターを調節する．下側の脚は曲げ，上側の脚は伸ばし，枕を両脚の間に挿入する．下側の膝とくるぶしに当て物を当てる．
- 両上肢は側臥位と同様に支持台に固定する．側臥位と同様な神経圧迫に注意する．
- 圧迫されやすい部位：耳，肩峰突起・肋骨，腸骨部・膝内側・外側踝，くるぶし

f）坐位
- 後頭部（前傾を要するもの）・鼻咽腔内の手術に用いられる．
- 頭部は頭部固定器で固定する．
- 上肢は当て物で保護した後抑制帯で固定する．
- 腰・臀部・足底部に当て物をする．坐位手術時は血圧低下や頭蓋内静脈圧の変化をきたしやすい．
- 後頭窩開頭時は前額部を固定器に固定する．目を圧迫しないよう注意する．

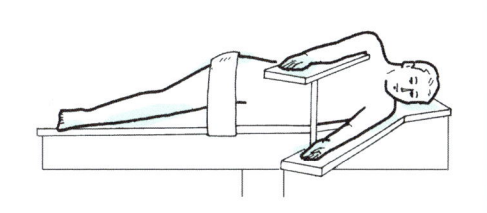

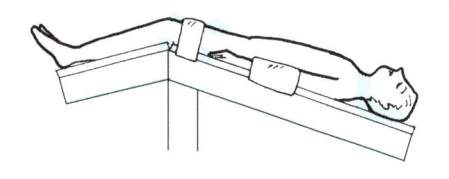

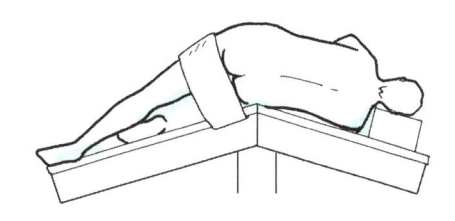

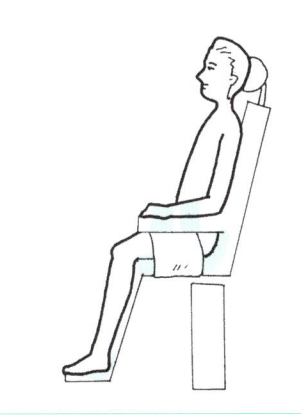

実施方法（つづき）

- 下肢は弾力包帯を巻き末梢から中枢への血液の環流を促進する．
- 圧迫されやすい部位：前腕，仙骨部，膝窩部，踵骨部，足底

g）砕石位

- 直腸・肛門・会陰部・婦人科・泌尿器科の手術に用いられる．
- 仰臥位で膝を曲げ下肢を広げる．腰の下に手術部位に応じた高さのパット，または枕を当て，下肢を支持台に固定する．
- 両下肢支持台は左右対称に固定する．直接，支持台に足が当たらないよう当て物をし，また，腰には腰枕を使用する．右上肢は体側にそわせ，左上肢は90度以上にならないように広げる．
- 圧迫されやすい部位：後頭部，仙骨部，膝窩部

h）ジャックナイフ位

- 腰仙部（直腸・副腎など）・肛門部等の手術に用いられる．
- 腹臥位にし，手術台をジャックナイフが開いたようにへの字に曲げ，肛門部が見やすいように頭部と下肢を低くする．顔は枕を当て，横を向かせ，上肢は支持台に固定する．
- 両鎖骨部に当て物をする．
- 下大静脈・股動脈の圧迫を予防するため，両腸骨前上棘に当て物をする．下肢は大腿外側皮神経を圧迫しないよう当て物で保護する．
- 圧迫されやすい部位：頬・目・耳・上肢・胸部・腹部・大腿部前面・膝蓋・足背部

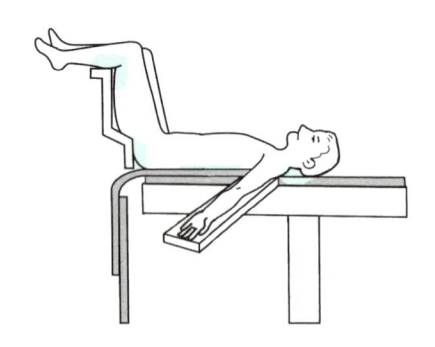

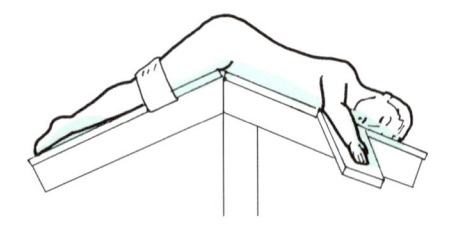

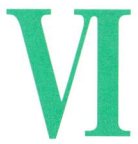

VI 術後の看護技術

1. バイタルサインの観察
2. 痛みのケア
3. ガーゼ交換・創部の観察
4. ドレーンの管理
5. 水と電解質の調整
6. 早期離床

VI 術後の看護技術

　術後の看護は大きく2つの時期に分けられる．それは，術後の急性期と回復期である．急性期では生命の維持に重きが置かれ，回復期は日常生活への適応を促進することに重きが置かれる．それゆえ，術後に特徴的な看護技術は，異常の早期発見，処置に対する適切な援助と生理的ニーズの充足であり，急性期ほどその重要性が高い（成人看護学B．急性期にある患者の看護II　周手術期看護　E周手術期看護　XVI．手術後の看護参照）．

1　バイタルサインの観察

　患者が術後麻酔から覚醒し意識が回復するまでは，手術侵襲の大きさにもよるが，非常に不安定な時期である．そのため緻密な観察と対処が患者の生命を左右するといっても過言ではなく，医師との連携が大切である．また，術後患者への不安を考慮し，適切な援助が必要である．

1　目　的
①異常を早期に発見し，早急な対処を施す．
②重篤な合併症への移行を未然に防ぎ，回復を促進する．

2　アセスメントの視点と対処方法

(1) 循環・呼吸状態の観察点と対処
a) 脈　拍
①徐脈（60回/分以下）：循環血液量の過剰，心不全の前兆，低体温
②頻脈（100回/分以上）：循環血液量の不足，発熱，疼痛，低酸素血症
③不整脈：術前からの既往症，急性虚血性心疾患，電解質の異常，等

　〈観察内容〉
　　・心電図モニターの監視．術前の心電図との比較
　　・呼吸状態の観察
　　・疼痛の観察（部位と程度）
　　・水分出納の計算

　〈対処方法〉
　　・呼吸確保（気道確保）
　　・体温保持：保温時は四肢末梢の付近に湯たんぽを貼用．冷却時は腋窩や鼠径部等の動脈走行部にコールドパックを貼用．いずれも，患者の麻酔覚醒が十分でない場合，また自らの体動が制限されている場合など危険回避ができないので，皮膚障害を起こさないよう注意する．
　　・疼痛緩和：安静度内での体位変換（筋緊張緩和）
　　・薬物療法：注射薬・外用薬が医師の指示にある場合，指示書にしたがい，正確（患者名・薬品名・投与量・投与経路・投与時間）に実施する．

b）血　圧
①低血圧（100mmHg以下）：循環血液量の不足，出血，体位変換後の循環動態の変化．80mmHg未満はショック状態が考えられる．
②高血圧（180mmHg以上）：疼痛，苦痛，循環血液量の不足，末梢血管収縮剤の使用，術前からの既往症

〈観察内容〉
・出血の観察（創部，ドレーン部）
・疼痛，苦痛の観察
・水分出納の計算

〈対処方法〉
・血圧低下時は水平臥床，または安静度内でショック体位（低頭位，下肢挙上）
・苦痛の除去
・医師から薬剤投与の指示がある場合，正確に実施する．

c）CVP（中心静脈圧，central venous pressure）・尿量
ともに循環動態を知る重要な指標である．
①CVPの正常値は5〜10cmH₂O
②尿量は0.5ml/kg/h（30〜50ml/h）を目安．尿比重も測定

d）体　温
①低体温（35℃以下）：手術中の臓器露出，麻酔の影響，輸液の温度
②高体温（38℃以上）：術後の吸収熱，輸血の副作用

〈観察内容〉
・四肢の温感，色調（冷感やチアノーゼ）
・高体温への移行期にシバリングの症状（悪寒，戦慄）

〈対処方法〉
・適宜，保温あるいは冷却．保温時の掛け物は，呼吸状態の観察や出血時の早期発見のため，厚くしない．
・輸血時に悪寒，戦慄，チアノーゼを呈するときは直ちに中止し，医師へ報告する．

e）呼　吸
①呼吸抑制，徐呼吸（10回/分以下）：麻酔覚醒不良，鎮痛剤の過剰投与，等
②呼吸促拍，過呼吸（25回/分異常）：呼吸不全の前徴，疼痛，等

〈観察内容〉
・呼吸型，呼吸音
努力呼吸：下顎呼吸・肩呼吸…主に上気道の閉塞
気道閉塞・狭窄：舌根沈下「ガーガー」，喉頭浮腫・けいれん「ヒューヒュー・キューキュー」，気道内分泌物・吐物による閉塞（呼吸音減弱）
気道内分泌物の貯留：喘鳴音「ゼロゼロ」…上気道内貯留，肺雑音「ブーブー」…下部気

管支貯留
- 痰の性状：漿液性，泡沫状…肺水腫，血性…気道の出血（気管支形成後は吻合部からの出血）
- 経皮酸素飽和度，動脈血ガス値の観察

〈対処方法〉
- 気道確保．禁忌でない限り頭部後屈・下顎挙上とし，肩枕を挿入
- 分泌物の吸引除去，排痰の援助（吸入・体位ドレナージ）
- 動脈血ガス値の確認，酸素投与量の増加
- 医師との連携で，エアウェイを挿入．呼吸状態に改善が見られなければ再挿管・気管切開の後人工呼吸器を準備することがある．

（2）ショック症状・急性呼吸不全の観察点と対処

術後24時間は，前述の観察を緻密に行い，ショック症状と急性呼吸不全に特に注意が必要である．

ショック症状は，顔面蒼白，冷汗，皮膚・粘膜の弾性や緊張の低下，表在静脈の収縮，口渇，筋力低下，反射抑制等の症状が観察される．脈拍は頻脈で微弱となり，血圧の低下や脈圧の縮小，体温の低下，乏尿を認める．

呼吸不全の症状は，息苦しさ，喘鳴，チアノーゼ等がある．診断は医師の動脈血ガス分析値等によりなされるが，呼吸型や呼吸音の聴取も重要である．非観血的に経皮的酸素飽和度を簡便に測定できる，パルスオキシメーターによるモニタリングは有用である．

3 方　法

使用物品

- 聴診器
- 血圧計
- モニター類

以上の観察を行う際に，看護師の観察力や知識が必要であることはいうまでもない．そして用いられる記録用紙は，一般病棟で用いている看護記録用紙とは体裁が異なる．この間の記録は経時的に，かつ一目で状態が把握できるものを使用する．ICUチャート用紙・術後観察用紙等，施設により呼称は異なり，約束ごとはあるが構成要素は同様である．上段にはバイタルサインをグラフ化し，下段は輸液内容，ドレーンからの排液量，尿量，その他のモニター類から得られる値が記載され，治療とケアが同時に記入できるようになっている（図Ⅵ-1）．

使用物品（つづき）

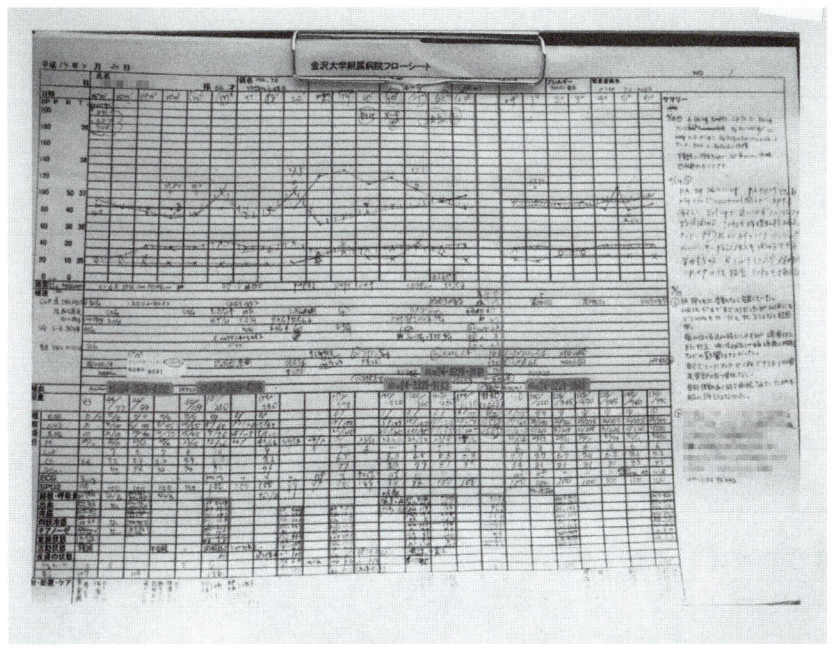

図Ⅵ-1 チャート用紙
上段にバイタルサインを折れ線グラフで，中段に輸液内容，下段に排液量等を経時的に記載

実施方法

- 麻酔から覚醒するまでは，測定を15分間隔で行う．創部の観察，患者の言動に注意し，また酸素投与，輸液の速度，モニター類の管理を行い，状態を総合的に観察し，迅速な判断の一助とする．バイタルサインが安定したならば，観察間隔を30分，60分，120分と延ばしていく．
- この間看護師は，バイタルサインの観察と同様に，適宜声かけが必要である．観察を行う前の説明はもちろんであるが，状況を把握できるように，例えば「手術が終わりました」「部屋にもどってきました」等である．患者は術後の生命への危機・不安を感じていることを理解し，声かけによって患者自身の近くに医療者がいることを認識させる．ナースコールを患者の手の届くところに置く（握らせる）等の配置も必要である．

② 痛みのケア

　術後痛とは，手術の後の疼痛を指し，創痛やその他の要因が加わることで起こる複合痛である．一般に術後の疼痛は24時間以内が最も強く，その後2～3日は持続するといわれている．この時期は積極的に鎮痛剤を使用し，体位を工夫する等し，患者の苦痛を少しでも軽減する．術後痛の原因は，①創痛，②術中体位を含む同一体位による筋肉痛，③ドレーン・点滴による刺激痛，④気管内挿管・抜管時の咽頭・喉頭痛がある．これに患者の年齢，性別，文化的背景，術式，過去

の体験等の因子や療養環境・医療者への不信等の精神的な因子も加わり，その訴えには個人差が大きい．

1 目 的

①身体的な苦痛・疼痛および精神的不安からくるストレスを軽減する．
②疼痛から引き起こされる悪循環を除去し，術後合併症の予防の一助とする．

2 アセスメントの視点

看護の目標は以下のように設定できる．
①疼痛原因を明らかにし，対処される．
②鎮痛がはかられ，それにともなう術後合併症への移行が予防される．
③疼痛およびその他の苦痛が表現される．

(1) 疼痛の部位はどこか

患者が疼痛を訴える場合，その部位の観察を行う．創痛は皮膚の痛みが最も強く，次いで側壁胸膜，腹膜である．疼痛時の客観的指標として，脈拍・血圧の上昇・筋肉の緊張，呼吸促迫，咳嗽困難，発汗等の症状がある．疼痛部位と症状と一致する場合，すみやかに鎮痛剤を投与する．

点滴もれ，被覆材の不安定な固定といった細かい観察も忘れてはいけない．

(2) 鎮痛剤の効果はどうか

鎮痛剤に限らず，薬剤を投与した場合は，その効果（副作用）を確認する必要がある．鎮痛剤の場合，その効果の程度，持続時間，主観的評価だけでなく，鎮痛剤使用にともなうバイタルサインの変化を観察し，客観的に評価する．それをもとにして患者に適した鎮痛剤の使用方法を医師とともに検討していく．

鎮痛剤を使用しても疼痛が緩和されない場合，または前回と同様な鎮痛方法を用いても効果が得られず，訴えが続く場合は，合併症の前駆症状であったり，あるいは不安の表現の一手段である場合もある．

(3) 疼痛に対する個別性

術後に患者がはっきりと「痛い」と表現することもあるが，中には，痛みを表現できないままに我慢していることがある．痛くても「痛み止めを使うことは身体によくない」「痛みを口にすることは恥だ」などと思いこみ何も訴えない患者もある．また術後の状態により，言葉でのコミュニケーションが不可能な場合（気管内挿管中，気管切開中等）もある．このような患者にこそ，看護師の観察，ケアが重要である．

患者が痛みを訴えるときに即座に対応し，共感的な態度を示すことは以後の看護にも大きく影響をおよぼす．

3 方 法

患者の疼痛が観察されたならば，その部位を観察し，痛みの性状，程度を確認し以下の方法を選択する．

(1) 鎮痛剤

麻酔の覚醒後から創部痛やドレーン部痛を訴える場合はすみやかに鎮痛剤を投与する．疼痛時の指示はあらかじめ医師に確認しておき，患者を待たせないことが大切である．術後に使用される鎮痛剤を表に示す（表Ⅵ-1）．術後24時間以内に使用される薬剤は麻薬が主であり，以後は非麻薬系の薬剤へ切り替えていく．また投与経路も経静脈（注射薬）から，経粘膜（坐薬），経口（内服）へと移行する．いずれの鎮痛剤も使用後は前述のとおり，効果（副作用）を確認し，次回からの対処の指標とする．バイタルサインが安定し，離床を積極的に進める段階では，坐薬を定期挿入し，あらかじめ鎮痛をはかる方法も有用である．

表Ⅵ-1 術後鎮痛に用いる鎮痛剤

	薬 剤 名	商 品 名	使 用 量
麻薬	塩酸モルヒネ	塩酸モルヒネ アンペック	注射：①皮下注1回5〜10mg（増減） ②1回50〜200mg持続点滴静注，皮下注 坐剤：初回1回10mgから開始．1日20〜200mg
	塩酸ペチジン	オピスタン ペチロルファン 弱ペチロルファン	注射：1回35〜50mg皮下注・筋注（増減），必要に応じ3〜4時間ごとに追加
オピオイド非麻薬性鎮痛剤	ペンタゾシン	ソセゴン ペンタジン ペルタゾン	注射：1回15mg皮下注・筋注，必要に応じ3〜4時間ごとに反復注射（増減）
	塩酸ブプレノルフィン	レペタン	注射：1回0.2〜0.3mg筋注，6〜8時間反復投与．初回は0.2mg 坐剤：1回0.4mg（術直後は注射剤，その後必要に応じて坐剤を投与）
	酒石酸ブトルファノール	スタドール	注射：1回0.02〜0.04mg/kg筋注．5〜8時間ごとに反復注射．
抗炎症剤非ステロイド	フルルビプロフェンアキセチル	リップフェン ロピオン	注射：1回50mgできるだけ緩徐に静注
	ジクロフェナクナトリウム	ボルタレン	坐剤：1回25〜50mg，1日1〜2回
	インドメタシン	インダシン インテバン イドメシン	坐剤：1回25〜50mg，1日1〜2回

（2）体位の工夫

術中体位，安静臥床による仰臥位等，同一体位を続けたことが原因で，主に「腰痛」「肩こり」としての訴えが多い場合は，筋弛緩（リラクセーション）や体位変換を行う．患者は術後，動いてはいけないと思っていることが多く，看護師から促す必要がある．

筋弛緩状態を術前から学習させておくと，実施は容易である．まず安静度と患者が動かしてもよい範囲を説明する．深呼吸をさせながら，四肢の他動運動（屈伸運動）から始め，体位変化を行う．改善を見ない場合は温湿布や冷湿布を貼用する．

（3）硬膜外神経ブロック

神経ブロックの中で最も用いられる方法である．一般的には全身麻酔と併用で用いられ，術中の麻酔管理と術後の疼痛管理に有効とされている．硬膜外腔に注入される薬剤は，①硬膜を通過し脳脊髄液，脊髄神経根，脊髄へ移行し直接中枢へ作用する経路と，②血管内へ吸収されて体循環へ入り全身に作用する経路がある．①により知覚・交感神経を遮断し，運動神経は遮断しないことが特徴である．

概要・使用物品

- 鎮痛薬剤
- PCAポンプ
- 硬膜外カテーテルキット

硬膜外腔にカテーテルを挿入し，このカテーテルを通して持続的に薬剤を注入する．持続的に注入する方法には，ディスポーザブルの持続注入キットを用いる．バルーンのしぼむ力を利用して，ほぼ一定量の少量の薬剤を注入することができるもの（図Ⅵ-2），1回につき100～200mlの薬剤が充填でき2～3日使用できるもの，注入量をダイヤルで設定することができるもの（図Ⅵ-3），あるいは，PCA (patient-controlled analgesia) 法がある．PCAポンプと呼ばれる機器を用い，つねに一定量の薬剤を注入しながら，患者が痛みを自覚したときに患者自身がボタンを押すごとにさらに追加の薬剤が注入されるものである（図Ⅵ-4）．後者の方は，患者の理解が得られていれば，即座に痛みに対応できることが利点である．

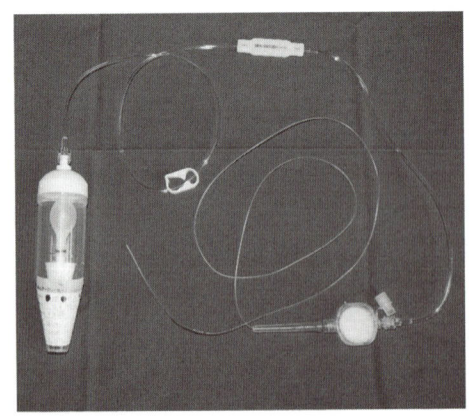

図Ⅵ-2　バルーン式持続注入器

硬膜外チュービング用キッド．バルーン内に薬剤を注入，充填し，先端の細いカテーテルを硬膜外に留置する．フィルターが感染を予防する．

概要・使用物品（つづき）

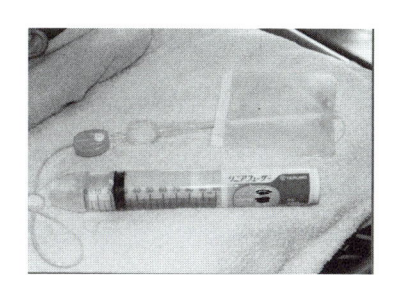

図Ⅵ-3 硬膜外チュービング持続注入用
左上のダイヤルで流量を調節．

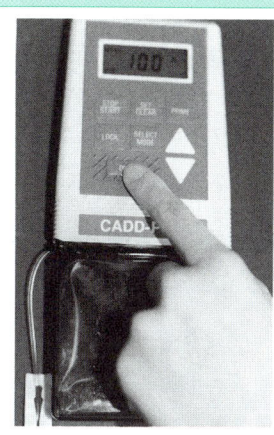

図Ⅵ-4 PCAポンプ

留意事項

①薬剤の副作用

- 硬膜外麻酔に使用される薬剤は局所麻酔剤や麻薬である．局所麻酔剤の副作用は表Ⅵ-2にあげた．
- 麻薬の副作用は，呼吸抑制，嘔気，尿閉，皮膚そう痒感がある．副作用は持続的に注入されているよりも，間歇的に注入される方が強くあらわれやすい．一過性ではあるが高濃度の薬剤が注入されるためであり，注入のたびに注意を要す．そして，30～60分は安静とする．
- 麻薬の副作用として呼吸抑制があるが，症状は重篤である．塩酸モルヒネの場合，注入後6～12時間後に出現するとされている．万一に備えて，気道確保，麻薬拮抗剤の準備はしておき，早急に対処できるようにしておく．

表Ⅵ-2 硬膜外ブロックに用いられる局所麻酔剤

薬剤名	商品名	最大使用量	作用発現	持続時間	副作用
塩酸メピバカイン	カルボイン (0.5, 1, 2%)	500mg	3～10分	2～3時間	ショック，血圧低下・脈拍異常・呼吸抑制などの中毒症状，眠気，不安，興奮
塩酸ブピバカイン	マーカイン (0.125, 0.25, 0.5%)	100mg	5～15分	3～5時間	
塩酸リドカイン	キシロカイン (0.5, 1, 2%)	500mg	3～10分	1.5～2時間	
塩酸ロピバカイン水和物	アナペイン (0.2%)	6ml/hを投与し4～10ml/hの範囲で増減	5～15分	1.5～2時間	

②合併症

- 硬膜外カテーテルの閉塞・抜去により，薬剤の注入が困難となる．原因はキットそのものにある場合，管理上の不注意，またカテーテルを固定する絆創膏がギャッジアップ時のずり落ちで剥がれたりすることもある．カテーテル固定の確認，患者への取り扱いの説明（身体の下敷きにしない，携帯方法の工夫）が必要である．接続が外れた場合，カテーテルが自然抜去する等の異常は，万一の

> **留意事項（つづき）**
> 　カテーテルの体内残留がないか確認が必要である．
> ● 感染は，硬膜外カテーテル刺入部の発赤，腫脹，圧痛，熱感，注入時痛，また発熱をともなう場合に疑われる．刺入部から薬剤がもれて汚染した場合も感染の危険を考慮し，カテーテルの抜去を行う．髄膜炎症状をともなうことがあり注意を要する．

③ ガーゼ交換・創部の観察

　術後の創部は組織の損傷を受け，出血しやすいばかりでなく，細菌の侵入を受けやすい状態にある．創部の順調な治療は全身管理の上に成り立ち，全身管理と同様に重要である．術中，無菌操作により創部の清潔が保たれていても，術後の管理方法によっては創治癒が遅れ，患者の回復を妨げる結果となる．ガーゼ交換は一般的な処置であるが，術後看護では重要である．また欧米では滅菌と清潔を区別し，我が国における滅菌の範疇とは異なるエビデンスが報告されており，今後さらに検討が必要な分野である．

1 目　的

①創部の状態を観察し，異常の早期発見につとめる．
②汚染をすみやかに除去し，清潔な状態を保つことで感染経路を遮断する．
③患者の不快感を除去し清潔感を与える．

2 アセスメントの視点 （表Ⅵ-3）

　看護の目標は以下のように設定できる．
①合併症の徴候がない，あるいは徴候が早期に発見される．
②創部の清潔が保たれる．
③処置にともなう苦痛を最小限にする．

（1）創部の観察
　術後の創部合併症の徴候がないかをアセスメントする際は，正常な創傷の治癒過程を理解することが重要である．また，創の治癒過程を妨げる要因がないかを把握しておく（表Ⅵ-4）．

a）1 期癒合（一時的治癒）
　正しく縫合された感染のない切開創の治癒であり，細い線状の瘢痕を残すのみで早期に治癒する．

b）2 期癒合（二次的治癒）
　開放したままの創面または組織の欠損の大きい外傷等の治癒を指すが，術後の創の場合，創面が汚染・感染をともなうときや死腔の存在等，1 期癒合が不完全な場合，ドレーン等を挿入し，2 期癒合を待つ場合がある．完全な治癒には時間を要し，瘢痕は著明である．

表Ⅵ-3 創部合併症の観察とその対処

出血：手術創からの出血（術後早期）

原　因	症　状	援　助　・　対　処
○手術時の不完全な止血	○ガーゼの上までの出血 ○ドレーンからの出血 ○体腔内への出血（腹部の緊満等） ○血圧の低下，頻脈 ○ショック症状	①医師への連絡 　ガーゼ交換と縫合の準備．止血剤の投与 ②大量出血の場合，まず，圧迫止血をガーゼの上から行い，他の応援を求める． ③バイタルサインの観察 ④患者への声かけ（あわてない）をし不安にならないようにする． ⑤輸血に備えて静脈確保

血腫：手術創からの出血が体外に出ず，皮下組織に血液が貯留した状態

原　因	症　状	援　助　・　対　処
① 手術時の不完全な止血 ② 無効なドレナージ	○創周囲の皮膚変化（暗紫色に変化，硬結，膨隆，腫脹，波動） ○ドレーンからの排液の減少 ○血圧の低下，頻脈	①冷罨法による止血 ②ドレーンが挿入されている場合は，ドレナージが有効であるか（屈曲，閉塞，位置不良）の確認 ③自然吸収を待つのがほとんどであるが，血腫が増大する場合，医師により吸引・切開等で血腫除去．出血点が判明すれば，結紮・再縫合，その準備

創感染・皮下膿瘍：手術創に細菌の感染が起こった状態（術後3〜5日頃）

原　因	症　状	援　助　・　対　処
①術中の不潔操作 ②手術臓器の常在菌 ③術後の不潔操作 　（創保護，交叉感染等） ④患者の抵抗力の低下 　（低栄養・貧血・糖尿病等） ⑤血腫・挫滅組織の存在，死腔の存在 ⑥循環障害	○手術創の炎症所見（発赤・疼痛・熱感・腫脹） ○術後3〜4日以降の発熱 ○手術創からの排膿	①医師に連絡．ガーゼ交換・切開・縫合の準備 ②創の一部を抜糸・切開し排膿（排膿液は培養へ提出）．洗浄やドレーンの挿入 ③抗生物質の投与 ④ガーゼ汚染時は直ちに交換し消毒．汚染状況の観察（色調・臭気） ⑤バイタルサインの観察 ⑥全身状態（栄養等）の調整

創哆開・腸管脱出：創の一部，または全部が完全に離断する状態（術後5〜8日頃）

原　因	症　状	援　助　・　対　処
① 創感染 ② 低栄養状態 　（貧血・低タンパク） ③ 縫合部の緊張 　（腹圧がかかる・ 　腹部膨満・肥満）	○疼痛 ○血性滲出液の増加 ○創面の離開	①医師に報告．腸管脱出の場合は腸管を清潔ガーゼを生理食塩水にひたしたもので覆う． ②患者に腹圧をかけさせない． ③患者の不安を理解し声かけ等を行う． ④再手術により創修復・再縫合，その準備 ⑤予防が大事 　・栄養状態の改善 　・全身状態不良な患者，リスクの高い患者に対して抜糸を遅くする． 　・排便時に腹圧をかけ過ぎない．

表Ⅵ-4　創の治癒を妨げる要因

発達段階	加齢にともなう諸機能の低下による治癒の遅れ
栄　養	コラーゲンの構成要素としてのタンパク質やコラーゲン合成に必要なビタミンCの不足
循　環	創周辺の血管が乏しいと，栄養の運搬や白血球の働きが不十分となる
内分泌機能	ステロイド，コルチゾンを使用している場合，糖尿病がある場合は治癒が遅い
感　染	創が汚染されると治癒が遅れる
死　腔	組織除去後の閉鎖部位に滲出液等が貯留すると，細胞組織の再生が困難になる

①ガーゼ（被覆材）の汚染状態

　術後は2時間ごとに観察する．24時間以内は出血・血腫に注意する．その出血が動脈性の出血（鮮紅色，拍動性）か否かを判断する．24時間以降も勤務1回は観察を行う．

②創周囲の観察および全身状態

　創周囲の発赤，腫脹，疼痛，熱感等の炎症所見の有無を観察し，合わせてバイタルサインの観察，血液所見（CRP，白血球の増加）も確認する．

　上記の内容は記録に残し，継続した視点で観察する．

　抜糸は創の癒合が確認された後，医師が行う．時期は術後1週間が目安である．創の治癒を妨げる因子を持つ患者では，抜糸後の創の観察を密にする．

（2）創部の清潔

a）ガーゼ交換

　ガーゼ交換は，汚染時に行う以外に定期的に実施されていることが多い．1期癒合創では24〜48時間以内に上皮細胞が創面を覆い，外部からの細菌等が侵入することはないといわれている．つまり消毒に関しては，48時間以降は必要なく，慣例的に毎日消毒されている場合があるといえる．また，化膿創でなければ，抜糸まで行わない場合もある．いずれにしても創の清潔状態を維持するという考え方である．

　ガーゼに血性の汚染があらわれた場合は，直ちに交換するのではなく，まずその範囲をガーゼの上からマーキングし，汚染（出血）の増強の有無を観察する．

b）環境整備

　ガーゼ交換を実施する際は時間帯を考慮する．空中落下菌による汚染を最小限にするために，シーツ交換やベッド移動等，室内の気流がみだれているときは避ける．

（3）患者の安楽，プライバシーの配慮

a）説明と協力

　ガーゼ交換を始める際は，まず説明を行い，同意を得る．部位に応じては体位交換を行うが，安楽な体位を工夫し，患者にも協力を依頼する．無理な姿勢は苦痛を増し，ガーゼ交換を「苦痛なもの」とイメージしてしまうことがあるので注意する．

b）苦痛と安全への配慮

　創部痛，ドレーン部痛，体位交換等のために苦痛を増すことがある．あらかじめ鎮痛剤を投与

し，苦痛を緩和することがあるが，この際，鎮痛剤の種類によっては熱型を変化させる（解熱）ことがあり，感染症の徴候を見逃すことがまれにあるので注意する．

処置室があればそこで実施するが，処置室への移動が困難な場合もあり，患者のベッドサイドで実施されることがある．この際はドアを閉める，カーテンを閉める等，気流への配慮とプライバシーの保護につとめる．

処置中は不用意に専門用語で会話をして不安を与えたり，創への否定的な印象を与える発言は慎む．創部の回復は，患者自身が目に見て感じとることができる．処置のたびに説明をわかりやすい言葉で行い，疑問や不安があれば応えていく．

3 方　法

(1) ガーゼ交換

ガーゼ交換は術後の創部の状態を知る最もよい機会である．交換頻度は定期的と汚染時適宜の場合がある．いずれにしても清潔操作，無菌操作を行う必要がある．

使用物品

a) ガーゼ交換車

ガーゼ交換車には，必要な物品を過不足なくそろえ，機能的かつ衛生的に配置してあることが第一である（図Ⅵ-5）．一般的には，上段は滅菌物（ガーゼ缶，鉗子・鑷子，衛生材料），各種消毒綿球缶，中段には使用前の膿盆，包帯類，絆創膏類，軟膏類等準清潔物品を，下段には使用後の物品を置く．より無菌状態を維持し，交叉感染の危険を少なくするために，それぞれの物品を単品で滅菌したパック材料を使用することが多くなった（図Ⅵ-6）．以後，ガーゼ缶，鉗子立を用いたガーゼ交換について述べるが，パック材料のとりだし方も考え方もこれに準ずるものである．

滅菌物は予備も含めて用意し，患者の創の状態に応じて，洗浄液や薬剤を準備する．

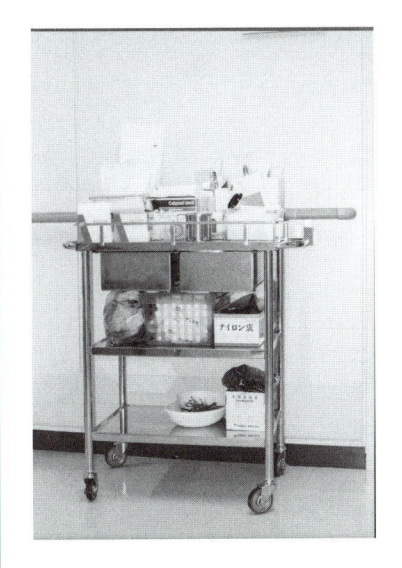

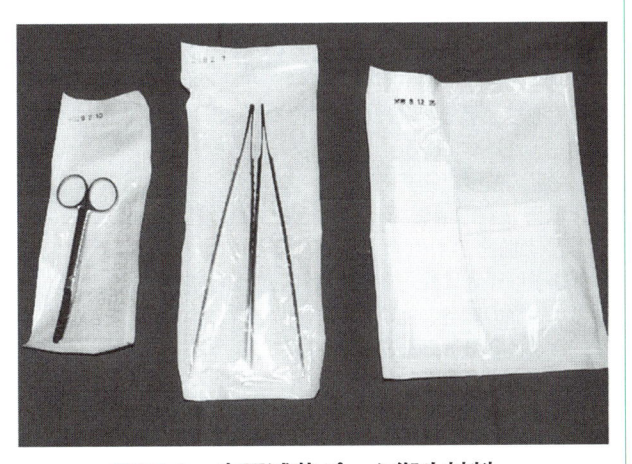

図Ⅵ-5　ガーゼ交換車　　　　図Ⅵ-6　高圧滅菌パック衛生材料

実施方法

a）ガーゼ交換車の管理
①物品の補充
②ガーゼ缶，鉗子・鑷子の定期交換，消毒綿球缶の交換
③滅菌有効期限の確認，破損や不潔物品の排除

b）無菌操作の徹底
①手指の清潔
　　処置の前には手洗いを行う．
②滅菌物の使用
　　創に直接触れる物品は滅菌物を用いる．固定に使用する絆創膏等は清潔なものを用いる．

c）鑷子の扱い（図Ⅵ-7）
①鑷子に触れてよい部分
　　鉗子立からでている部分，すなわち鑷子の上部約3分の1である．鉗子立の内側は清潔とみなし，内部の清潔を維持するためである．
②鑷子をとりだす場合
　　鉗子立から鑷子をとりだす場合，鑷子の先端を閉じ，他の鑷子に触れないように垂直にとりだす．
③鑷子をもどす場合
　　鉗子立にもどしてよい鑷子とは，清潔に扱われた鑷子のみである．見た目の汚染がなくても清潔か否かが不明なものはもどしてはいけない．
④把持の仕方
　　鑷子の先端を上方に向けない．先端が上下することは，不潔な部分との往復を意味する．

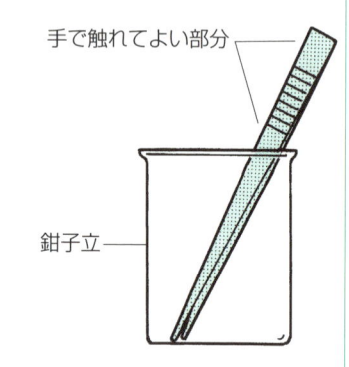

図Ⅵ-7　鑷子の扱い

d）ガーゼ缶，ガーゼの扱い
①ガーゼをとりだす場合
　　清潔な鑷子を用い，鑷子およびガーゼがガーゼ缶の縁や外側に触れないようにとりだす．ガーゼ缶の内側は清潔であるが縁は不潔である．
②缶のふた
　　空中落下菌のガーゼ缶内の侵入を防ぐため，ふたの開閉時間は最小限にする．またふたの内側は清潔であり，手指で触れない．

e）物品の授受（図Ⅵ-8）
　介助者（Ａ：看護師）が施行者（Ｂ：医師）に物品を渡す場合，Ａの鑷子は滅菌物を扱うため清潔，Ｂの鑷子は患者に使用するため不潔扱いとなる．
①渡す物品の端をつかむ
　　Ａ，Ｂの鑷子の先端が接触しないようにするため．
②ＢはＡよりも下でつかむ
　　例えば綿球の授受では，Ｂが上になると綿球を介してＡの鑷子が汚染される可能性がある．
③創の10～15cm上空で授受

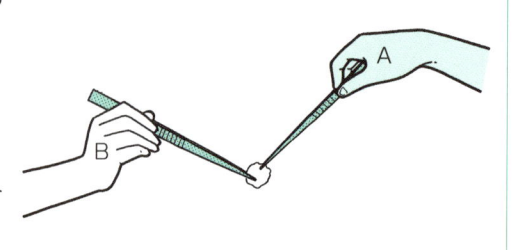

図Ⅵ-8　物品の授受

実施方法（つづき）

施行者の作業導線が短く，操作がスムーズであり，効率よく清潔に実施できる．
④綿球
　消毒薬液を適度にしぼる．施行者が患者の創部に使用した際に消毒液が流れでない程度である．
⑤被覆材
　創の周囲5cmを覆う大きさが必要．交換前のガーゼの汚染状況を観察し参考にする．同一創部では，多くても4つ折ガーゼ10枚を限度とする．これ以上の枚数は絆創膏での固定に工夫を要し，体動を妨げる要因となる．ドレーン挿入部は切り込みガーゼを渡す．

f）消毒方法
①創の中心から外側に向かう
　より清潔にしたい部分から先に消毒．
②1つの創部に1つの消毒綿球
　創が複数存在する場合は創部ごとに新しい綿球を用いる．万一いずれかの創が感染創となった場合，すべての創が感染するため．
③清潔な創部から消毒
　閉鎖創（縫合創）をまず消毒し，被覆．その後開放創（ドレーン部）を消毒する．

g）絆創膏貼付（図Ⅵ-9）
①外観上の美しさ
　絆創膏はハサミを用いて適当な長さを必要分準備する．手でちぎると見た目を損ねることと皮膚との接触面が十分に得られず剥れやすい．適当な長さとは絆創膏と皮膚との接触面が両サイド3～5cm得られる長さである．
②貼付時
　ガーゼの端では絆創膏と皮膚の隙間が生じないように絆創膏を貼付する．これは，絆創膏の一端を押さえ，もう一端を引っ張って固定した際に起こりやすく，絆創膏貼付によって皮膚に張力が加わり，皮膚に水疱を形成することがある．
③絆創膏の方向
　体軸に対して水平に貼付する．体軸に平行に貼付すると，身体の前屈等により容易にゆるみが生じ，創傷保護の目的が損なわれる．しかし創傷の部位によっては，幅広で伸縮性のある絆創膏を用い確実に固定することもある．
④絆創膏による皮膚障害
　同一部位にくり返し絆創膏貼付・剥離の刺激を受けると皮膚障害が生じることがある．同一部位に貼付しない，皮膚刺激の少ない絆創膏を選択する，ガーゼ交換時，絆創膏の糊残りがないよう皮膚を清拭することが必要である．やむを得ず毎回同一部位に貼付する場合，皮膚保護材を塗布し，皮膚に保護膜をつくり，その上に絆創膏を貼付する方法もある．

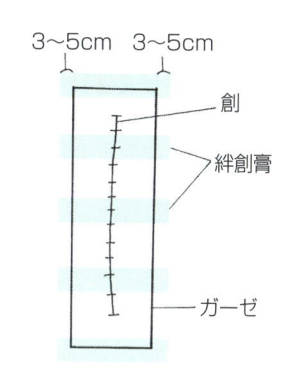

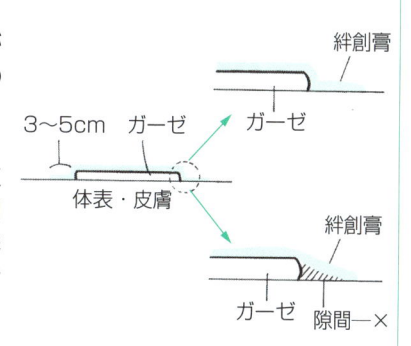

図Ⅵ-9　絆創膏の貼り方

h）ガーゼ以外の被覆材料
①ポリウレタン製半透過性フィルム材
　創部の観察が容易であり，外部からの汚染を防止し創部の触診が可能である．しかし，滲出液の多い創，化膿創では不向き．

> **実施方法（つづく）**
> ②皮膚保護剤つき滅菌パウチ：開放創や開放ドレーンからの滲出液が多い場合に用いる．汚染ごとのガーゼ交換の苦痛を軽減し，滲出液による皮膚刺激が避けられる．化膿創には不向きであり，状況に応じて活用する．

（2）処置後の後始末
①患者の身体に交換物品が残っていないか．
②ガーゼ交換後に新たな苦痛が生じていないか．
③処置時使用物品の管理
　　各施設の感染マニュアルに準じて行う．

④ ドレーンの管理

　術後は，創内（創腔・体腔）に血液や滲出液が貯留すると創の治癒を妨げ，また感染する危険性もあるためこれらを体外へ誘導する必要がある．これをドレナージといい，この目的に挿入される管をドレーンという．

1 目　的
①予防的ドレナージ：予防的に体腔，死腔にドレーンを挿入し，縫合不全や感染を防ぐ．
②情報的ドレナージ：排出される排液の性状を観察し，異常（術後出血や空気もれ等）の早期発見をする．
③治療的ドレナージ：滲出液，膿の排除，また排膿のための洗浄や治療のための薬剤の注入をする．

2 アセスメントの視点

　看護の目標は以下のように設定できる．
①ドレナージの目的が達成される．
②感染等の徴候がなく，異常が早期に発見される．
③身体的・精神的苦痛が最小限になる．

（1）効果的なドレナージができているか
a）ドレーンの排液性状と量の観察（表Ⅵ-5）
　手術室の看護師から申し送られるドレーンの位置を確認する．ドレーンの位置から排液の性状と量の予測ができる．
　血性排液が持続する場合は術後出血を疑う．100ml/hを超える血性排液は再手術により止血術が必要な緊急事態である．開放式ドレナージでは排液の量はガーゼカウントを行う（総重量－ガ

ーゼ重量［ガーゼ枚数×3g］）．

　逆に一滴の排液がない場合にも，何か異常があると疑うべきである．最も考えられるのはドレーン閉塞である．排液が粘稠であるほど，ドレーンが細くなるほど閉塞の危険は高い．閉塞した場合，医師により洗浄やドレーン入れ替えが行われる．

表Ⅵ-5　ドレーンからの排液の異常とその対処

出血：（術後早期）

原　　因	症　　状	援助・対処
①手術時の不完全な止血 ②出血傾向	○ガーゼの上までの出血 ○ドレーンからの血性排液 ○体腔内の出血（腹部の緊満等） ○血圧の低下，頻脈 ○ショック症状	①医師への連絡 　ガーゼ交換と縫合の準備．止血剤の投与． ②大量出血の場合，まず，圧迫止血をガーゼの上から行い，他の応援を求める． 　100ml/h以上では再手術 ③バイタルサインの観察 ④患者への声かけ（あわてない）をし不安にならないようにする． ⑤輸血に備えて静脈確保 ⑥DICの治療（DICの診断後）

消化管液：胆汁・膵液・腸液

原　　因	症　　状	援助・対処
①手術時の不完全処理 ②術中の臓器損傷 ③縫合不全 ④ドレーン先端の臓器損傷	○ドレーンからの胆汁（緑色）・膵液（無色透明）排出 ○ドレーン周囲の皮膚の発赤（消化管液による皮膚刺激） ○腹痛 ○大量消化管液喪失にともなう電解質異常	①医師への連絡 ②ドレナージ（既存のドレナージが有効ならば保存的療法，無効ならばあらたにドレーン挿入） ③皮膚の観察（開放式ドレナージの場合，皮膚への刺激を避けるためパウチング） ④鎮痛処置 ⑤縫合不全の治療 ⑥経口摂取が開始されていれば絶飲食

膿汁：手術創・死腔に細菌の感染が起こった状態（術後3～5日頃）

原　　因	症　　状	援助・対処
①縫合不全 ②術後の不潔操作（交叉感染等） ③死腔・血腫の存在 ④患者の抵抗力の低下（低栄養・貧血・糖尿病等） ⑤ドレーンからの逆行性感染	○創部・ドレーン周囲の感染徴候 ○術後3～4日以降の発熱 ○手術創からの排膿 ○白血球増加・CRP上昇	①医師に連絡．ドレーンの交換・洗浄の準備 ②エコー・CTの準備．膿瘍が確認できれば新たに穿刺し，ドレナージ ③ガーゼ汚染時は直ちに交換し消毒．汚染状況の観察（色調・臭気） ④膿汁の培養提出 ⑤抗生物質の投与・変更 ⑥バイタルサインの観察 ⑦全身状態（栄養等）の調整

リンパ液（乳び）：リンパ液の漏出．経口摂取により白濁が増強するのが特徴

原　　因	症　　状	援助・対処
①術中のリンパ節郭清 ②術中の胸管損傷	○食後の白濁した排液 ○出血ではない排液の急激な増強	①医師に報告 ・保存的療法：絶飲食，IVH挿入．または低脂肪（乳製品を禁ずる）・高タンパク食 ・手術療法：排液が1500ml/day以上の場合 ②不安の軽減（食事により悪化したと考えることがあるため） ③栄養状態の観察

b）ドレーン挿入部の観察

　ドレーンの観察は必ず挿入部から行い，自然抜去や体腔内への脱落に注意する．挿入部周囲の状態，発赤・腫脹・疼痛の有無を観察し感染徴候をアセスメントする．胸腔内ドレーンでは皮下気腫（胸腔からの空気もれが皮下に貯留し，プチプチと砂をさわるような感触）の有無に注意する．くわしくは，Ⅸ．肺切除術患者の看護を参照．

（2）ドレーン挿入にともなう合併症はないか

a）感　染

　ドレーン挿入が逆行感染，挿入部感染の危険性をまねくことについて知っておく必要がある．挿入部は滅菌物で被覆され，毎日のガーゼ交換が必要である．交換の際は排液の性状（色調・臭気）を観察する．
①閉鎖式
　・排液貯留バッグをドレーン挿入部より高くしない：排液の逆流を防ぐ．
　・陰圧設定を確認する．
②開放式
　・ガーゼ汚染時のすみやかな交換：細菌繁殖の培地を除去

b）ドレーン抜去

　自然抜去と自己抜去がある．
①抜去した（抜去しかかった）ドレーンは体腔に押し込まない：一旦抜去したドレーンは不潔である．また盲目的に押し込むことが吻合部や血管の損傷をまねき重大な合併症を引き起こす．
②胸腔ドレーンの抜去：胸腔内圧の変動が起こり気胸となり呼吸困難となる．

（3）ドレーン挿入にともなう身体的・精神的苦痛はないか

　そもそもドレーンは生体にとって異物であり，存在そのものが疼痛の原因となり得る．複数のドレーンの存在，持続吸引の使用により拘束感が強く不安やストレスが高まる場合がある．

a）身体的苦痛の除去

　ほとんどの場合「安静にしていれば大丈夫だが，動くと（ドレーンが）痛い」という訴えが聞かれる．以下の状況に対応し，それでも疼痛を訴える場合は創痛同様に鎮痛をはかる必要がある．
①ドレーンの位置異常：体動によりドレーンがねじれていたり，無理に引っ張られていたりすると，挿入部皮膚や固定部（絹糸で固定してある場合）の疼痛が生じる．ドレーンの位置異常を解除する．
②固定絆創膏の刺激：固定絆創膏は幅広布絆創膏を用いることが多く，そのため，同一部位に貼付・固定すると刺激となることがある．ドレーンの抜去に留意しながら固定絆創膏を除去し，清拭する等，スキンケアが必要である．
③排液による皮膚刺激：排液性状が刺激性の高いものである場合，ガーゼ汚染が持続すると皮膚損傷をまねく．閉鎖式ドレナージであっても，ドレーン挿入部からのわきもれが生じれば，同様の症状が起こる．すみやかに対処し，ドレーンからわきもれが生じている場合はその原因を明らかにする．

b）精神的苦痛の除去

ドレーン挿入により日常生活が制限されている，また「動くと（ドレーンが）抜けるのではないか」という不安から，必要以上に離床を制限することがある．例えば床上でも動かなくなるという状況である．

清潔や排泄の援助が必要になるが，この援助の際にドレーン抜去や疼痛の増強ということがあってはならない．どのように行えば，安全に安楽に日常生活を送ることができるかを説明する．

排液が血性である場合，患者は不安になりやすい．ガーゼ上層に汚染が広がる前に交換したり，バッグに貯留する排液が患者や他の患者あるいは面会者の目に入らないようカバーをする等の配慮が必要になる．患者には，排液の変化（徐々に血性がうすくなり漿液性になること，量も減少すること）を説明し，また患者の訴えも傾聴する．

3 方 法

使用物品
- ドレーン各種
- 排液バッグ各種
- 適宜吸引システム

a）ドレーンの種類（図Ⅵ-10）

ドレナージの目的に応じ，用いるドレーンの種類が異なる．シリコンドレーン（管腔ドレーン），ペンローズドレーン，サンプチューブ等があり，腹腔内や皮下に挿入される．特徴的なドレーンとして，開胸術後の胸腔内ドレーンや胆道系術後のT字管がある．

①ペンローズドレーン：柔らかく，管状で，毛細管現象で液が流出する．漿液や粘稠でない体液の排出に適している．
②プリーツドレーン：適度に硬く，シリコン製で血液や膿といった粘稠な体液の排出に適している．
③サンプチューブ：二重管構造で，一方から空気が入り，他方から体液が排出される．チューブ内の閉塞が起きにくい．多量の消化管液（胃液等）や膿汁の排出に適している．

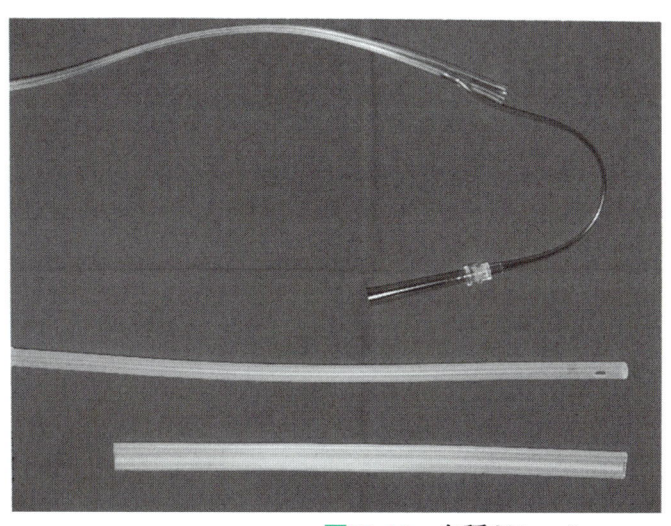

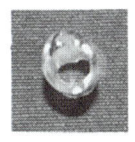

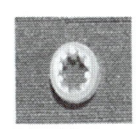

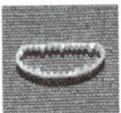

図Ⅵ-10　各種ドレーン

挿入部位

ドレーンの挿入部位は，腹腔内では臥位で体液が貯留しやすい部位，胸腔内では一般的には2本（脱気用と排液用）挿入される．

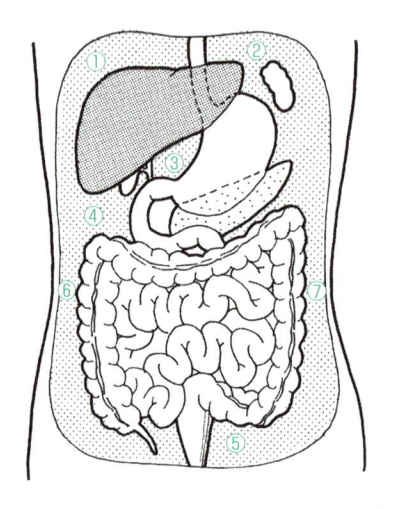

①右横隔膜下
②左横隔膜下
③ウインスロー孔（肝床部）
④モリソン窩
⑤ダグラス窩
⑥右傍結腸下腔
⑦左傍結腸下腔

図Ⅵ-11 腹腔内で滲出液の貯留する部位

留意事項・観察点

a）ドレーンの固定（図Ⅵ-12）

開放式では，脱落防止のため安全針をドレーンに止める．閉鎖式では幅広の布絆創膏を用いて体動に影響のない皮膚にドレーンを固定する．ねじれ，屈曲を防止する．固定方法は2枚の布絆創膏を用い，1枚は皮膚に，その上にドレーンを置き，さらにその上から絆創膏で挟み固定する．前述のように固定の絆創膏により皮膚刺激が生ずることがあるので，清拭等のスキンケアを行う．

布絆創膏をドレーンの下に敷く
ドレーン
重ねた1枚　ドレーン

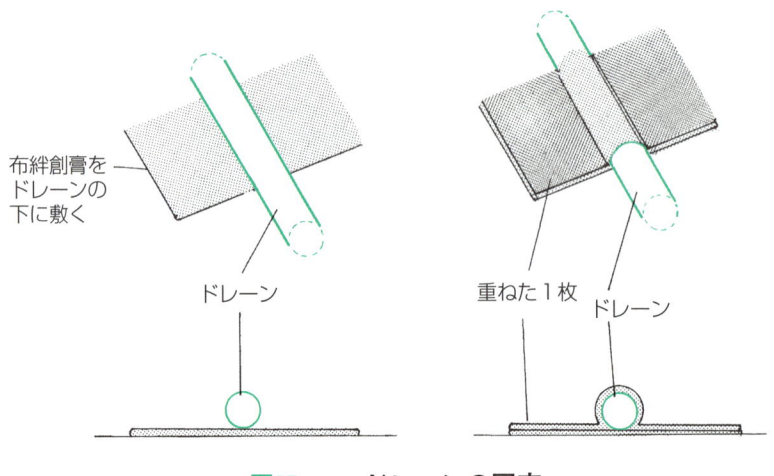

図Ⅵ-12 ドレーンの固定

留意事項・観察点（つづき）

b）体動の影響

挿入部の固定がされても，ドレーンとバッグを接続するチューブが屈曲するとドレナージされない．体位変換や体動の際にドレーンを身体の下敷きにしないような注意が必要である．

c）貯留バッグの扱い

閉鎖式の場合，効果的にドレナージするためには，排液がバッグへ流れやすい状況を設定する．すなわちドレーン挿入部より貯留バッグの位置を低くする（自然落差），陰圧設定の確認である．低圧持続吸引器で陰圧設定が具体的に指示されている場合はその値を確認する．

実施方法

ドレナージの方法は開放式と閉鎖式がある．違いはドレーンの体外側の先端を開放しているか，あるいは貯留バッグに接続しているかという点である．なお，胸腔内は陰圧を保つ必要があり，必ず閉鎖式で術直後は低圧持続吸引の必要がある．

a）開放式

ドレナージされた体液をガーゼ等の被覆材料に吸収させる．被覆材料は滅菌物を使用し，汚染状況により適宜交換の必要がある．

b）閉鎖式

ドレーンを滅菌した貯留バッグに接続し，排液を集積する．バッグの性能には陰圧により持続吸引するものがある．携帯に便利なディスポーザブル製品が多用される．陰圧機能を持つものには，蛇腹の復元力を利用するもの（ポートバッグ），ゴム球を利用するもの（SBバッグ）等がある．

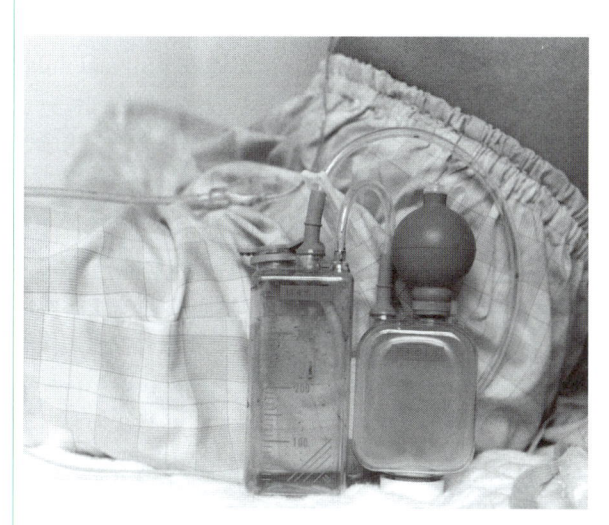

図Ⅵ-13　吸引ドレーン

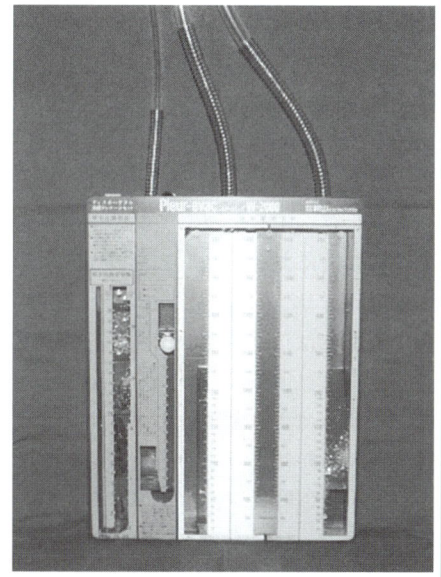

図Ⅵ-14　低圧持続吸引器（胸腔用）

実施方法（つづき）

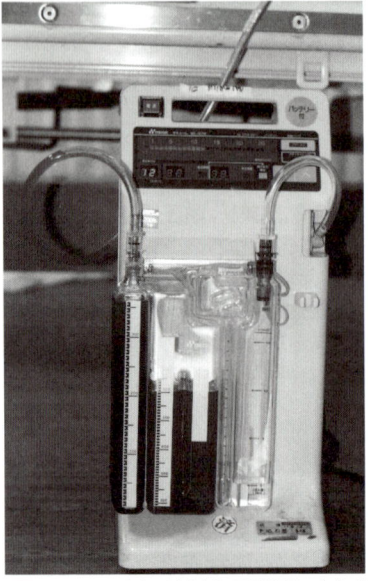

図Ⅵ-15 低圧持続吸引器（水封用）

手前のバッグに排液が貯留する．
機器上段の数値設定により吸引圧を設定し，右側に接続することで陰圧を保つ．
吸引側のチューブは赤いもの（色つきのもの）が取り付けられており，接続ミスを防止する．

⑤ 水と電解質の調整

　成人の総体液量（total body fluid volume, TBF）とは，体内の総水分量を指し，男性で体重の60％，女性で55％を占める．このうちその分布する部位によって，細胞内液（intracellular fluid, ICF）と細胞外液（extracellular fluid, ECF）とに分けられる．細胞内液は細胞内にあるもので，細胞外液とは細胞外にあるすべての体液で，これは血漿・間質液・リンパ液から構成される（組織間液は細胞外液から血漿量を引いたもの）．このように生体内の成分中で最も多く，生命体を維持するために重要な役割を果たすのが体液である（体液の組成は図Ⅵ-16を参照）．

　手術侵襲により，ホルモンの反応が起こる．抗利尿ホルモン・アルドステロンの分泌が亢進し，水分とナトリウムの貯留，すなわち尿量の低下とカリウムの排泄増加が起こる．また手術時の体液の変動には，手術時の出血，組織液の喪失，不感蒸泄の亢進等体液の喪失と細胞外液の非機能相（サードスペース，third space）への移行，体内への喪失を認める．また，術後の発汗・嘔吐・下痢等により電解質の平衡がくずれ，電解質異常を起こす．電解質異常の症状は失われる消化管液の種類により異なる（表Ⅵ-6）．このように術後は水・電解質の平衡が大きくずれるといってよい．電解質異常を補正することは生命維持にかかわる重要事項である．

1 目 的

①経静脈的に体液の異常を是正または予防する．
②生体のホメオスターシスを保ち，正常に生体の機能を維持させる．

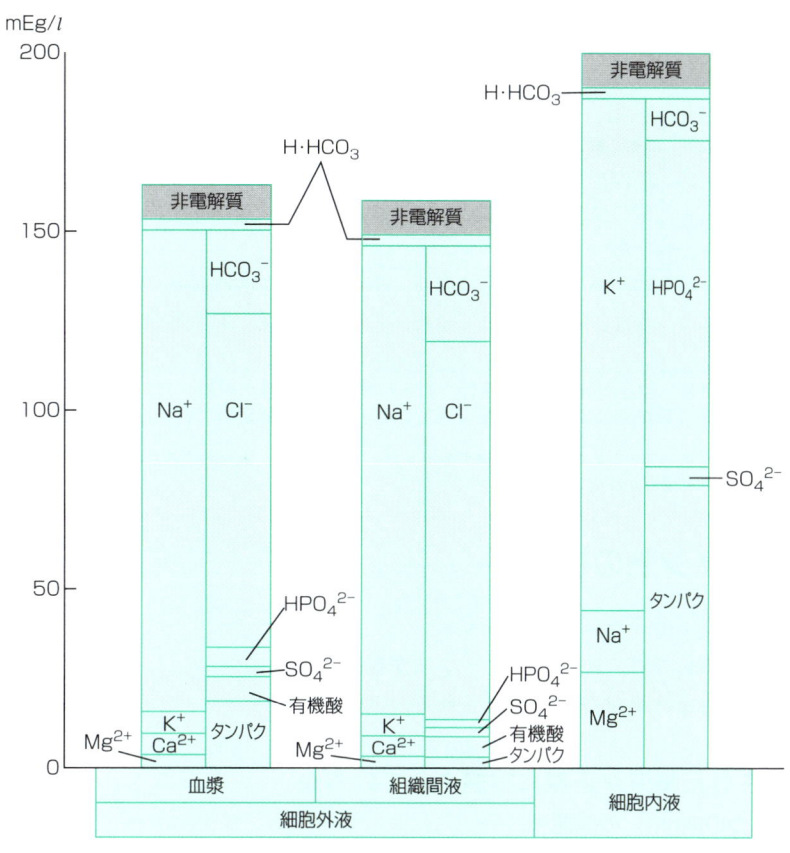

図Ⅵ-16　体液各区域の組成（Gamble による）

（Gamble, J.L.著　高橋忠雄訳（1952）水と電解質―細胞外液の化学的構成：その生理および病理, 医歯薬出版）

表Ⅵ-6　電解質異常とその種類

電解質	異常値	徴候・症状	原因
Na^+	低Na血症 137mEq/l以下	不安, めまい, 粘膜乾燥, 冷たいじっとりとした皮膚, 筋力の低下, 振戦, けいれん, 昏睡	消化管からの喪失：下痢, 嘔吐, 胃管からの胃液吸引 腎臓からの喪失：利尿剤の使用, 塩喪失性腎炎 皮膚からの喪失：創傷からの排液 その他：過剰輸液, 抗利尿ホルモン分泌異常 （SIADH）, 高血糖
	高Na血症 147mEq/l以上	口渇, 倦怠感, 興奮, 昏睡, 浮腫・肺水腫, 皮膚紅潮	不感蒸泄・体液喪失（発汗）の増加, 脱水, Na過剰投与, 原発アルドステロン症, 尿崩症
K^+	低K血症 3.5mEq/l以下	倦怠感, 筋力の低下, 悪心, 嘔吐, 腸閉塞, 弱い不整な脈, 心電図異常, ジギタリス製剤の作用増強	嘔吐, 発汗, 利尿剤の使用, インスリンの使用増加 アルドステロン症（Kの排泄増加）, アルカローシス（細胞へのKの移行）
	高K血症 5.5 mEq/l以上	不穏, 下肢筋力低下, 嘔吐, 下痢, 心電図異常, 心停止（8.5 mEq/l以上）	K排泄の減少：腎不全, K保持利尿剤投与 Kの細胞内からの移動：大量の細胞崩壊, アシドーシス, インスリン欠乏 アジソン病, K過剰投与

表Ⅵ-6 電解質異常とその種類（つづき）

電解質	異常値	徴候・症状	原因
Ca^{2+}	低Ca血症 8.5 mg/d*l*以下	手指・口唇のしびれ，腱反射亢進，テタニー，筋肉けいれん，心電図異常，クボステック徴候[*1]，トルーソー徴候[*2]	消化管からの吸収障害：胃切除後，慢性下痢，腎不全（ビタミンD代謝障害）アルカローシス，過剰輸液による血液希釈，副甲状腺機能低下症，高P血症，低Mg血症
	高Ca血症 10.5 mg/d*l*以上	脱力感，食欲不振，悪心，嘔吐，骨折，傾眠，昏睡	消化管からの吸収過剰（ビタミンD過剰投与），副甲状腺機能亢進，悪性腫瘍の骨転移，腎不全，アシドーシス

[*1] クボステック徴候（Chevostek sign）陽性：顔と眼瞼筋の片側性の収縮
[*2] トルーソー徴候（Trousseau sign）陽性：虚血により生じる手根部のけいれん

（飯田喜俊監修（1995）ナースのための水・電解質ポケットガイド，南江堂，東京および水島裕編（1995）今日の治療薬 1995年度版，南江堂を参考に著者が作成）

❷ アセスメントの視点

看護の目標は以下のように設定できる．
①輸液が確実に施行され，ホメオスターシスが維持される．
②輸液施行にともなう異常が早期発見される．

（1）指示された輸液が正確に実施されているか

a）5R（5つのRight）の確認

①Right Drug　正しい薬剤
・薬剤名と量は3回確認する（これについては後述）．
・3回とは薬剤部から届いた薬剤を「準備するとき」，注射薬を「つめるとき」，つめた薬剤の空容器を「捨てるとき」である．必ず処方箋，指示書ともに確認する．

②Right Dose　正しい量
・前述の正しい薬剤に述べた内容に同様である．
・注射薬の薬効量をしめす単位にm*l*とmgがある．これを間違えると致死量の薬剤を準備しかねないので注意を要する．指示書に単位が記載されていない場合は必ず確認する必要がある．

③Right Route　正しい方法
・術後の患者は複数の輸液ルートを使用している．また，静脈ルート以外にも生命維持ルートが存在する．輸液ルート以外のものに接続しない．

④Right Time　正しい時間
・何時から実施し，速度設定を確認する．
・患者自身に終了時間を告げ，認識を共有することは一般的であるが，術後患者の状況では困難な場合がある．

⑤Right Patient　正しい患者
・同姓患者には注意を要する．また一文字でも同じである場合，思い込みによって実施することがないように，いつもフルネームの確認をする．

・患者のベッドサイドへ輸液を持っていく際は，他の患者の輸液と一緒に運ばない．
・実施前，患者自身に氏名を名乗ってもらい，本人確認することは当然である．しかし，術後患者にそのようなことがのぞめないことはいうまでもない．

　術後の輸液は，ある程度計画的にオーダーされている．それは，計画的に実施される医療行為であり，術後管理も計画的に行われるからである．しかし，術後の状態は，計画通りに運ばないこともあり，輸液指示も患者の状態に迅速に対応される．時間の余裕が少ない場合もあるが，上記の5Rは必ず遵守する．

b）3回確認

①表層的照合と構造的照合：確認は表層的照合，すなわち紙面上の患者氏名，性別，薬剤名，規格，等が現物と一致しているか？　の表面的な確認である．構造的照合とは，薬剤の効能を理解し，患者の適応となるか，適切な投与方法か？　といった内容の確認である．看護師は，医師が指示した薬剤を適切に投与する役割を直接果たすことが多い．内容の確認も怠らないようにする必要がある．前述の5Rすなわち，患者氏名をはじめ，輸液製剤名，輸液量，輸液経路，輸液速度を医師指示書と3回確認する．術後は患者の状態も不安定であるため緊急に対応することが求められるが，省くことができない過程である．

②水分出納の計算：手術侵襲が大きい術後はバランスシート（チャート用紙）を作成し，水分出納を計算する．過剰輸液は循環器系に負荷を与え，特に心肺機能や腎機能が低下している患者や貧血の患者等のハイリスク患者は容易にうっ血性心不全や肺水腫を起こす危険性がある．バイタルサインをはじめとし，時間尿，呼吸状態，心電図モニターの監視，浮腫の出現に注意する．

（2）輸液にともなう苦痛は除去されているか

a）注射針・輸液ライン・輸液ポンプの管理

　注射針刺入部およびその周囲の発赤・腫脹・疼痛等の症状があれば，薬剤の血管外への漏出が生じていると考えてよい．また輸液の静脈走行にそって前述の症状や硬結，血管痛の症状があれば血管炎を起こしている．いずれの場合も同部位における輸液を中止し，別の血管を確保し輸液を再開する．注射針の固定，ラインの整理は基本的事項である．術後患者は輸液ラインに心が配れるほどゆとりはない．ライン内の空気混入・血液逆流，連結部からの薬剤もれ等の現象は体位変換の際に生じやすい．輸液ラインの不適切な連結や不必要な三方活栓は整理する．

　輸液ポンプは，患者の姿勢にかかわらず（物理的落差を利用せず）輸液速度一定とし，安定した循環を維持することに寄与している．また微量で調整する循環器用剤や電解質補正薬剤を注入する際に必需である．輸液ポンプに関しては後述する．

b）精神的負担の軽減

　輸液が正しく管理されている状況下であっても，「空気が入るのではないか」「速度が遅い（または速い）のではないか」「いつ終わるのか気になる」という訴えがある．これは術後患者に限らず聞かれる内容でもある．しかし，術後患者は自己の回復状況の不安と連動しての訴えとなることもある．どのような患者の疑問にも対応し，説明し，不安を軽減できるようにする．

3 方　法

　輸液の種類は維持輸液と欠乏量補充輸液に分けられ，維持輸液は基本維持輸液と補充輸液に分けられる．輸液の目的を理解し，輸液の種類・輸液製剤を使い分ける．

(1) 輸液の種類
a) 基本維持輸液
　基本維持輸液とは，1日必要水分量，すなわち総輸液量である．一般に総輸液量は以下の計算式で求められる．
　　総輸液量＝尿量＋不感蒸泄＋糞便量（＋発汗＋消化管液喪失量）－代謝水
　術後患者の尿量は一定しないため0.5～1.5ml/kg/hとし，1200～1500ml/dayとして考える．不感蒸泄は，15ml/kg/dayであり，1℃の体温上昇により，15％増加する．代謝水（代謝によって生じる水分）は5ml/kg/dayである．これより，基本維持輸液の水分は1600～2200ml/dayとなる．

b) 補充輸液
　先の計算式において発汗と消化管液喪失分を求めることになる．発汗は表Ⅵ-7に示すものを指標にして補う．消化管液の喪失分（嘔吐・下痢・ドレーンからの排液）は表Ⅵ-8を参考にして，電解質製剤を投与する．

表Ⅵ-7　水分喪失量

	水分量（ml/day）
軽度発汗・下痢	1000～1500
中等度発汗・下痢	1500～3000
高度発汗・下痢	3000

表Ⅵ-8　体液の分泌量と電解質組成

体液	分泌量(ml/day)	Na$^+$	K$^+$	Cl$^-$	HCO$_3^-$
唾液	1500	9	26	10	15
胃液	2500	60	10	85	0
膵液	700	141	5	76	70
胆汁	500	148	5	104	30
腸液	1000～6000	105	5	99	25
汗	500～1000	40	4	30	0
尿	1200～1500	80	40	80	0
便　有形	100	<10	<10	<15	<15
下痢	500～1000	100	30	90	40

c）欠乏量補充輸液
　主に循環血漿欠乏量・細胞外液欠乏量・ナトリウム・カリウム欠乏量を求め補充する．

(2) 輸液製剤
　輸液製剤は大きく分けると水・電解質輸液剤と栄養輸液剤に分けられる．ここでは前者のみを表示する（表Ⅵ-9）．

(3) 輸液ポンプ（図Ⅵ-17）
　術後患者の水分出納を管理するうえで，輸液ポンプ（精密持続注入ポンプ）の役割は大きい．各メーカーにより作動手順が異なるが，流量の設定と表示，輸液総量の設定および積算量表示，気泡検出，閉塞検出，バッテリー内蔵，アラームといった機能がある．看護師の手動コントロールでは制御できない流量でも安定した正確な輸液を提供することが可能で，看護師が始終ベッドサイドにいなくても輸液管理が可能である．ただし，日頃のメンテナンスを行い，誤作動がない機器を使用することが条件である．輸液ポンプを過信せず，流量表示がされていても実際の輸液残量を確認する等し，安全な輸液管理ができているかを確認する必要がある．
　また，アラームは患者の安息を妨げる．輸液終了の時間を把握し，輸液ポンプがアラームで知らせる前に対処する等も必要である．

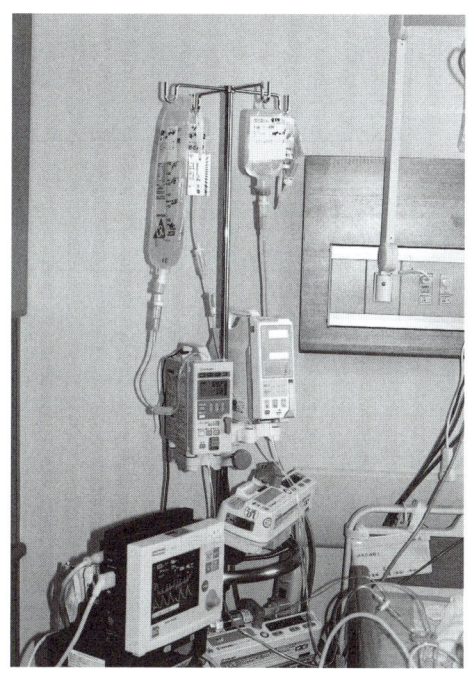

図Ⅵ-17　輸液ポンプ

表Ⅵ-9　電解質・酸塩基補正輸液製剤の種類と適応

単一電解質輸液剤

種類	輸液剤	適応	投与可能最大速度	備考（合併症等）
Na$^+$	塩化ナトリウム	低ナトリウム血症	100mEq/h	大量投与・急速投与により細胞外液量の増加（浮腫），うっ血性心不全
K$^+$	塩化カリウム アスパラギン酸カリウム	K$^+$の補給が経口的に不可能な場合 緊急を要する低カリウム血症	20mEq/h	投与濃度は40mEq/l以下，総量40〜80mEq/day 心電図のモニター監視をしながらの観察，心停止，不整脈，心電図異常（波形の変化）に留意
Ca^{2+}	塩化カルシウム グルコン酸カルシウム アスパラギン酸カルシウム	急性の低カルシウム血症によるテタニー症状 高カリウム血症	30mEq/h 0.5mEq/m	2％の塩化カルシウム，8.5％のグルコン酸カルシウム10〜20m*l*を2m*l*/mで緩徐に静注（心電図モニター監視下） ジギタリス投与患者の中毒症状に注意 クエン酸塩，炭酸塩，リン酸塩，硫酸塩，酒石酸塩を含む製剤と混和すると沈殿，結晶をつくるため配合禁忌
アルカリ化剤	炭酸水素ナトリウム 乳酸ナトリウム トリメタモール（THAM）	アシドーシス（代謝性） ただし，緊急時pH7.15未満の呼吸性アシドーシスの場合は使用	100mEq/h	急激な補正はアルカローシスをまねく Na$^+$負荷の危険，低K血症の危険 　炭酸水素ナトリウムは速効性，Ca^{2+}との配合禁忌 　乳酸ナトリウムは遅効性
酸性化剤	希塩酸液 塩化アンモニウム液	代謝性アルカローシス	20mEq/h	生理食塩水の点滴静注，塩化カリウム投与でも改善が見られないときに使用 塩化アンモニウムは肝不全・腎不全では使用禁忌

複合電解質輸液剤

種類	輸液製剤（商品名）		適応
等張液	生理食塩水：浸透圧が血液と等しい等張液 リンゲル液：生理食塩水よりも血漿に近い成分を有しK$^+$，Ca^{2+}も含む 乳酸リンゲル液：生理食塩水のCl$^-$を減らし乳酸を加えたもの （ハルトマン液）ソリタ，ラクテックもこれに相当する		細胞外液の欠乏の補充（Na$^+$欠乏型・混合型脱水）に用いられる
低張液	1号液	ソリターT1号 KN補液1A・1B ソルデム1 リプラス1S，等	Na$^+$，Cl$^-$濃度は生理食塩水の2/3〜1/3 K$^+$を含まない	病態不明時，腎機能の低下に初期輸液として用いられる
	2号液	ソリターT2号 KN補液2A・2B ソルデム2，等	Na$^+$，Cl$^-$濃度は1号液とほぼ同じ K$^+$を含む点が異なる	維持輸液・低張性脱水に用いられる
	3号液	ソリターT3号，T3号G，EL3号 ハルトマンG3号，フィジオール3号 フィジオ35，KN補液3A・3B ソルデム3・4，リプラス3，等	Na$^+$，Cl$^-$濃度は生理食塩水の1/2〜1/3	高張性脱水に用いられる
	4号液	ソリターT4号 KN補液4A・4B ソルデム5・6，等	Na$^+$，Cl$^-$濃度は生理食塩水の1/4〜1/5	3号液同様でありK$^+$を控えたいとき

（水島裕編（2002）今日の治療薬　2002年度版，南江堂を参考に著者が作成）

⑥ 早期離床

　早期離床とは，術後早期に病床から離れ，歩行を開始することである．その開始時期は手術侵襲の大きさ（術式）と，全身状態・合併疾患の有無により異なるといえる．

1 目 的 （図Ⅵ-18）

①呼吸器合併症の予防
②循環器合併症の予防
③消化器合併症の予防
④骨格筋低下の予防
⑤皮膚障害の予防
⑥精神機能の回復

2 アセスメントの視点と方法

　看護の目標は以下のように設定できる．
①離床の開始により，合併症の予防ができる．
②離床が進み，身体的にも精神的にも回復できる．

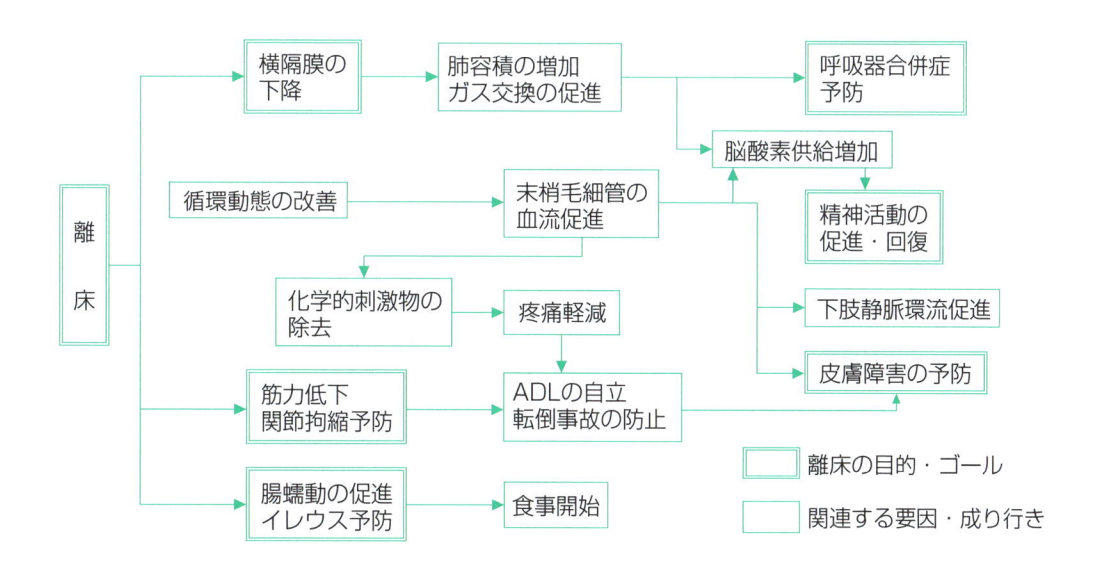

図Ⅵ-18　早期離床の関連図

（1）離床を開始してもよい時期であるか
a）離床の各段階における患者の状態
①バイタルサインの観察
　術後臥床状態から初めて体動を開始する場合，容易に起立性低血圧を起こす．症状は冷汗・顔面蒼白・めまい・悪心等がある．バイタルサインを確認し，頻脈や血圧低下に注意する．著明な変化があれば離床は中止する．無理に進めてはいけない．

②患者の受け止め
　患者にとって最初の離床時に何かトラブルが起き，マイナスイメージが焼き付けられると，その後の離床に対して消極的になりやすい．準備状態が整わない患者に，回復状態以上のことを期待するような看護師の態度は，患者にとって苦痛である場合もある．患者の言動に注意しながら，看護師の適切な助言・励ましで離床が効果的に進められることを知っておく．

（2）安全・安楽は確保されているか
a）離床の順序（図Ⅵ-19）
　四肢の屈伸運動は，術後麻酔から覚醒し意識が回復したころから開始するが，最初の歩行開始は，疾患・術式によって異なるが，段階を追って始める．
　まず深呼吸を促し，筋肉のリラクセーションをはかることが離床の前段階である．保清時の体動も同様の意義がある．循環動態の急激な変動をきたさないように，ギャッジアップ坐位→自力坐位→端坐位（ベッドの端に足を垂らして坐位をとること）→立位→歩行の順番である．初めての離床は患者一人に任せず，必ず看護師の観察・援助のもとに進める．

b）安全の確認
　患者側の準備状態として前述の一般状態の安定は当然として，その他，ドレーンの屈曲・抜去，被覆ガーゼの脱落，輸液ラインのトラブルを未然に防ぐ対応が必要である．
　ドレーンの固定の確認，貯留バッグを携帯するショルダーバッグを作成し，肩から下げ，両手がふさがらないようにする．ガーゼの固定が不十分であると，不安定感や疼痛を訴える．創部を強く圧迫しないような腹帯・胸帯を用いると腹壁・胸壁の振動を軽減でき，創痛を惹起しない．歩行の際は可能ならば輸液を中止するか，本数を少なくする．

c）精神的安定
　バイタルサインをはじめとし，術後の経過にも特に異常がなく，順調であっても離床が進まない場合は患者とよく話し合い，原因を探る．知識の補足が必要な場合もあり，根気よく説明する．「痛くて動けなくなる」「傷が開く」「用がないのに歩く必要がない」等である．あらかじめ鎮痛剤を使用したり，トイレや洗面等，ADLから自立を促す．一般に，術前の生活にもどることが回復の目安となっていることが多く，日中の離床を進め，行動範囲を拡大していくと，自信がつく．

Ⅵ 術後の看護技術　125

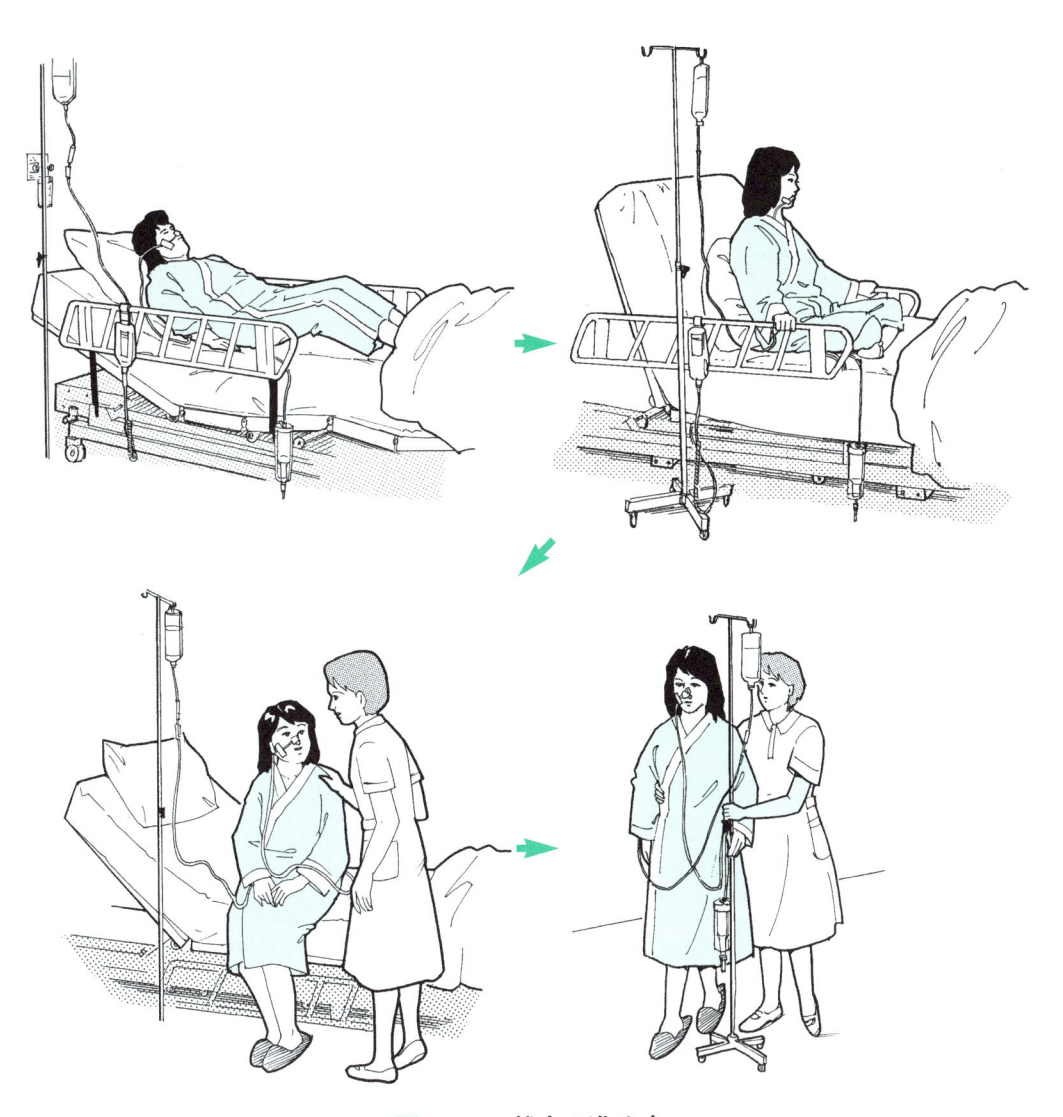

図Ⅵ-19　離床の進め方

手術療法や保存療法を受ける患者の看護技術

C

VII

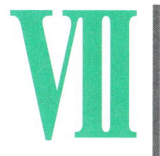

胃切除術後患者への看護技術

1. 胃チューブ
2. 中心静脈栄養
3. 中心静脈圧測定

胃切除術後患者の看護の特徴は，縫合不全を予防し，胃切除後の胃容量に合わせた食事摂取に適応することである．したがって，技術面では，胃チューブの管理および分割食指導，また，栄養状態の不良な患者にあっては，栄養状態の改善のための中心静脈栄養（intravenous hyperalimentation, IVH），合併切除部位の多い患者では，体液バランスの維持のための中心静脈圧（central venous pressure, CVP）管理が主なケア・処置となる．分割食指導については周手術期の看護で述べたので，ここでは，胃チューブ，中心静脈栄養，中心静脈圧の看護について述べる．

① 胃チューブ

1 目 的

 胃チューブ（feeding tube）挿入の本来の目的は，通常，①注入（栄養補給・薬液注入など），②胃内容物の排液・吸引による減圧，③処置（胃内容物の検査，および胃洗浄など）である．
 胃切除後は，手術により胃内に貯留した血液や胃液，十二指腸液を排液することにより吻合部にかかる圧をできる限り少なくして，縫合不全を予防することが重要である．また，持続的に胃内容物を吸引することにより，出血などの吻合部の異常を早期に発見する指標ともなる．したがって，胃切除後の胃チューブ挿入の目的は，以下の2点である．
①胃内容物を排液することによる吻合部の減圧により縫合不全を予防する．
②出血などの異常を早期発見する．

2 適 用

 意識障害や嚥下障害・咀嚼障害があり栄養補給や薬剤注入の必要な患者，胃内洗浄時，およびイレウス状態にある患者，術中・術後の胃内容・腸内容の吸引および胃内の減圧の目的で挿入される．

3 アセスメントの視点

（1）挿入前
①消化管の閉塞はどの程度か
 嘔気・嘔吐の有無と程度はどうか，排ガス・排便・腸蠕動など消化管の蠕動運動の徴候はあるか．胃および食道の損傷や閉塞の状態と部位はどこか．
②消化管閉塞にともなう苦痛や不安はないか
 嘔気・嘔吐，腹部膨満感の有無と程度．頻回の嘔気・嘔吐にともなう疲労感，倦怠感の有無．症状や疾病に対する不安はないか．挿入の目的や症状の原因は理解されているか．

（2）挿入中
①効果的にドレナージが行われているか

ドレーンの屈曲・閉塞はないか．接続部が外れていないか．チューブ内の閉塞はないか．指示された挿入の長さが維持されているか．排液バッグの固定位置は胃部の高さより下に保たれているか．患者の体位はドレナージが十分に促進される体位か．

②縫合不全の徴候はないか

排液量・性状，出血の有無，バイタルサインの異常の有無，腹痛・心窩部痛の有無

③挿入による合併症の徴候はないか

表Ⅶ-1に示したように挿入による合併症には，鼻出血など挿入時の操作によって起こるものと鼻翼・鼻中隔潰瘍，胃出血・潰瘍，食道糜爛，電解質異常など長期留置によるものがあげられる．これらの徴候の有無を観察する．

④挿入による苦痛はないか

咽頭痛・咽頭不快感や違和感の有無，口呼吸による口渇の有無，喀痰喀出困難の有無

⑤挿入や可動制限に対するストレスや不安はないか

抜去への不安，チューブによる拘束感やADL制限に対するストレス，挿入が長期になることによる回復遅延への不安等

表Ⅶ-1 胃チューブで挿入中に起こりやすい合併症

合併症	原因
挿入時：鼻出血	粗暴な挿入による
留置中：鼻翼・鼻中隔潰瘍	不適切な固定（固定が不十分，固定部位，固定位置） 一定の部位への持続的な刺激
胃出血・潰瘍	胃壁に対して強い吸引力が働いた場合 チューブの先端の持続的な刺激
食道糜爛	硬質チューブの長期留置による刺激
電解質異常	胃液の吸引による体液バランスの不均衡

4 方法

（1）胃チューブの挿入

胃切除患者の場合，胃チューブは術直前から挿入され，通常，術後は吻合部付近に固定され，腸の蠕動運動が開始したことが確認でき，排ガスがあるまで術後2～3日間留置される．

使用物品

- 胃チューブ（成人は12～16Fr） ●キシロカインゼリー ●排液バッグおよび接続チューブ
- 接続管 ●膿盆 ガーゼ1～2枚 ●20ml注射器 ●聴診器 ●固定用絆創膏
- 処置用シーツ ●ゴム手袋

①**キシロカインゼリー**

潤滑および局所麻酔の目的で使用する．

使用物品（つづき）

②20ml注射器および聴診器

　胃チューブ挿入が正しくなされたかどうかを確認するために使用する．注射器は胃液が吸引されることを確認するため，および，胃内に少量の空気を注入するために使用する．聴診器は，注入された空気の音を確認する目的で使用する．

③固定用絆創膏

　使用する絆創膏は固定性がよく，皮膚への刺激が少ないものが好ましい．皮膚の弱い患者に対しては，あらかじめパッチテストを実施して患者に合ったものを使用する．

留意事項

（1）効果的なドレナージ，縫合不全，挿入による合併症の予防

①排液の内容および水分電解質バランスを観察する
- 排液量，色・性状（出血の有無，凝血塊の有無，胆汁・腸液の混入の有無）とその推移，電解質の検査データ，水分出納バランスなどを定期的に観察する．
- 胃内容の変化は，胃切除術後の場合，術直後は鮮紅色の血液が排液されるが，次第に赤褐色となり，術後2〜3日で胆汁の混入した胃液が排液され，淡黄〜淡緑色の排液となる．胃全摘術の場合には，排液量は少なく，術直後は血液の混入もあるが，その後は，やや胆汁の混じった腸液が少量排液されるのみとなる（表Ⅶ-2）．

表Ⅶ-2　胃チューブからの排液の変化

経過時間	胃切除術後	胃全摘術後
術直後〜	直後は鮮紅色	直後は鮮紅色の血液
術後24時間	次第に赤褐色の血液に胃液が混入して排出 100〜200ml程度	赤褐色の排液が少量
術後24時間〜2，3日	黄色から緑色の胆汁が混入した胃液が排出 200〜300ml/日程度	胆汁の混入した腸液 排液量は少量
2，3日〜4，5日	胆汁混入が徐々に減少 胃蠕動の回復とともに排液量が減少 200ml/日以下となる	排液はごく少量

②チューブの閉塞を予防する
- 流出量，性状，混入物の有無，嘔気・嘔吐・吃逆・上腹部膨満感・腹痛などの症状の有無，チューブの圧迫や折れの有無などを観察し，閉塞の徴候を早期に発見する．
- 定期的にチューブのミルキングを行い，閉塞を予防する．チューブが詰まっている場合には，少量の生理食塩液で洗浄しながら，ゆっくりと，できるだけ吻合部へかかる圧を少なくするように軽く吸引する．
- 排液バッグが，患者の胃の位置よりも下になるように固定する．患者の体位は食道への逆流を予防するため，頭部を15〜30度挙上する．

③チューブの抜去を予防する

　胃切除後は，吻合部の減圧が主な胃チューブ挿入の目的である．そのためには，適切な位置（先端が，吻合部の前後にあり，吻合部に当たらず，しかも，最も排液されやすい位置）にチューブが固定されていることが重要である．そこで以下の点に配慮する．

留意事項（つづき）

- チューブの挿入の長さを定期的に観察し，変化がないか確認する（挿入されている長さを正確に測定し，固定位置を維持する）．
- チューブの固定をしっかりと行う．患者の体動を考慮して，チューブの長さを配慮してベッドなどに固定する．固定にあたっては，患者の不快が少なく，しっかりと固定できる位置を選択する．また，患者の動きを制限し過ぎないように配慮し，余裕を持ってベッドなどへ固定するなどの配慮が重要である．
- 患者に，挿入の必要性を説明し，あらかじめ注意を促す．
- チューブが誤って抜去された場合は，再挿入を試みると胃チューブによる吻合部の穿孔を起こす可能性があるので，勝手に再挿入を行わない．胃チューブの先端から固定部までの長さ，排液量を測定し，医師に報告する．

④ 外鼻孔，鼻翼・鼻中隔潰瘍を予防する
- チューブが鼻孔粘膜などを刺激しない位置で固定する．
- 毎日，挿入部位の皮膚・粘膜を観察し発赤などの有無を観察する．数日ごとに固定の位置を変える．

⑤ 口腔内を清潔にし，感染を予防する
- チューブによる刺激で，気道内の分泌物の増加や，経鼻挿入のため，呼吸がしづらくなり，口呼吸になりがちとなり，口腔内が乾燥しやすい．分泌物の貯留や口腔内の乾燥が誘因となって口内炎，副鼻腔炎，中耳炎などを起こすことがある．
- 口腔内の観察，咽頭痛，耳痛の有無を観察する．
- 口腔清拭や含嗽を少なくとも4時間ごとに行う．

（2）挿入による苦痛の緩和

患者は咽頭の違和感や苦痛などの不快感を訴えることが多い．特に体動によってチューブの位置が移動することによる刺激で苦痛は増強することが多い．

- チューブの位置ができるだけ動かないように配慮して，固定の位置や固定方法を工夫する．また，動作をゆっくりと行うよう説明し，チューブの移動による刺激を最小限にする．
- 口腔内の不快感に対しては，頻回に含嗽を行い，レモン水や冷水，水歯磨き剤など含嗽水を工夫して，清潔と爽快感をはかる．

（3）挿入による不安・ストレスの緩和

チューブの挿入は患者に拘束感を与える．抜去を気にして，必要以上に神経を使っていることもある．

- 活動制限がなければ，チューブの固定をしっかりとしながら坐位や歩行などを勧め，臥床によるストレスを緩和する．
- 深呼吸法やリラクセーションなども有効である．
- 早期抜去に向けて，早期離床を行うことにより，腸蠕動の回復を促し，ガスや消化液の腸管への移行を促進する．
- 術後などで，チューブの抜去の目安がはっきりしている場合には，それを説明し，患者に目標を与える．
- 近年では胃チューブの挿入期間は，その後の合併症の発症や挿入による患者の苦痛などの面から検討され，短縮される傾向にある．

実施方法

（1）挿入および固定の方法
① 患者に挿入の必要性，挿入時の要領，留意点，苦痛時の合図などを説明し，了解・協力を得る．

実施方法（つづき）

<説明内容>
- 咽頭通過時に出現する嘔気や咳嗽反射は，チューブの刺激であるので心配ないこと．
- その後は唾液を飲み込むようにして挿入に協力してもらうこと．
- 全身の力を抜き，楽にしていた方が苦痛が少ないことなど．

②使用物品を操作しやすい位置に配置する．また，体位は坐位，または仰臥位とし，頭部をやや高くして顎をひいた姿勢とする．

③挿入する鼻孔を選択し，挿入するチューブの長さを決める．
挿入する長さは，耳介から鼻翼までの長さに鼻孔から剣状突起までの長さを加えたもので，成人では通常45〜55cmである（図Ⅶ-1）．

粘着テープを5〜6cm切り，縦に切り目をテープの半分くらいまで入れる．

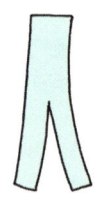

鼻の頭に切り目の入っていない側の端を貼りつけ，切り目の入った側の端をチューブに螺旋状に巻きつける．

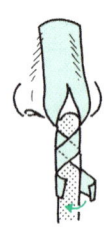

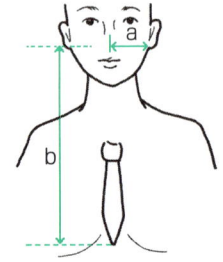

a：耳介から鼻翼までの長さ
b：鼻孔から剣状突起までの長さ

挿入の長さ ＝ a + b

鼻孔を圧迫しないようにして余裕を持たせてチューブを耳朶に粘着テープで固定する．（耳朶をテープで前後からつつむようにする．また，チューブと耳朶が直接触れないようにする．）

図Ⅶ-1 胃チューブの固定

④キシロカインゼリーを胃チューブの先端から10〜15cmの長さのところまでガーゼにとって塗布し，挿入する鼻孔にも滴下し，鼻をすするようにして鼻孔への流入を促す．
- キシロカインゼリーは，潤滑および局所麻酔の目的で使用する．
- キシロカインゼリーはまれにショックを起こすことがあるので注意する．

⑤鼻腔にそって鼻甲介を損傷しないよう，チューブを静かに挿入する．
- 鼻孔から1〜2cmはやや上向きに，その後はチューブを下に向けて抵抗感があるまで挿入する．
- 鼻孔挿入時は鼻から空気を吸ってもらい，そのタイミングに合わせて挿入すると挿入しやすい．
- チューブが入りにくい場合にはチューブを静かに上下し，指先で回転させながら挿入する．
- 抵抗が強い場合には，鼻孔を反対側に変えて再度施行する．

⑥チューブが下咽頭に達すると咽頭反射（嘔気や咳嗽）を示すので，その後は，患者の嚥下に合わせてチューブを少しずつ挿入する．

⑦抵抗なく20cmくらい挿入したところで，口を大きく開けてもらい，チューブが口腔内にでてきていたり，咽頭部でとぐろを巻いていないことを確認する．

⑧確認後，さらに挿入を進め，50〜60cm（③で決めた長さ＋4〜5cm）まで挿入する．

⑨胃チューブに注射器を接続し，胃液を吸引する．

実施方法（つづき）

正しく挿入されていると，吸引時，胃液が吸引される．さらに聴診器を心窩部に当て，10～15ccの空気を注入すると，ブクブクという水泡音が聴かれる．
⑩胃液が適切に吸引される位置でチューブを固定する（図Ⅶ-1）．
⑪留置する際は，連結管でゴム管に接続し，排液バッグに接続する（図Ⅶ-2）．
この際，体動を考慮し，ドレーンキーパーなどを用いて管の長さを調節する．

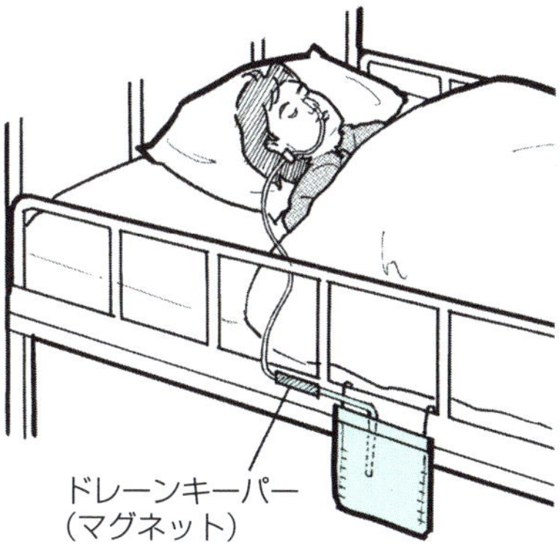

ドレーンキーパー
（マグネット）

図Ⅶ-2　胃チューブの排液ラインと固定

（2）挿入中ドレナージ中の管理方法

①チューブが正しく挿入されているかを確認する．
患者を仰臥位とし，挿入の長さを確認する．あらかじめ長さの表示があるチューブでは，表示からの鼻孔までの長さを測定する．長さ表示がない場合は，挿入固定時に鼻孔の位置でチューブに印をつけておく．
固定の絆創膏が剥がれかかっている場合には交換する．
②チューブの閉塞はないか確認し，閉塞のある場合はミルキングを行う．折れや圧迫を除去する．
③排液量の観察を行い，1日1回は排液バッグを交換する．排液に異常徴候がある場合は，医師に報告し，指示を受ける（表Ⅶ-2参照）．
バッグの位置は，チューブを引っ張らない位置とし，逆流を防ぐため胃部よりもバッグが下になるようにする．
④外鼻孔，鼻翼，鼻中を観察し，潰瘍形成や発赤がないか確認する．数日ごとに絆創膏を貼り替える．
貼り替え時は，チューブを固定しながらゆっくりと絆創膏を剥がす．顔面，特に絆創膏貼用部をよく清拭し，乾燥後，位置を変えて新しい絆創膏を貼る．
⑤腹部を腸の走行にそって聴診する．視診，触診し，腹壁の硬さ，膨満の有無を観察する．
⑥必要により，腹部温罨法の実施，体動や離床を促して，腸蠕動運動を促進する．

5 実施後の観察・評価

①**効果的なドレナージが行われ，縫合不全，挿入による合併症は予防されているか**

排液の量，性状の変化，腸蠕動の回復状況（排ガス・排便など）を観察し，排液が順調に減

少し，出血の徴候がないか，腸蠕動運動が促進されているか評価する．
②挿入による苦痛は緩和されているか
　苦痛や咽頭の違和感を観察し，刺激や苦痛の増強はないか，チューブ挿入の目的は理解されているか，苦痛を緩和するための対策を積極的に行っているか評価する．
③抜去に対する不安が緩和され，ADLが拡大できているか
　チューブの安全が確保され，積極的に離床や体動が行われ，挿入による拘束感は緩和されているか，早期抜去に向けて患者が目安を持ち，努力しているかなどで評価する．

② 中心静脈栄養

1 目　的

　中心静脈栄養（intravenous hyper-alimentation，IVH）は，血流量の多い中心静脈内では，高濃度の糖や高張液でも，すぐに薄められるという点を利用して，1日の投与水分量の制限内で，十分なカロリーとタンパク質を投与しようとする方法で，表Ⅶ-3のような患者に適応される．
　胃がん患者では，①通過障害や腫瘍からの出血，吸収の障害により，栄養障害をきたしている患者，②術後縫合不全などの予防のために比較的長期間にわたって経口摂取が不可能な患者には，術前から栄養状態の改善・維持の目的で実施される．
　一般に中心静脈栄養では，1日35kcal/kg以上が投与される．

表Ⅶ-3　中心静脈栄養の適応

適　応	適応の具体的状況
1．絶対的適応と考えられるもの 　1）消化管の完全閉塞をともない経口・経腸栄養を行うことができない場合	食道がん・胃がんによる通過障害がある場合 腸閉塞
2）吸収障害をともなう場合	広範囲小腸切除術後 重症の下痢
3）治療上腸管の安静を要する場合	消化管縫合不全 消化管瘻 消化管出血 潰瘍性大腸炎・クローン病などの急性期 急性膵炎
4）代謝障害，水・電解質の厳重な管理を要する場合	急性腎不全 急性肝不全 MOF（多臓器不全）
2．相対的適応と考えられるもの	消化器手術前後の栄養管理 消化器疾患患者の栄養管理 がん化学療法・放射線療法中 30〜50％の熱傷

2 適 用

上部消化管の通過障害，イレウス，消化管瘻，消化管出血，消化管の炎症性疾患などで経口・経腸栄養を行うことができない，あるいは原疾患の治療上好ましくない場合，および消化器手術前後や消化器疾患，化学療法，放射線療法時などで栄養管理が必要な場合に適用される．

3 アセスメントの視点

（1）挿入前
①栄養状態はどうか
　　胃切除術を受ける患者は，栄養低下や貧血をともなっていることが多いので，各種検査データで状態を把握する．禁食期間についても情報を得ておく．
②挿入予定部の皮膚の状態は良好か
　　清潔は保たれているか，皮膚の損傷はないか，絆創膏固定部は身体の動きによって影響を受ける部位はないか．
③処置に対する不安はないか
　　挿入の目的，方法は理解されているか，不安を示す言動はないか．

（2）挿入中
①点滴ルートが確保されているか
　　ルートの接続は外れていないか，チューブの屈曲，血液などの逆流などによる閉塞はないか，滴下速度が指示どおりか．
②必要な栄養が補給されているか
　　滴下速度，滴下量は指示どおりか．指示された薬剤が補給されているか．体重減少，るい瘦等，患者に栄養不足の徴候はないか．
③感染の徴候はないか
　　バイタルサインの異常（特に発熱），刺入部の発赤・疼痛などの感染徴候はないか．
④水・電解質，代謝は正常に維持されているか
　　水分出納バランスは維持されているか．高血糖症状の有無，電解質などの検査データの確認
⑤挿入による苦痛はないか
　　挿入部の痛み，違和感などの有無
⑥挿入による不安やストレスはないか

4 方 法

使用物品

①IVHに必要な物品
- カテーテル
- フィルター
- 輸液セット
- ドレッシング材
- 輸液バッグなど挿入に必要な物品

②IVHカテーテルキット，IVHフィルターセット，縫合セット（持針器，ハサミ，小鉗子，縫合糸3-0・4-0，針），注射器10ml・20ml，生理食塩液100ml 1本，生理食塩液20ml 1～2A，1％キシロカイン注射薬1V，カテラン針22G・23G，注射針18G・23G，イソジンゲル，滅菌覆布（孔開き1枚，四角布1枚），滅菌ゴム手袋，滅菌ガーゼ，ドレッシング材，消毒薬・滅菌鉗子と鉗子立て，膿盆，包交車，処置台，肩枕，処置用シーツ，点滴スタンド，剃毛セット（必要時），酸素吸入セット，バスタオル等

留意事項

（1）点滴ルートを確保し，必要な栄養補給をする

a）栄養状態の観察
- 体重測定を毎週行う．
- 血清総タンパク，アルブミン値などの検査を週1回行う．

b）指示どおりの輸液を行う
- 指示どおりの輸液がなされているか，滴下数，1日の輸液量が指示どおりに行われているか適宜（検温時，体動後など必要時）チェックする．

c）点滴ルートの閉塞を予防し，接続部の固定を十分に行う

患者の輸液システムは図Ⅶ-3のようになっており，接続や輸液バッグから身体までの距離が長い．したがって以下の点に配慮する．

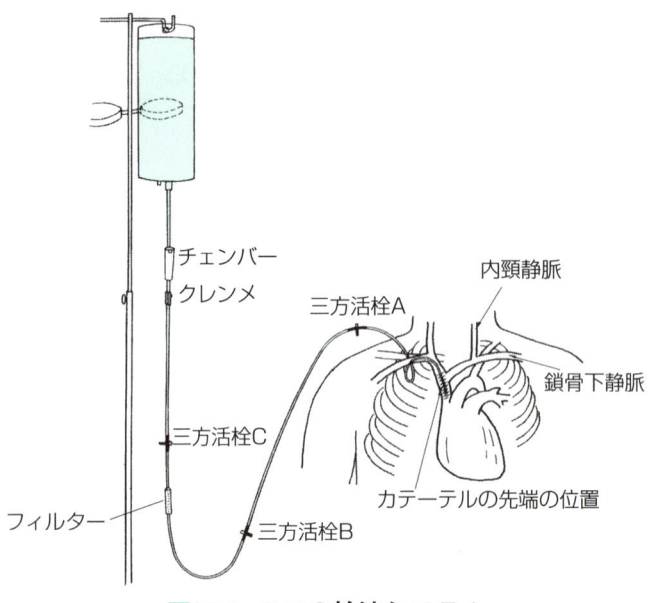

図Ⅶ-3 IVHの輸液システム

（林圭子・武田和憲編（1996）廣川臨床看護シリーズ16 輸液療法と看護，p.66，廣川書店）

留意事項（つづき）

- 臥床時は点滴ルートが身体の下になって閉塞したり，屈曲したりしていないか，体動時は体動によって点滴ルートが引っ張られないよう配慮する．
- 立位や歩行時は輸液ボトルが心臓より高い位置に固定されているよう配慮し，血液の逆流による閉塞を予防する．
- 血栓を予防するために血液の逆流を防止する．
　　輸液経路内に逆流した場合に，血液が凝固し，その凝血によって血栓形成が起こるので，血液が逆流し，凝血が生じた場合には，静かに注射器で吸引して凝血を取り除く．吸引できなかった場合には直ちに医師に報告し，指示を得る．
- 接続部は，体動によって外れないように固定を確実に行う．
- 患者に対しても閉塞や屈曲，無理に引っ張ることがないよう，注意を促す．

(2) 感染を防止する

　カテーテルの事故抜去，逆流による閉塞，感染などにより，約30％が途中で抜去を余儀なくされるといわれており，特に感染予防は敗血症などの重大な合併症を予防するうえで重要である．

- カテーテル挿入部は，皮膚常在菌の進入の門戸となるため，1週間に2～3回厳重に消毒する．また，十分に被覆し，無菌状態を保つ（図Ⅶ-4）．
- 挿入部の発赤，疼痛，腫脹および発熱に注意する．
- 原則として点滴ルートに三方活栓は使用しない．
- 滅菌フィルターを用いて除菌をはかる．滅菌フィルターは1週間に2回以上交換する（図Ⅶ-5）．
- 点滴ルートは原則として毎日交換する．
- 輸液調整時は無菌操作で行う．
- 患者のバイタルサインを観察し，発熱などの感染の徴候を早期に発見する．
- 挿入部を濡らさない．ルートの接続部を十分に固定し，不用意に抜けて汚染されないよう配慮する．

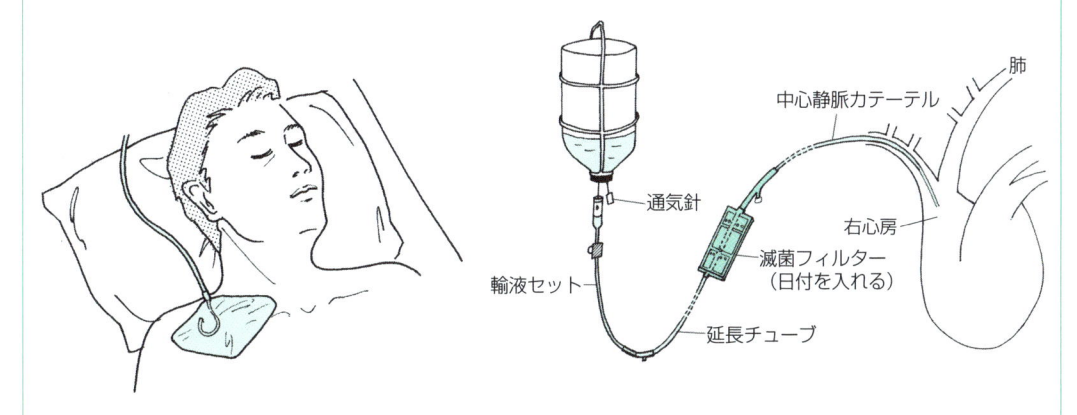

図Ⅶ-4　IVH挿入部の固定
滅菌されたドレッシング材で挿入部を固定する．

図Ⅶ-5　IVHのラインに接続されたフィルター
（松岡緑編（1990）ナースのための看護処置の実際，p.124，廣川書店）

留意事項（つづき）

（3）代謝面での合併症を早期に発見し，予防する

代謝面での合併症として，高浸透圧性・高血糖性非ケトン性昏睡，低血糖発作，代謝性アシドーシス，代謝性アルカローシス，必須脂肪酸欠乏，低カリウム血症，低カルシウム血症，低ナトリウム血症，低マグネシウム血症，低リン血症，亜鉛欠乏，高アンモニア血症，肝機能異常などがある．これらを考慮して観察を行い，異常を早期に発見することが必要である．

a）高血糖，低血糖症状の観察

血糖測定（導入期は1日3回，安定期は週1～2回程度），尿糖測定（毎日），高血糖症状（多尿，口渇，口腔粘膜の乾燥，発熱，頻脈，低血圧，多呼吸，昏睡など），低血糖症状（冷汗，動悸，不穏感，意識障害など）．

b）水分出納

尿量，尿比重，水分出納バランス．
指示された速度で点滴が入るように調整する．

c）電解質バランス

導入期は週2～3回，安定期は週1回程度検査する．
悪心・嘔吐，下痢，知覚異常，けいれん，不整脈の有無，皮疹，舌荒れ，四肢のしびれの有無などの症状を観察する．

d）肝機能，腎機能検査

倦怠感，黄疸，尿量減少などの有無も，検査に加えて観察する．

（4）患者の苦痛を最小限にし，日常生活の支障を最小にし，ストレスを緩和する

「食べる」ということは人に活力を与え，生きている証とも感じられる．したがってIVH挿入は患者にとって，重症感を感じさせ，食の楽しみを奪う事態である．

a）十分に説明する

24時間点滴されていることで，患者の拘束感も強い．このことを十分理解して，挿入の必要性を患者が納得できるまで説明し，闘病意欲を持たせ続けることが重要である．

b）患者の気持ちを表出させる

患者と接する時間をできるだけ長くし，患者の持つ不安や，不満などを表出させて，緩和をはかることが重要である．

c）病状に応じてADLの拡大を勧める

患者がある程度自由に動けるように以下の点に配慮する．
- 点滴ルートを延長する．
- 安定感があり，キャスターが軽い点滴スタンドを用意する．
- 抜去防止のため，ルートを固定する．
- 歩行時，点滴速度の調整を行う．
- 逆流防止のため，点滴パックの高さが心臓の位置より高く保つよう患者に注意を促す（特に排泄時）．
- 転倒防止など安全にも配慮する．

d）できることがあることを説明する

病状によっては，ヘパリン固定をして，入浴することも可能である．制限ばかりするのでなく，患者にできることを説明し，ADLをできるだけ拡大していくことが，ストレス緩和につながる．してよいことと，してはいけないことをはっきりと患者に伝えることも重要である．

e）患者を不安にさせない

夜間患者が点滴を気にせず安心して眠れるように，頻回に巡回し安心させる．また，頻回に巡回し，チェックするので心配がないことを説明する．

実施方法

(1) IVHカテーテルの挿入

a) 患者の準備
患者に挿入の必要性, 処置の内容, 所要時間などを説明し, 同意を得て, 挿入のための準備を行う.

<挿入のための患者の準備>
- 挿入に対する不安や疑問に答え, 不安緩和をはかる.
- 大腿静脈に挿入する場合には, 陰部の剃毛を行う.
- 処置前に排尿を促す.
- 処置部位が露出できるように衣服を調整する.

b) 挿入部位
カテーテル挿入の経路は, 鎖骨下静脈, 内頸静脈, 橈側皮静脈, 大腿静脈の直接穿刺によるものと, 外頸静脈, 大伏在静脈などの静脈切開によるものがあるが, 最近では, 鎖骨下静脈からの直接穿刺による挿入が一般的に行われている(図Ⅶ-6参照).

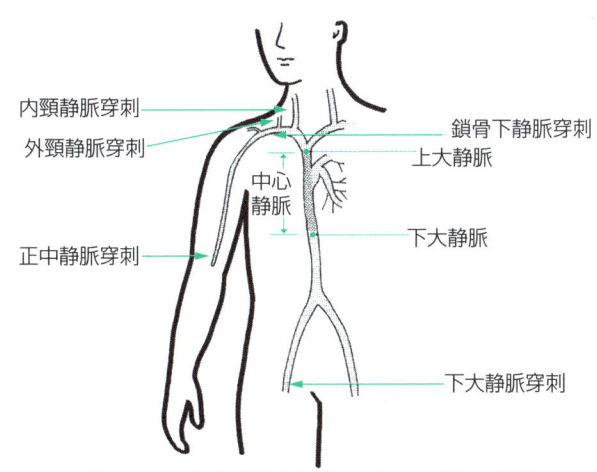

図Ⅶ-6 中心静脈カテーテルの挿入部位

c) 挿入の実際(鎖骨下静脈からの穿刺法の場合)
①患者に必要性を説明し, 納得を得る.
②寝衣の汚染を防ぐため, 上半身の脱衣を行う.
③頸部背部に処置用シーツを敷き, 汚染を防ぐ.
④患者を仰臥位で下半身を高くした体位(トレンデンブルグ体位など)とし, 鎖骨下静脈の緊張をはかり, 空気塞栓を予防する.
⑤両側の鎖骨周辺を清拭する. 必要時剃毛を行う.
⑥穿刺部位を中心に背中に枕(タオル2~3枚を丸めたくらいの高さ)を挿入し, 頭部を後屈する.
⑦患者の両側の肺音を聴診する.
⑧穿刺側と反対側に患者の顔を向かせ, 消毒液で穿刺部を中心に広範囲に消毒する.
⑨滅菌手袋をつけ, 穿刺部を穴開き四角布で覆う.
⑩局所麻酔剤(0.5~1%キシロカインなど)を5~10mlの注射器に用意し, 局部麻酔を行う.
⑪生理食塩液を入れた10mlの注射器を穿刺針に接続し, 静脈に穿刺する. 内筒を引いて静脈血が逆流したら, 生理食塩液を注入しながらカテーテルを静かに挿入する. この際, 患者は, 穿刺までは穿刺側の反対側, 穿刺後は正面に顔を向け頸静脈へのカテーテルの進入を防ぐ.

実施方法（つづき）

⑫カテーテルの挿入位置が決まったら点滴セットを接続する．挿入するカテーテルの長さは鎖骨下穿刺の場合は皮膚刺入点から約15cmである．カテーテルは図Ⅶ-6で示した斜線の部位（通常上大静脈）に挿入される．
⑬カテーテルの挿入部を中心に再消毒し，刺入点およびカテーテル接続部位を1～2か所皮膚と針糸で固定する．
⑭カテーテル挿入部をドレッシング材で被覆固定する．
⑮輸液ボトルを患者の身体より下に下げ，血液の逆流を確認する．
⑯患者の両肺音を聴診し，左右差がないことを確かめる．
⑰患者に処置が終わったことを告げ，バイタルサインを測定し，呼吸困難などがないか観察する．
⑱立位で胸部X線写真を撮影し，カテーテル先端の位置確認および気胸の合併の有無を確認する．

d）挿入時の援助
①以上の手順を踏まえて，術者が操作しやすいように使用物品を用意し，介助する．
②穿刺は中心静脈への感染の機会ともなるため，無菌操作を徹底する．
③施行中および施行後の患者の全身状態の観察を行い，異常の早期発見につとめる．
④施行前に患者に十分説明し，質問にていねいに答え，患者の納得・協力が得られるようにする．
⑤患者にとっては苦痛をともない，しかも不安の大きい処置であるので，十分に説明し，スムーズな挿入ができるように協力を得る．
⑥施行中は患者に声かけをし，進行状況や所要時間などを話し，励まし，安心させる．
⑦不安が強い場合には，手を握るなどしながら，励ましの言葉をかける．
⑧終了後，患者にねぎらいの言葉をかける．
⑨処置の時刻，挿入部位，カテーテルの種類とサイズ，カテーテル挿入の長さ，挿入中および挿入後の患者の観察事項などを記録する．

5 実施後の観察・評価

①正しく挿入されたか
　　点滴の滴下状態は良好か，息苦しさ等の気胸の徴候はないか，挿入部位の出血が増強しないか評価する．
②点滴ルートは確保され，必要な栄養補給がされているか
　　ルートの閉塞はないか，接続は外れないよう固定されているか，ルートの確保状況を評価する．滴下は指示どおり行われているか，栄養状態は改善されているか評価する．
③感染は予防されているか
　　発熱，挿入部位の発赤など，感染の徴候はないか，ルートなどの汚染はないか評価する．
④代謝面での合併症が予防されているか
　　血糖測定，水分出納，電解質バランス，肝機能，腎機能を定期的に検査・観察し，評価する．
⑤患者の苦痛や日常生活の支障が最小限となり，ストレスが緩和されているか
　　患者が挿入の必要性とルートの扱い方，留意点を理解しているか，積極的に歩行など，活動をしているか，不安や，拘束感にともなうストレスは緩和されているか評価する．

③ 中心静脈圧測定

1 目的

　中心静脈圧（central venous pressure，CVP）は，右房圧を反映しており，静脈還流量，右心機能および，胸腔内圧で決まる．正常は5〜10cmH$_2$Oである．中心静脈圧は，過剰輸液・輸血，右心不全・三尖弁狭窄または閉鎖不全，心タンポナーデ，気胸・胸水貯留・陽圧呼吸の際に上昇し，脱水や出血，輸液量不足によって循環血液量が減少すると低下する．中心静脈圧測定は，輸液量を正確な管理，右心機能のチェック，ショック時の診断・治療の目的で測定される．

　胃切除術後患者では，ほとんどの場合適応とはならないが，膵臓や肝臓などの合併切除の際には挿入される場合がある．

2 適用

　うっ血性心不全，心タンポナーデなどにより心臓のポンプ作用が低下している患者の右心機能の判定，循環血液量の判定，静脈系血管の緊張度の判定の目的で適用される．また，心臓手術後や手術侵襲の大きい手術後の循環血液量の管理を要する患者にも適用される．

3 アセスメントの視点

①セッティングは正しくされているか．
②ゼロ点が正しく決められているか．
③感染の徴候はないか．
④患者の苦痛は最小限か．

4 方法

　カテーテルの管理はIVH挿入中の管理に準じて行う．管理の詳細，中心静脈カテーテルの挿入はIVHの項を参照（p.138）．ここでは，CVP測定時に特有なものを中心に述べる．

使用物品
●CVPセット　●三方活栓　●延長チューブ　●生理食塩液500m*l*　●点滴スタンド ●水準器　●マジック　●メジャー　●メジャー付き固定板　●絆創膏
留意事項
a）正しく測定するために 　●身体を水平に保つ． 　●基準点（ゼロ点）を正しくつける． 　●十分に水位を安定させる． 　●測定はすばやく行い，時間をかけ過ぎない（凝血予防）．

留意事項（つづき）

- 穿孔などの異常を早期に発見する．
  血圧低下，呼吸困難，咳，胸痛，不整脈の有無の観察

b）感染を予防するために
- 挿入部位の観察→発赤，腫脹，熱感，疼痛の有無
- 挿入部位を清潔に保つ．
- 三方活栓，CVPラインの操作時は清潔操作で行う．
- CVPチューブから点滴剤をあふれさせない（マノメーターの目盛りいっぱいまで液を満たさない）．
- CVPチューブの先端はキャップをし，落下菌の侵入を防ぐ．

c）患者の苦痛，ストレスを緩和するために
- 挿入部位により，体動制限がある場合（特に四肢からの挿入時）には，腰部，肩甲骨部，カテーテル挿入部などの同一体位による苦痛を軽減する．
  安楽枕の使用，可能な範囲での体位変換，マッサージ等
- バスタオルなどを用いて測定時の胸部の露出を最小限にし，保温や羞恥心に配慮する．
- 挿入による苦痛や不安が表出できるように配慮する．
- CVP測定の必要性を説明し，患者の理解を得る．
- 挿入中はラインの挿入や体動制限によって，患者自身の重症感が強いので，抜去の目安や回復のために患者自身が今できることを説明し，回復意欲を持たせるよう働きかける．

実施方法

(1) セッティング
①CVPセットに三方活栓・延長チューブを接続し，生理食塩液のボトルにつなぎ，点滴速度を調節してCVPセットに生理食塩液を満たす．
②中心静脈カテーテル接続部と無菌的に接続し，接続部を絆創膏で固定する．
　圧測定用チューブを固定板に絆創膏で固定する．

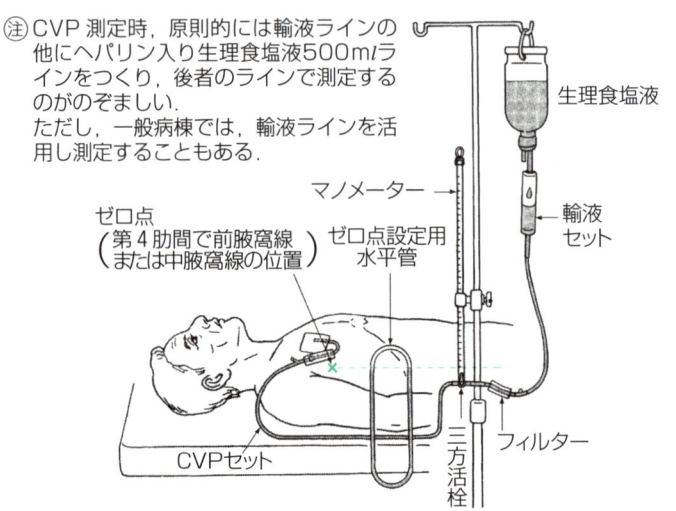

注）CVP測定時，原則的には輸液ラインの他にヘパリン入り生理食塩液500mlラインをつくり，後者のラインで測定するのがのぞましい．
ただし，一般病棟では，輸液ラインを活用し測定することもある．

図Ⅶ-7　中心静脈カテーテルの測定システムとゼロ点の決め方

（阪本恵子編著（1989）看護教育と看護実践に役立つ行動形成プログラム，p.179，廣川書店）

実施方法（つづき）

③患者が水平位になっていることを確認し，患者側のゼロ点（患者の右房の位置－第4肋間と中腋窩線が交わる点）を決め，マジックで印をつける（図Ⅶ-7）．
④水準器で一方を患者のゼロ点に合わせ，他方をスタンド固定板につけて，ゼロ点を決め，印をつける．

（2）測定の方法

①患者を水平位にする．CVPラインに他の薬剤が輸液されている場合には三方活栓でそのラインを遮断する．
②CVPラインの輸液を輸液セットのクランプで止め，CVP用三方活栓で患者側を遮断し，点滴剤と測定チューブを交通させる．
  ● CVPチューブから点滴剤をあふれさせない．
  ● CVPチューブの先端はキャップをし，落下菌の侵入を防ぐ．
③輸液セットのクランプで調節しながら測定用チューブ内に20～30cmまで輸液剤を入れる．
④CVP用三方活栓で点滴剤側を遮断し，患者側と測定チューブを交通させる．
⑤測定チューブ内の水面が呼吸性動揺を示しながら徐々に下がり，下がりきって液面が安定するのを待って，呼吸性動揺の中間値をCVP値として読む．
  ● 水面が安定するには3～5分程度必要である．
  ● 測定に時間をかけ過ぎたり，測定位置のままにしておくと血液が逆流し，カテーテル先端のつまりの原因となるので注意する．
⑥CVP用三方活栓で測定チューブを遮断し，輸液速度を速めてカテーテル内を流した後，輸液速度を調節する．他の点滴がある場合にはそれも開始させ，速度調節し，体位をもとにもどす．
  近年では，挿入したカテーテルにトランスデューサーを接続して継続的に表示する方法も行われている．

5 実施後の観察・評価

①正しく値を測定し，脱水などの異常を早期に発見できたか

　身体を水平に保って測定できたか，凝血はないか，血圧低下，呼吸困難，不整脈などを観察し，測定値とともに評価する．

②感染の徴候はないか

　発熱などの徴候はないか，操作時清潔が保たれたか観察し，評価する．

③挿入および測定操作による患者の苦痛やストレスは緩和されているか

　挿入および測定の目的は理解されているか，不安やストレスの徴候はないか観察し，評価する．

参考文献

1．川島みどり編（1983）実践的看護マニュアル　共通技術編，看護の科学社
2．川島みどり他編（1986）外科系実践的看護マニュアル，看護の科学社
3．戸倉康之編（1992）エキスパートナースMOOK 5 注射マニュアル，照林社

4．松本潤，小野寺時夫（1991）高カロリー輸液開始時と維持期の管理，臨床看護，17（9），p.1339〜1342，へるす出版
5．山森秀夫他（1995）高カロリー輸液（TPN），看護技術，41（7），p.19〜22，メヂカルフレンド社
6．福島恒男（1991）高カロリー輸液法の適応と問題点，臨床看護，17（9），p.1327〜1331，へるす出版
7．雄西智恵美（1991）高カロリー輸液施行中の歩行移動に対する援助，臨床看護，17（9），p.1372〜1376，へるす出版
8．東利江（1991）高カロリー輸液施行中のアセスメントと看護計画の立て方，臨床看護，17（9），p.1366〜1371，へるす出版
9．山村卓也，戸田哲子（1995）IVHに強くなる　入門編1　IVHとは何か，ナース専科，文化放送ブレーン
10．藤井真（1991）細菌感染に起因する合併症，臨床看護，17（9），p.1350〜1354，へるす出版
11．岩佐幹恵他（1991）代謝に起因する合併症，臨床看護，17（9），p.1355〜1360，へるす出版
12．宮崎和子監修（1990）看護観察のキーポイントシリーズ2　内科Ⅱ　循環器／血液・造血器／消化器，中央法規出版
13．磯部文子監修（1984）フローチャート式症状別内科的療法を受ける患者の看護，学習研究社
14．高橋ゆかり他（1995）中心静脈圧（CVP），臨床看護，21（5），p.642〜643，へるす出版
15．前原澄子，野口美和子監修（1990）図説　新臨床看護学全書第8巻　栄養機能の障害と看護，同朋舎出版

VIII

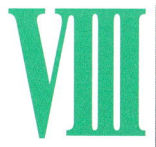

ストーマ患者への看護技術

1. 消化器ストーマ（人工肛門）
2. 排便方法の選択（洗腸）
3. 尿路系ストーマ（人工膀胱）

ストーマ（stoma）とは，ギリシャ語で口という意味の言葉で，手術により人為的につくられた便・尿の排泄口をさす．人工肛門のことを消化器ストーマ，人工膀胱のことを尿路系ストーマという．ストーマ造設後は腹壁から腸管等がだされ，不随意に便・尿が排泄されるという外観の変化がある．また，便と尿という排泄物の性質のために不潔というイメージを抱きやすい．つまりこのボディイメージの変化に適応する第一の条件は排泄の自立である．

以上を考えるとストーマ患者の基本的な看護は，適切な装具を選択し，排泄物のもれをなくし，局所の皮膚を保護することである．この条件を満たすために，最近では排泄物の種類を術後の管理時期にかかわらず，皮膚保護材とストーマ袋（採便袋，採尿袋）を組み合わせて皮膚に密着させ，局所の皮膚をできるだけ生理的に保つ方法が標準的なケアとなっている．

この章では，1．消化器ストーマ（人工肛門），2．排便方法の選択（洗腸），3．尿路系ストーマ（人工膀胱）に分けてケアを説明する．

① 消化器ストーマ（人工肛門）

1 目 的

ストーマケアは，入院中だけではなく，退院後も引き続き行うというセルフケア能力が患者自身に要求される．そこで，ケアの目的は下記のようになる．
①適切なストーマ装具の選択ができる．
②ストーマ装具を装着できる．
③ストーマ周囲の皮膚の観察ができる．

2 適 用

排便経路が変更され腹壁にストーマが造設された患者すべてが対象となる．排便経路が変更される疾患には，直腸がん，結腸がん等の悪性腫瘍と，クローン病等の炎症性疾患がある．ストーマの造設部位や，残存している腸の長さにより装具の選択が異なる．

3 アセスメントの視点

①ストーマ周囲の皮膚にトラブルはないか

痛みや痒みといった自覚症状があるか．皮膚に発赤，糜爛等の皮膚トラブルが観察されるのか．装具交換が行えているか．1日に何回ももれて装具を交換していないか．

②ストーマを造設したことによるボディイメージに障害が認められていないか

ストーマを見られるか．ストーマに触れることができるか．ストーマ袋の中の排泄物を汚いと思い，たまるとすぐに捨てたり1日に何回も装具を交換していないか．排泄物の臭いがしていないのに，臭いがすると気にしていないか．他者との交流を避けていないか．退院を拒んでいないか．うつ状態になっていないか．

4 方 法

消化器ストーマの装具交換を行う際には，①装具の選択，②装具交換，③皮膚障害時の対応，④ボディイメージ再構築の支援という4つの看護技術が必要となる．この4つの技術を看護師が習得できているかによって，患者のセルフケアに対する関心および能力にも影響をおよぼす．

使用物品

- 排泄物による寝衣汚染防止：処置用シーツ，ビニール袋
- 皮膚の洗浄と清拭：石けん，微温湯，ガーゼ，膿盆，剥離剤
- あらたな装具の貼付：ストーマ装具，ストーマゲージ（定規），筆記具，ハサミ，絆創膏
- ストーマ周囲皮膚の観察記録：カメラ，記録用紙

a）ストーマ装具

ストーマ装具は，皮膚保護材とストーマ袋で構成されている．ストーマ装具にはさまざまな特徴があり，製品数も多い．そこで，ストーマ装具の種類を理解したうえで，ストーマの形状や腹壁の状態，さらには患者のライフスタイルに合わせて装具を選択する．このことは，新しい排便方法を患者が不快と感じることなく習得するためにも重要なケアである．以下にストーマ装具の種類とその特徴を説明する．

①皮膚保護材

皮膚保護材には，吸水作用・制菌作用・pH緩衝作用・粘着作用があり，ストーマ周囲の皮膚を正常に保つ働きをする．さらに，皮膚保護材には親水性成分と疎水性成分が含まれているために，不感蒸泄と汗等を吸収しながらも粘着性を保つという働きがある（表Ⅷ-1）．皮膚保護材の形状には3つの種類がある（表Ⅷ-2）．

表Ⅷ-1　皮膚保護材の種類

	成　分	特　徴
カラヤ系	天然カラヤガムから抽出	制菌作用が強い 吸水性が高く粘着力が弱い 耐水性に欠く
混合系	天然カラヤガムとCMC系粘着剤の配合	吸水性が高く粘着力が強い カラヤ系より耐水性が強い
合成系	ペクチン，ゼラチン，カルボキシメチルセルロース，ポリイソブチレン等	耐水性，粘着力ともに最も強い 剥離しにくい

表Ⅷ-2　皮膚保護材の形状

形　状	特　徴
板状皮膚保護材（ウエハー）	しわや陥没を補整する
練状皮膚保護材（ペースト，パテ）	隙間・しわ・くぼみを埋める アルコールが含まれているものもあり，使用時アルコールを揮発させて使用する
粉状皮膚保護材（パウダー）	隙間を埋めたり，水分の吸収に使用する

近年では板状皮膚保護材と練状皮膚保護材の中間の形状を有する用手成形皮膚保護材が開発され，粘土のようにハサミを使用することなく自由に手で形状を整えられるために，しわ・陥没・隙間・くぼみを簡単に補正することが可能である．

使用物品（つづき）

b）ストーマ袋

ストーマ袋とは，採便・採尿するための袋である．いいかえれば，ストーマ造設後のあらたな代用直腸・膀胱である．特に，消化器ストーマ用のストーマ袋は採便袋ともいう．

消化器ストーマ用のストーマ袋は，裾の形状により次のように分類する（図Ⅷ-1）．閉鎖型（クローズド）は，排泄物をだす口がない．オープンエンドとドレナブルは裾が開口しており，開口部から排泄物を排出することができる．オープンエンドは，ストーマ袋の上部と開口部の広さがほとんど同じくらいで，手を入れることができる．ドレナブルは，ストーマ袋の上部の大きさと比較すると開口部がかなり小さくなっている．

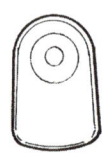

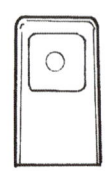

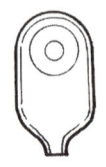

閉鎖型　　オープンエンド・ドレナブル　　ドレナブル

図Ⅷ-1　消化器ストーマ袋の形状

c）装具の分類

装具は，皮膚保護材（粘着面）とストーマ袋の組み合わせによって多くの種類があり，その構造により使い分ける．

ワンピース型（接合型）は，皮膚保護材とストーマ袋が一体化している．フランジがないために，柔軟で違和感がない．ツーピース型（組み合わせ式）は，皮膚保護材とストーマ袋が分離するためにフランジがある．したがって，皮膚保護材を剥がすことなく，ストーマ袋を交換したり，方向を変更することができる．また，フランジの有無によって皮膚保護材の粘着面の硬さが左右される（図Ⅷ-2）．

低刺激性粘着テープ　皮膚保護材

フランジ
ストーマ袋

ワンピース型　　　　　ツーピース型

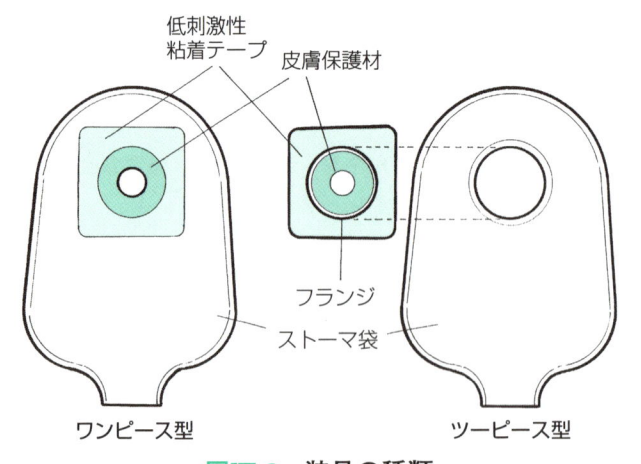

図Ⅷ-2　装具の種類

使用物品（つづき）

d）粘着面の構造

　固定型は，接着面とストーマ袋が一体になっているものである．浮動型は，粘着面とストーマ袋が装具の穴の周囲でつながり，周囲のストーマ袋が浮動しているものである．凸面（コンベックス）は，粘着面が凸面になっている構造のものをいう．ツーピースのフランジに凸面をつくるリング状のもの（コンベックスインサート等）を使用し，凸面の粘着面をつくる場合もある．凸面は，皮膚と同じ高さや陥没したストーマに使用する（図Ⅷ-3）．

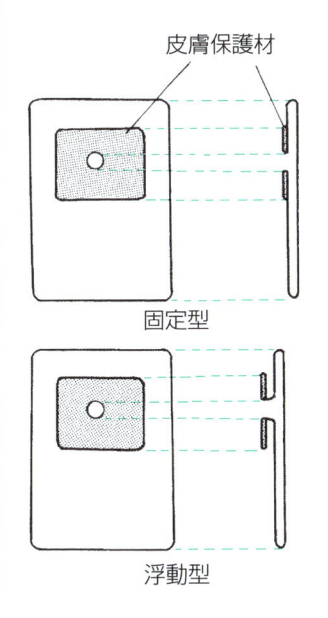

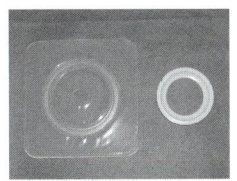

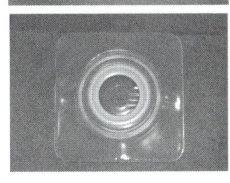

図Ⅷ-3　粘着面の構造

（固定型／浮動型／ツーピース装具の皮膚保護材のフランジ部分（半透明なプラスチック部分，図Ⅷ-2参照）にリングをはめこみ凸面にする／凸面の皮膚保護材）

留意事項

（1）装具選択

a）手術直後

- 手術直後から，手術創にも直接貼れる皮膚保護材を主とした装具を使用する．
- 消化器ストーマでは，制菌作用は強いが耐水性がないカラヤ系の皮膚保護材が，毎日交換し創を観察できるために適している．
- ワンピース型で裾が広く開放されていて，手を挿入することができ，ストーマ袋が透明でストーマが観察しやすい術後用ストーマ袋（オープンエンド）を選択する．

b）社会復帰に向けて

- 腹部創が治癒したら，ストーマの装具を社会復帰用に変更していく．特に，耐久性がある，臭いがもれない，操作が簡単であることが装具の選択基準となる．しかし，ストーマの形や位置によっては，装具選択の幅が狭められる．
- 皮膚保護材の種類には，耐久性がある混合系か合成系が適している．
- ドレナブルかクローズドかの選択は，主に便の量により決まる．便の量が多く1日1回以上の排便をするときは，ドレナブルが経済的で便利である．
- 経済面を考えなくてよい患者の場合，ツーピース型であれば排便ごとにストーマ袋を交換するクローズドを選択することもある．

留意事項（つづき）

- ワンピース型かツーピース型かの選択は，患者の好みでよい．しかし，ストーマの位置が鼠径部や骨突起部に近いときには，ツーピース型ではストーマ袋が外れたり装具が剥がれやすくなるために，柔らかい皮膚保護材のついたワンピース型がよい．
- ワンピース型は，トイレが和式の場合は便だし時にストーマ袋が腹部で圧迫されやすく操作がしにくい．しかし，ツーピース型ではストーマ袋を外して便をだすことができるため，選択にはトイレの様式を確認する必要もある．
- ストーマ袋の色には，透明・乳白色・ベージュがあり，患者の好みで選択できる．
- プレカットかフリーかの選択は，ストーマの形による．プレカットは，正円形のみが選択できる．フリーは，穴開けを行えばどんな形にも使用できる．しかし，ストーマの浮腫がなくなり，正円形であれば，手技が簡単なプレカットが便利である．
- 陥没したストーマの場合は，ストーマを突出させて便が装具の下にもぐりこまないように，コンベックスを装具につけたり，凸面の装具を使用する．
- 旅行など長期に外泊する際には，使用後のストーマ袋の廃棄に困ることがある．このようなときには，装具そのものをトイレに捨てられる水溶性の装具の使用も便利である．

（2）装具装着
- 不随意に排泄される便を収容するために装具は定期的な交換が必要である．
- ストーマ周囲の皮膚に対する皮膚保護材の吸水作用・制菌作用・pH緩衝作用・粘着作用という4つの作用が低下する前に行う．
- ケアを行うときは排泄物を介しての感染の危険性があるため，看護師が手袋をつける目的を説明し，その後装着して行う．
- ケアを行う環境としては，可能ならば個室や処置室といった他の患者がいない場所で実施する．また，患者に羞恥心を抱かせないために，排泄物に対する不快感をあらわさないようにする．

（3）皮膚障害
- ストーマ周囲の皮膚トラブルは適切な装具交換を行っていれば予防できる．しかし，ストーマ周囲の皮膚にトラブルを認めると，痒みや痛みといった身体的苦痛を認める．
- 装具の装着が困難となり排泄物がもれやすくなり皮膚トラブルが悪化するばかりでなく，もれに対する不安が強くなり行動が制限されることもある．

（4）ボディイメージの再構築の支援
a）防臭対策
- ほとんどのストーマ袋が防臭フィルムでつくられているため，装具の密着性が完全であれば臭いの心配はいらない．しかし，便だしや装具交換時に，便臭で不快なイメージを与えることなく，新しい排泄経路を受容するためにも防臭ケアは必要である．
- 防臭方法としては，ストーマ袋内にスプレーや液体の消臭剤を使用したり，活性炭を入れ臭いを吸着させる．また，ストーマ袋に活性炭のフィルターをつけ，無臭化させたガスを外にだす方法もある．
- 香水等を用い臭いを隠す方法もあるが，臭いが混合しかえって悪臭となる場合があるので注意しなければならない．
- ストーマケアを行うときにも注意すべき点がある．便をだすときは，ストーマ袋の裾を外に折り返し，便を裾につけないようにする．また，便が衣服につかないように姿勢を指導する．
- 術後，病室で便をだすときには，スプレー式の消臭剤を周囲に散布してからすみやかに行う．
- 装具を交換するときには，剥がすと同時に粘着面を2つ折りにしたり，ビニール袋に入れる等，臭いが外にもれるのを防ぐ．

留意事項（つづき）

- ツーピース型を使用している場合，経済面を考えストーマ袋を洗い再利用している場合があるが，ストーマ袋の外側に便の臭いがつく可能性が高いため行ってはならない．
- また，患者自身の便臭をやわらげるために便通を整える，あるいはガスの発生を抑えるために，食事内容を調整する方法もある（食事に関しては，ストーマ造設する大腸切除術を受ける患者の看護の章を参照のこと）．

b）ボディイメージの再構築を阻害しない
- 看護師は患者がストーマを造設しても，人としての価値は少しも変わりがないという言語的・非言語的コミュニケーションを行う．
- 看護師はストーマ袋にたまっている排泄物を「汚い」「臭いがする」とはいってはいけない．
- 「ストーマ袋は切除した直腸や膀胱の代用である」と説明することによりストーマ袋の中に排泄物がたまっていても汚い，臭いがすると思わせない．
- ストーマ造設後に，患者にとって家族等がストーマを汚いとか，術前とは異なり患者を避けるような対応をすると，患者は自己の存在価値を低下させ，ボディイメージに障害が起こる．
- 看護師の装具交換技術によってもボディイメージに影響をおよぼす．装具交換に時間がかかったり，交換してもすぐにもれたりすると，患者はこんなに大変なものがついたという思いを抱く．看護師は，装具交換を短時間で行い，かつもらさないという熟練した技術を習得する必要がある．
- ボディイメージの障害は，うつ状態となり他者の目を気にして家に閉じこもりがちになり，ときには自殺企図につながる．このような場合，ボディイメージを受け止められない問題がどこにひそんでいるのか，患者とともに考え対処するためにカウンセリングが必要になる．

実施方法

（1）装具交換方法

a）装具を剥がす

寝衣を汚さないように処置用シーツを敷く．排泄物のでる方向と反対側から愛護的に濡れたガーゼを使用しながら皮膚保護材を剥がす（図Ⅷ-4）．

剥がれにくいときは，微温湯と石けんを使ってゆっくり剥がすか，粘着絆剥離剤を用いる．ただし，ベンジンは，皮脂膜を除去し，皮膚を刺激するため使用しない．装具を剥がしたときに，装着していた皮膚保護材の溶け具合やしわを観察する．

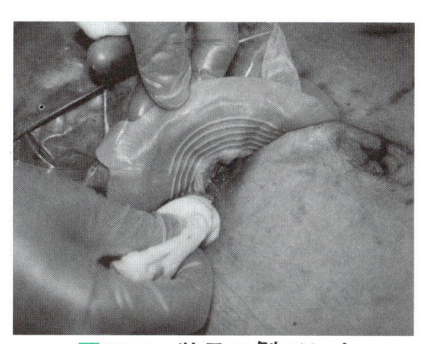

図Ⅷ-4 装具の剥がし方

b）ストーマと周囲の皮膚を清潔にする

便が付着しているときは，ティッシュペーパーで取り除く．ストーマ周囲の皮膚を石けんを使用してガーゼと微温湯でやさしく洗浄する（図Ⅷ-5）．

皮膚に残った石けん分を拭きとり，皮膚を乾燥させる．体毛が濃い場合は，ハサミか電気かみそりで剃毛する．剃刀は，皮膚を損傷し毛嚢炎を引き起こす危険性があるので使用しない方がよい．

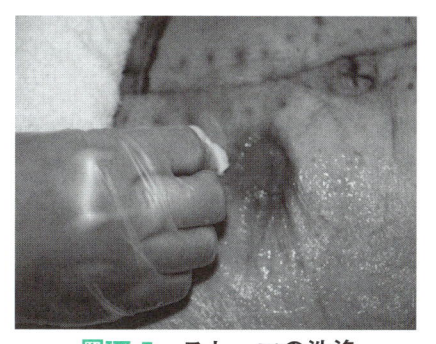

図Ⅷ-5 ストーマの洗浄

実施方法（つづき）

c）装具の準備をする

　ストーマを計測し，ストーマの形・高さ・色，周囲の皮膚を観察する．
　皮膚保護材はストーマより2mm大きく穴を開ける．
　ストーマより2mm大きく皮膚保護材に穴を開ける理由には2つあり，1つは粘膜であるストーマに皮膚保護材が触れて粘着力が落ち，もれの原因とならないようにするため，もう1つは，ストーマ粘膜が皮膚保護材に擦れて損傷を起こさせないためである．そのために，皮膚保護材の穴を開けた部分を指でなめらかにする．
　未使用でも古い装具は粘着力が低下しているおそれがあるために使用しない．

d）皮膚保護材を貼る

　皮膚が濡れていないことを確認し，装具の皮膚接着面の紙を外し，ストーマに触れないように貼る．
　ストーマの周囲から外側に向かって，圧迫しながら撫でるように貼る．このとき，患者の体温が看護師の指に伝わるまで，ストーマに近い部位を圧迫する（図Ⅷ-6）．
　全面皮膚保護材で形成されている装具の場合は，皮膚保護材の周囲が剥がれやすいのでテープで固定する．そのとき液状の皮膚保護材を塗布してからテープを貼付すると皮膚障害を起こしにくい．

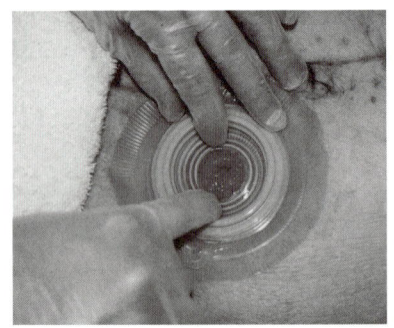

図Ⅷ-6　皮膚保護材の貼付

e）ストーマ袋をつける

　ストーマ袋内の空気を抜き，裾を専用のクリップで処理するか，扇子折りにして輪ゴムあるいは事務用ターンクリップで処理する．粘着性ストーマ袋は，しわにならないように粘着面を引っ張りながら皮膚保護材の上に貼る．フランジ式は，患者に腹圧を強くかけさせないように，皮膚保護材のフランジ部位にストーマ袋のフランジをはめる．しっかりはまっているか，ストーマ袋を引っ張って確かめる（図Ⅷ-7）．ストーマ袋が直接皮膚に接しないよう，ガーゼを当てたりストーマカバー等を使用する（図Ⅷ-8）．

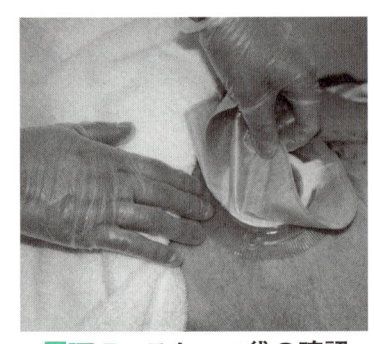

図Ⅷ-7　ストーマ袋の確認

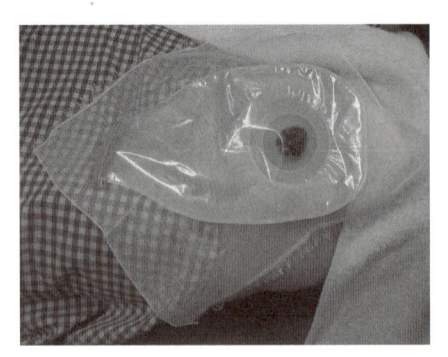

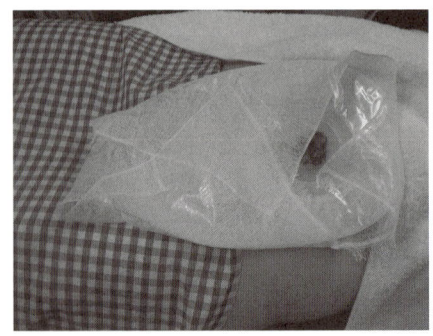

図Ⅷ-8　ストーマ袋にガーゼを当て汗等を吸いとる

実施方法（つづき）

f）次回の装具の交換時期を決定する

交換時の皮膚保護材の溶けを見ることで決定できる．もれがなくても，1 cm以上溶けていれば前回よりも交換日を1日早くする．また，ストーマ袋の穴が適切でストーマ周囲の皮膚が発赤していれば，これも交換日を1日早くする．皮膚保護材が交換時に5～8 mm溶けている状況がのぞましい．ただし，溶けが少ないからといって，皮膚の清潔を維持するためには1週間以上貼付し続けない．夏期や発汗の多いときは皮膚保護材の溶けが早くなるため交換時期を早くする必要がある．

（2）皮膚障害への対応

皮膚障害を起こす原因別に，その障害の状態と予防および改善のケア方法を説明する（表Ⅷ-3）．

表Ⅷ-3 皮膚障害のアセスメント方法

原因と障害の分類	具体的な原因となる状況	皮膚の状態	皮膚障害を起こす部位
排泄物の付着による接触性皮膚炎	・皮膚保護材の穴を大きく開けすぎたとき ・皮膚保護材の装着が悪いとき ・装具交換日数を延長させたとき ・尿で皮膚が浸軟しているとき ・しわや瘢痕があるとき ・ストーマが陥没しているとき ・体重増減や傍ストーマヘルニアで腹壁が変化したとき	痒み，紅斑，丘疹，腫脹，紅色小水疱，糜爛，潰瘍，尿路系ストーマでは偽上皮腫性肥厚（PEH）と結石	▢ 皮膚障害部分
装具やテープ貼付による一次刺激性皮膚炎とアレルギー性皮膚炎	・使用装具全面で発赤しているとき ・アルコールを含むペーストを使用したとき	痒み，発赤，丘疹，紅斑，色素沈着，色素脱出	
装具交換による表皮剥離	・無理に引っ張って装具を外したとき ・頻回に装具を交換するとき ・化学療法などで組織耐久性が低下しているとき	糜爛（びらん）	
スキンケア不足からの感染	・装具交換を1週間超えても行わないとき ・皮膚保護材貼付部位に体毛が多いとき ・発汗が多く排泄物が付着しているとき ・ストーマ袋が直接皮膚に付着しているとき	丘疹，発赤，痛み，熱感，腫脹，膿瘍，潰瘍	

a）排泄物による皮膚炎（図Ⅷ-9）

便はアルカリ性で消化酵素を含んでいるので，皮膚に付着するとすぐに表在性の接触性皮膚炎を起こす．痒み，紅斑，丘疹，腫脹が主な症状であるが，悪化すると紅色小水疱や潰瘍を形成する．このような皮膚炎は，便や尿が付着するストーマ周囲に皮膚炎が限局している．ただし，排泄物以外に汗や汚れも，皮膚炎の原因や誘因になる．

[ケアの要点]

ストーマ周囲の皮膚に便が付着しないようにする．そのために，装具交換時にはストーマ周囲を清拭，洗浄，あるいは入浴により清潔にする．皮膚保護材を使用し，便の付

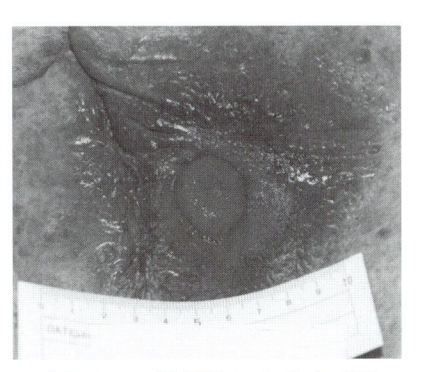

図Ⅷ-9 便付着による皮膚炎

> **実施方法（つづき）**

着を予防する．皮膚保護材を使用するときは，ストーマのサイズと皮膚保護材の穴の大きさが適切か確認する．皮膚保護材とストーマの隙間が大きく開いてしまった場合は，パウダーやペースト状の皮膚保護材で穴埋めをする．さらに，装具交換予定日をむやみに延長させない．

b）粘着剤・接着剤による皮膚炎

絆創膏皮膚炎と同様な発生機序をとるといわれている．貼付後すぐに症状を認めるものを一次性刺激性皮膚炎，同様な装具を使用し数週間あるいは数年して症状を認めるものをアレルギー性接触皮膚炎という．どちらも症状の出現時は，貼付部全体の皮膚の痒み，発赤，丘疹を認める（図Ⅷ-10）．皮膚への刺激が長期にわたり続くと，慢性の皮膚炎が生じ，紅斑，色素沈着，色素脱出なども認める（図Ⅷ-11）．
[ケアの要点]

粘着剤・接着剤が原因の場合は，使用を中止する．しかし，皮膚トラブルを認める前に，術前にパッチテストを行えば原因を除去することができる．ただし，緊急手術の場合は，パッチテストを行う期間がないため術後に検討する．

なお，皮膚保護材のペーストにはアルコールを含んでいるものが多く，アルコールが原因で皮膚炎を起こすことがある．そのため，皮膚には直接塗らず，皮膚保護材に塗布する．

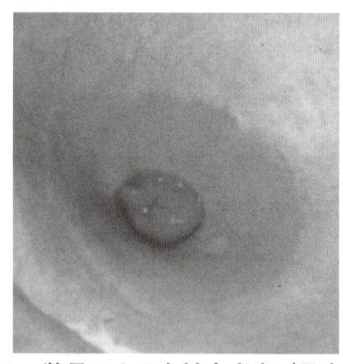

図Ⅷ-10　装具による急性皮膚炎（発赤と水疱）

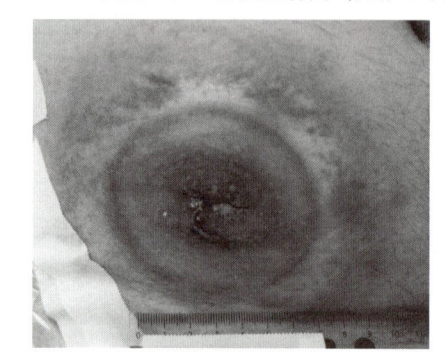

図Ⅷ-11　装具による慢性皮膚炎（色素沈着）

c）剥がすときの機械的刺激による皮膚障害

粘着力の強い装具を勢いよく剥がしたり，頻回に取り替えると皮膚障害を認める．皮膚障害の程度は，皮膚が薄く弾力性を失い細かいしわや，表皮剥離，あるいは糜爛を生じる．
[ケアの要点]

粘着力のある装具を剥がすときは，接着部に近い皮膚を押さえながら愛護的に剥がす．剥がれにくいときは，お湯と石けんを使ってゆっくり剥がすか，粘着絆剥離剤を用いる．ただし，ベンジンは，皮脂膜を刺激し，除去してしまうため使用しない．また，頻回に不要な装具の交換はしない．

d）感染症

感染は，細菌によるものと真菌によるものとがある．細菌による感染では，毛包炎，せつ，蜂窩織炎などが見られる．初期には，赤い丘疹だったものが，しだいに発赤の範囲が拡大して痛みや熱感や腫脹を認めだす．悪化すると，膿瘍となり，潰瘍化することがある．感染は，皮脂膜の作用が低下し，皮膚炎が生じると起こりやすい．まれに，縫合糸が残っており膿瘍を認めることがある．

真菌には，主にカンジダや白せん菌の感染がある．カンジダの場合は，皮膚が赤くなって糜爛し，落屑を認める．白せん菌の場合は，丘疹が一列に配列して波紋状に広がっていき，落屑と痒みを認める（図Ⅷ-12）．真菌感染は，発汗の多いとき，粘着剤のみの装具を貼ったとき，ストーマ袋に不織布やカバーがついていないときに起こりやすい．

実施方法（つづき）

[ケアの要点]

　皮膚保護材・粘着剤貼付部位に体毛が多いときは，そのままにしておくと剥離の刺激で炎症を起こしやすい．そこで，電気かみそりで剃毛する．剃刀を使用すると皮膚に刺激を与えるので禁止とする．

　皮膚に感染を認めた場合は，軟膏の塗布はできる限り行わない．軟膏を塗布したことにより，皮膚保護材の粘着力が低下し排泄物がもれ，感染を悪化させるおそれがあるからである．治療が必要な場合は，抗生物質の内服や，場合により注射を行うことがのぞましい．真菌感染の場合は，抗真菌剤ファンギゾンの粉末を感染部に散布する．ファンギゾンの粉末は感染部に散布しても，皮膚保護材の粘着力を低下させない．経口から抗真菌剤の内服も必要なら行う．

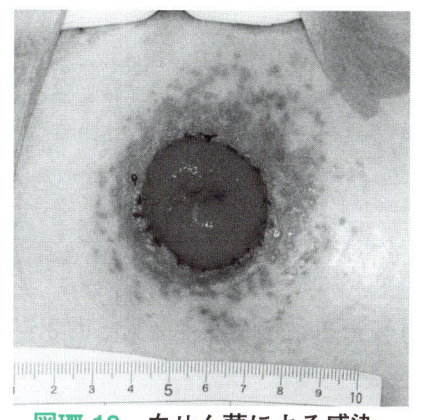

図Ⅷ-12　白せん菌による感染
排泄物の付着による皮膚炎から感染.

e）肉芽の形成

　ストーマと皮膚の接合部に肉芽が形成することがある（図Ⅷ-13）．肉芽を形成する原因には，ストーマの基部に装具の縁が接する，ストーマ基部に便が付着する，縫合糸が残っている等がある．肉芽は，赤く盛り上がり易出血性である．

[ケアの要点]

　ストーマ粘膜に刺激を与えずその原因を除去することである．装具を適切な大きさに穴を開け，縁を指でなめらかにする．便をきれいに拭きとる．ストーマ周囲の縫合糸は，不要になれば医師に抜糸してもらう．肉芽に対し，電気で凝固したり，硝酸銀で治療を行う．

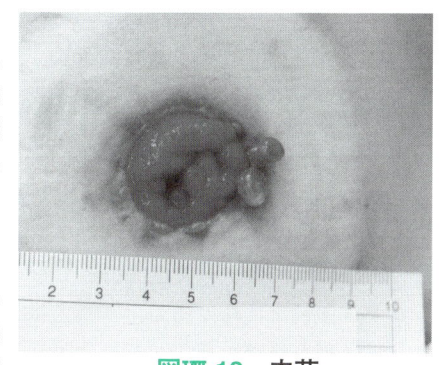

図Ⅷ-13　肉芽
3時方向に肉芽の増生が見られる.

5 実施後の観察・評価

（1）装具の選択

　装着時の違和感，そう痒感，疼痛の訴えがないか，便もれがないかを確認する．さらに，装具交換時に皮膚に一次性刺激性皮膚炎とアレルギー性接触皮膚炎を認めないかを観察し，使用している装具が適切かを評価する．さらに装具の扱いやすさと便だしに関する患者自身の評価から，装具の評価を行う．

（2）装具交換

　便もれ，臭いもれ，装具交換時に皮膚保護材の溶けやしわを観察し，交換間隔が適切かを看護師が評価し，かつ患者自身も判定できるかを評価する．患者が装具交換を自立して行える場合には，交換の手技を観察し，問題点がないかを評価する．特に，ストーマサイズを計測し，皮膚保護材の穴開けの大きさを評価する．そして，ストーマ周囲に皮膚障害，ストーマに肉芽形成を認

(3) 皮膚障害時の対応

次回装具交換時にストーマおよびストーマ周囲の皮膚を観察する．また，患者の自覚症状を確認する．そして，前回の状態と比較する．皮膚の状態等に関しては，発赤や糜爛などの範囲を計測し，ストーマ部位の写真撮影を行っておくと患者とともに評価することが可能である．この方法は，患者の皮膚障害等の異常に対する観察力が高まり，ケアに対する継続意欲を高めることにも結びつく．

(4) ボディイメージ再構築の支援

ストーマを直視でき，ストーマケアを行おうとするか，ストーマに嫌悪感を示していないか，排泄物がストーマ袋にたまるとすぐに捨てにいくという行動がないかによって，ストーマを持った自己のボディイメージに変化を受け入れているかを評価する．また，多弁になったり，無口になったりと心理状態も観察し，特にうつ状態になっていないかに注意する．

② 排便方法の選択（洗腸）

1 目 的

排便方法には，ストーマ造設にともなう不随意な排便の自然排便法と，洗腸にて排便をコントロールする強制排便法がある．洗腸とは，ストーマから500〜1000mlの微温湯を注入することにより，腸蠕動を促進させる．それにより，1〜2日間の便のない時間をつくることができる．基本的には，ストーマ装具が発達し，自然排便でも日常生活を支障なく過ごすことは可能であるが，患者自身のライフスタイルからどの排便方法が自分にとってのぞましいかを選択してもらう．
①適切な排便方法を選択できる．
②洗腸を身体的苦痛がなく実施でき，排便を認める．

2 適 用

社会復帰には有効な方法であるが，適・不適がある（表Ⅷ-4）．洗腸は，ストーマ造設の位置が不良で装具が外れやすい場合や，職業上装具をつけることが困難な場合には大変有効な排便方法である．職業上装具をつけることが困難とは，腹部が荷物等で圧迫される職業では，圧迫でストーマ袋が破裂するからである．ただし，洗腸法を選択しても自然排便法は習得しておかなくてはならない．

表Ⅷ-4　洗腸の適応と不適応

適　応	不　適　応
・結腸ストーマ ・洗腸の負担に耐えられる人 ・社会生活適応から見て，洗腸が便利な人 ・スポーツマンなど装具が活動のじゃまになる人 ・ストーマの位置や形が悪く，皮膚炎を認め改善しない人	・回腸ストーマ ・体力のない人 ・視力，上肢，精神に障害や高齢者などのように，理解力や技術面に不安がある人 ・透析患者，心不全患者など水分制限が必要な人 ・憩室・腸狭窄や放射線障害による腸疾患がある人 ・洗腸に拒否反応を示す人 ・洗腸を行う時間的余裕のない人 ・施行中独占できる場所がない人 ・家族の協力が得られにくい人

3 アセスメントの視点

①洗腸にて排便をコントロールできているか

　洗腸時に微温湯が適切な速度で，適切な量が注入できているか．定期的に洗腸が行えているか．洗腸後，排便はあるのか．また，十分な排便量であるか．

②洗腸後に腹部症状が出現していないか

　腹痛，腹部膨満感といった自覚症状があるか．

4 方　法

使用物品
- 洗腸セット一式（洗腸バッグ，ストッパー，ドレーンチューブ，フェースプレート，ベルト）と37～40℃微温湯
- イリゲータースタンド　●指のう　●潤滑油　●便を受ける容器（洋式トイレ等）
- スキンケア用品　●ストーマ装具類　●時計

留意事項
　洗腸時には，腹痛，嘔気・嘔吐，冷汗，顔面紅潮のような症状が出現することがあるので，実施前の身体状態や心理状態に注意を必要とする．

実施方法

a）洗腸の方法

①微温湯を洗浄用バッグに入れ，洗腸施行時のストーマの高さより60～80cm上の位置になるようイリゲータースタンドにつるす．

②洋式トイレか，椅子に腰かける．

実施方法（つづき）

③着衣の汚染を防止するため，下腹部を中心にバスタオル等を巻く．
④ドレーンチューブを装着し，その先端を便を受ける容器（洋式トイレ等）に入れる．
⑤フィンガーブジーを行い，腸の走行を確認する．このとき，指のうを人差し指につけ，潤滑油をつける．腹部の力を抜き，ゆっくり指を挿入する．無理に指を押し込まない．
⑥洗腸バッグに連結されたストッパーの先まで湯を満たし，先端に潤滑油をつける．ドレーンチューブの上方から，ストッパーをストーマにゆっくり挿入し押さえて固定する（図Ⅷ-14）．
⑦100ml/分の速度で微温湯を残存大腸の長さを考慮して500～1000ml注入する．初回は，500ml前後から注入する．
⑧注入後ストッパーを5分間押さえたままにしておく．ストッパーを外すと15～20分でほとんどの便がでる．さらに，30分くらいすると黄色の粘液様の便が排泄される．スキンケア後，ガーゼや小さなストーマ袋を貼付する．

洗腸時には，注入量，注入時間，排泄開始から終了までの時間，次回排便までの時間を記録しておき，患者個人に適した洗腸の方法を見いだせるようにする．

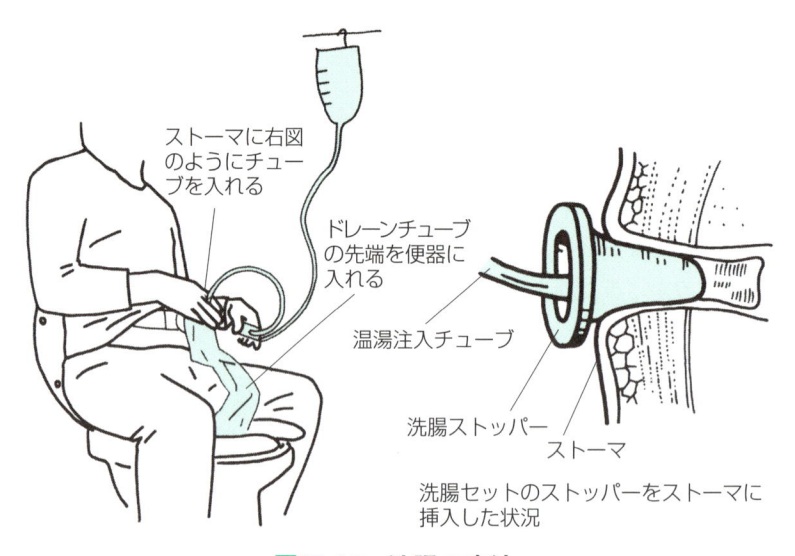

図Ⅷ-14　洗腸の方法

（氏家幸子監修（2001）成人看護学 B．急性期にある患者の看護Ⅱ　周手術期看護，p.446，図ⅩⅫ-7，廣川書店）

b）洗腸時に出現する症状の対応

①腹痛：多少の腹痛は，腸管内に微温湯が入るための刺激によるもので心配はないが，注入速度が速くないか，微温湯の温度が低くないかを確認する．多少の腹痛が続く場合は，一旦注入を中止し，おさまってから再注入する．強い腹痛を認める場合は，腸穿孔の危険性もあるため洗腸を中止し，医師に報告する．注入後ストッパーで圧迫固定中に腹痛が増した場合は，5分経過していなくてもストッパーを外す．
②嘔気・嘔吐：注入量が多く，小腸まで入った場合に多い．また，食後すぐに行った場合も起こりやすいため，食後約2時間経過してから行う．緊張しやすい人にも起こりやすく，ゆったりした気分になれるよう環境等を整える．

> **実施方法（つづき）**
> ③ **冷汗**：緊張しやすい人に起こりやすく，ゆったりした気分になれるよう環境等を整える．さらに，脈拍と血圧を測定し血圧低下やショックが起こっている場合は，洗腸を中止し臥床させ，医師に報告する．
> ④ **顔面紅潮**：注入速度と微温湯の温度によって出現する可能性がある．また，微温湯を注入することにより血圧は上昇するため，脈拍と血圧を測定し，異常時は中止し医師に報告する．
> ⑤ **微温湯が入らない**：身体を曲げたり伸ばしたり，腹部をマッサージする．ストッパーの穴が腸壁に当たるため，ストッパーを少し抜いたり角度を変えたりしてみる．腸管に硬便がつまっている場合は，つまっている便を摘出する．
> ⑥ **注入した微温湯や便がでてこない**：洗腸時に，便や微温湯がでてこなくても心配はいらない．その理由は，腸管内の便が少ない，あるいは注入した微温湯が腸管から吸収されるためである．また，注入したつもりの微温湯がストーマから腸管にうまく入らず外にもれ，十分な洗腸の効果が得られないためである．以上より，次回予定している洗腸日まで特別な処置は行わない．しかし，患者に異常な症状がでないかは，継続して観察する．

5 実施後の観察・評価

血圧・脈拍を測定し，腹痛，嘔気・嘔吐，冷汗，顔面紅潮のような症状が出現していないかを観察し，洗腸時の微温湯の注入速度や量を評価する．また，洗腸時には，注入量，注入時間，排泄開始から終了までの時間，次回排便までの時間を記録しておき，前回との差異をアセスメントと評価をして，患者個人に適した洗腸の方法を見いだせるようにする．

③ 尿路系ストーマ（人工膀胱）

1 目 的

尿路系ストーマについても消化器ストーマで前述した事項が該当する．ただし，消化器ストーマとの違いは，尿は絶えず流れているためストーマ周囲の皮膚は皮膚障害を起こしやすい状態になっている．そのため，特に患者個々に適切な装具の選択と交換を行う．

2 適 用

排尿経路を変更され腹壁に尿管皮膚瘻，回腸導管を造設された患者すべてが対象となる．排泄経路が変更される疾患は，膀胱がん，前立腺がん等の悪性腫瘍がある．

3 アセスメントの視点

①ストーマ周囲の皮膚にトラブルはないか

痛みや痒みといった自覚症状があるか．皮膚に発赤，糜爛等の皮膚トラブルが観察されるか．装具交換が行えているか．1日に何回ももれて装具を交換していないか．

②排尿状況に問題はないか
発熱，尿混濁，血尿，腰部痛，尿量の減少がないか．

4 方　法

尿路系ストーマの装具交換には，①装具の選択，②装具交換，③皮膚障害時の対応，④尿路の合併症予防，⑤ボディイメージ再構築の支援という5つの看護技術が必要となる．なお，消化器ストーマと方法が一致するボディイメージの再構築については説明を省く．

使用物品

消化器ストーマと使用物品は同様である．ただし，装具は尿路系ストーマ用装具を使用する．

①装具の種類
尿路系ストーマ用のストーマ袋は，開口部が管状になっており液体を捨てやすい形状になっている．さらに，一旦排泄した尿が逆流し感染を起こさないように逆流防止機構がついている（図Ⅷ-15）．

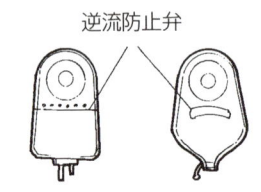

図Ⅷ-15　尿路系ストーマ袋の形状

留意事項

a）装具選択
①手術直後
- 消化器ストーマと違う点は，ストーマ袋にたまった尿中に細菌が増殖し，尿が逆流することにより尿路感染を起こすことがないようにストーマ袋に逆流防止弁がついていることである．
- ストーマ袋は，尿を排泄しやすいように裾がコック式やキャップ式になっており，色は尿の性状が観察しやすいように透明である．
- 術後ストーマにステントチューブ等のチューブが留置され，そのチューブを使用し洗浄を行うことがある．そのため，装具はチューブ操作が日に何回でも行えるツーピース型か，ワンピース型でもストーマ袋の上部で開閉ができる窓付きの装具を選択する．
- 尿は液体であるため，耐久性の高い皮膚保護材の混合系・合成系の使用が適する．
- 術後は定期的に尿量や性状を観察するために，ストーマ袋にハルンバッグを接続する．

②社会復帰に向けて
- 装具には術後用や社会復帰用といった区別はないが，チューブが継続して留置されている場合は，チューブの固定がしやすいツーピース型を選択する．
- チューブが留置されていない場合は，患者が装具交換しやすいものを選択する．
- 尿路系ストーマは，消化器ストーマと違い排泄物が液体で絶えず流出しているために，装具交換には技術を要し，頻回な装具交換は苦痛がともなう．そこで，特に皮膚保護材部の耐久性が高い装具を選択する必要がある．
- 尿は量も多く，ストーマ袋のみでは長時間蓄尿しておくことが困難であるため，活動時にはレッグ

> **留意事項（つづき）**

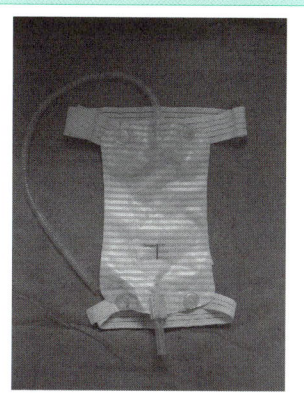

図Ⅷ-16 レッグバッグとその固定ベルト

バッグ（図Ⅷ-16）を用いたり，就寝時にはハルンバッグ等をストーマ袋の裾に連結し使用することもある．

b）装具交換
- 消化器ストーマの自然排便とほぼ同様であるが，尿路系ストーマでは次のような点を考慮して装具交換を行う．
- 尿は，一旦体外に排出されると細菌が繁殖する．細菌が存在する尿がストーマから逆流した場合，感染を起こす危険性がある．したがって，装具内を清潔に保ち，不潔な装具交換手技を避ける必要がある．
- また，尿は皮膚保護材が溶けるとストーマ周囲の皮膚に停滞し，この状態が長期に持続すると皮膚トラブルが起こる．その尿に細菌が混入していれば，皮膚にも感染を起こす危険性があり，装具交換は重要な看護技術である．

> **実施方法**

a）装具交換

消化器ストーマと交換方法は，ほぼ同様である．相違点は，尿が絶えず流れてくるために，装具を装着するときストーマにロールガーゼを当て尿を吸収させる（図Ⅷ-17）．装具の皮膚保護材に尿をつけ密着力を低下させないことである．ストーマ袋内に尿量が多いとその重さで装具が剥がれやすくなる．ストーマ袋内に尿が半分以上たまらないうちに捨てるようにする．

次回の装具交換時期も消化器ストーマと同様である．ただし，自己の装具の交換間隔がつかめない時期に，皮膚保護材に色素入りのペーストを溶けて交換目安となる部位に塗布したり，プレカットの皮膚保護材に色素を入れるという方法が考えだされてきている．

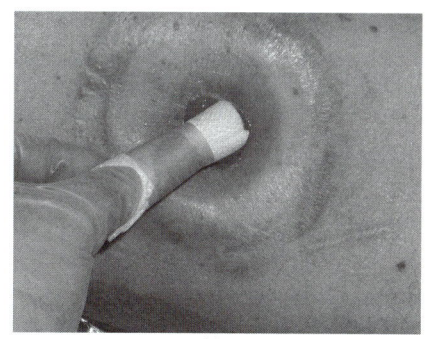

図Ⅷ-17 装具の交換
ロールガーゼを当て流出してくる尿を吸収させる．

実施方法（つづき）

b）皮膚障害時の対応
消化器ストーマと一致する内容は省略する．

①排泄物による皮膚炎
尿は尿感染を起こしているとアルカリ性尿となり，皮膚炎を起こす．ケアの要点は，消化器ストーマと同様である．

②感染症
尿路系ストーマは真菌感染を起こしやすく，発汗や湿潤が真菌感染に影響するので装具の特徴をよく把握して選択する．ケアの要点は，消化器ストーマと同様である．

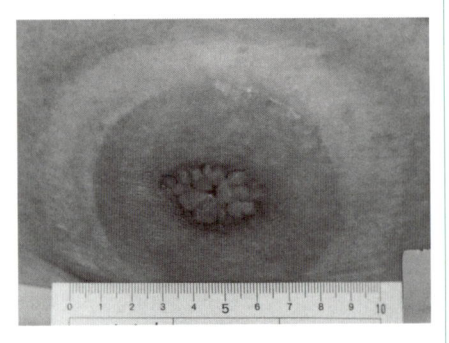

③偽上皮腫性肥厚・結石
偽上皮腫性肥厚（Pseudoepitheliomatous Hyperplasia，PEH），結石は，ともに尿路系ストーマに認める．偽上皮腫性肥厚は，尿に接した表皮が厚くなり，タコのように硬くなり，ケロイドのように見える（図Ⅷ-18）．皮膚はつっぱり，痛みを感じる．さらに，装具の装着が困難となり，ストーマの狭窄を起こすこともある．結石は，尿中に含まれた尿酸塩等が皮膚に結晶を形成し，皮膚に張りついた状態である．結石を剥がそうとすると痛みを感じ，出血することもある．

[ケアの要点]
尿がストーマ周囲の皮膚につかないようにする．そのため，皮膚保護材の穴を適切な大きさとし交換回数を多くする．治療としては，尿をアルカリに傾けないようにする．方法は，クランベリージュース，アセロラジュース，ビタミンCを飲用する．結石には，3〜5％のクエン酸で湿布をし，徐々に除去していく．

図Ⅷ-18　偽上皮腫性肥厚

c）尿路の合併症予防

①尿路感染予防
ストーマから一旦排出された尿がストーマ内に逆流し感染を引き起こすことがある．膀胱がないために尿管・腎へと感染が波及する危険性がある．例えば，尿路感染から膿腎症となり，さらに敗血症へと移行することもある．感染をくり返すと慢性腎盂腎炎から腎不全・高血圧症にもなり得る．尿路感染を予防するために，1日1,500〜2,000mlの尿量を保つように水分摂取をすすめる．また，尿がアルカリ性に傾くと感染しやすいために，尿を酸性に傾けるクランベリージュースを飲む方法もある．また，尿路感染が起こっていないか，患者自身が発熱・尿混濁・血尿・腰部痛がないか観察するよう指導する．

②ストーマ狭窄予防
ストーマが狭窄しないことを目的にストーマ孔の小さな尿管皮膚瘻では，チューブが留置されていることがある．チューブは留置されていても，消毒は不要である．また，チューブから尿が排泄されなくとも異常ではない．しかし，チューブが留置されているからといって狭窄しないというわけではない．そのため，1日尿量が急に減少しないか，腰痛等の自覚症状がないかも観察する．

5 実施後の観察・評価

装具の選択，装具交換，皮膚障害時の対応は，消化器ストーマと同様である．

①尿路の合併症予防

尿路合併症予防の方法は，尿路を清潔な状態に保つことが必要である．そのため，尿路感染する危険性を理解したうえで，尿をストーマ袋内に満杯にためていないか，逆流防止機構のついた装具を使用していないか，飲水制限がない限り1日1500ml以上の排尿があるかという予防行動が実施できているかを評価する．そして，尿が混濁していないか（尿沈渣の結果も含む），尿のpHが上昇していないか，発熱がないか，腰部痛がないかによって尿路感染の有無を評価する．

オストメイト（ストーマ保有者）のQOL（quality of life）は，便・尿のもれがなく排泄の自己管理ができるか否かにかかっているといっても過言ではない．装具の装着方法・交換時期が最適であれば，皮膚障害を起こす危険性は限りなく低いので，術前と同じような日常生活ができボディイメージの変化による障害は少なくなる．この点で，入院中のストーマの指導は，非常に重要な看護である．

参考文献

1. 川島みどり他編著（1986）外科系実践的看護マニュアル，看護の科学社
2. 正津晃他監修（1995）新図説臨床看護シリーズ　第3巻　成人看護3，学習研究社
3. 小玉香津子他編（1997）看護必携シリーズ　第2巻　看護の基礎技術II，学習研究社
4. 中木高夫監訳（1992）看護診断による最新看護マニュアル　最新・看護計画ガイド／外科編，照林社
5. 高屋通子他（1985）ストーマガイドブック　人工肛門・人工膀胱の管理，医歯薬出版
6. 高屋通子他（1991）オストメイトのスキンケア，中央法規
7. 穴澤貞夫他監修（1993）エキスパートナース Mook15 カラー版よくわかるスキンケア・マニュアル，照林社
8. 大村裕子監修（1996）ストーマ装具選定ガイド，日総研
9. ストーマリハビテーション講習会実行委員会編（1989）改訂第2版ストーマケア基礎と実際，金原出版
10. 数間恵子他編（1999）手術患者のQOLと看護，医学書院
11. 穴澤貞夫編（2000）実践ストーマ・ケア，へるす出版

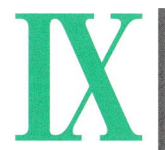

IX 肺切除患者への看護技術

1. 胸腔ドレナージ
2. 術側上肢・肩の運動

肺手術患者の看護の代表的な技術は，呼吸理学療法と胸腔ドレナージにおける看護である．さらに術側上肢・胸郭の可動性の回復，肺換気機能低下の防止に関する指導は，看護師がその重要性をいかに認識しているかによって，術後患者のQOL（quality of life）に差をもたらすと思われる．呼吸理学療法と肺換気機能低下防止のための体位療法については，本書Ⅱ章の術前に必要な看護技術と，成人看護学B．急性期にある患者の看護Ⅱ巻のⅩⅧ章．肺切除術を受ける患者の看護でそれぞれ述べているので，ここでは胸腔ドレナージにおける看護と術側上肢・肩の運動に関する看護について述べる．

1 胸腔ドレナージ

胸腔ドレナージとは胸腔内に貯留した空気や液体を体外に持続的に誘導することをいう．胸腔は生理学的には胸腔内圧がつねに陰圧であり，それが弾性のある肺を持続的に膨張した状態に保っている（胸腔内圧：通常，吸息時 $-8\,cmH_2O$，呼息時 $-5\,cmH_2O$ 程度で変動）．種々の原因で胸腔内圧が陰圧に保てない場合には肺は膨張できず，ひいては肺の換気機能が障害される．肺手術の場合，開胸術によって胸腔内に空気や液体（血液，浸出液，漏出液，膿）が貯留したり，胸壁が開放されることにより肺が部分的あるいは完全に虚脱する．これら胸腔内の陰圧を妨げる空気や液体を排除し胸腔内圧を陰圧に保ち，肺の再膨張を促す方法の一つが胸腔ドレナージである．

1 目 的

①胸腔内に貯留した空気や液体（血液，浸出液など）を排除して，虚脱肺の再膨張を促す．それによって静脈還流量を増し，呼吸・循環器系を改善する．
②空気や血液の排出量を経時的に観察して，術後出血が持続する場合，再手術の必要性を早期に判断する目安とする．
③排液の性状を観察し，虚脱肺をもたらしている原因を究明する．
④貯留液による炎症や感染を予防すること．
　などである．

2 適 用

胸腔ドレナージは，気胸，血胸，胸水貯留，膿胸，乳糜胸がある場合などに空気，血液，浸出液を除去するために適用される．開胸術後患者には必ず胸腔ドレーンが留置される．

3 アセスメントの視点

吸引中には，吸引の効果に関する情報とチューブにより拘束されている患者の身体・心理・生活面に関する情報を得て，ドレナージの効果と患者の安寧についてアセスメントすることが必要である．次のような観察をして吸引中の患者の状態を総合的にアセスメントする．

①ドレナージが効果的に行われているか，ドレナージ経路に異常がないか：ドレーンの屈曲・閉塞・呼吸性移動・接続部の空気もれ（air leakage）の有無，正確な吸引圧の保持，適切な体位の状態
②肺手術後の出血性ショックの徴候はないか：排液の量と性状およびバイタルサインの異常の有無
③肺の再膨張の状況：呼吸状態，呼吸音，X線写真，パルスオキシメーター値（動脈血酸素飽和度：SpO_2），動脈血ガス分析の所見
④ドレーン挿入・吸引圧による疼痛・不快症状はないか．
⑤ドレーン挿入による感染の徴候はないか．
⑥持続吸引中における身体の可動性の障害の部位・程度と予防策の状況：ドレーン接続によりADLが制限され，かつ手術による患側上肢の可動性低下のおそれがあるのでその両面からの観察
⑦患者の認知と精神的ストレスの状況：体動によるドレーン抜去に対する不安，ドレナージ期間と回復状態に対する不安，ドレーン接続によるADLの制限の状況と拘束感など個人差の大きい心理状況を患者の背景を考慮に入れて観察
⑧ドレナージにより起こるおそれのある合併症とその予防策はとられているか：肺膨張不全，皮下気腫，血腫，緊張性気胸・不整脈，膿胸（感染症），無気肺などについて観察する．

4 方 法

ドレナージにおける看護の方法の概略は，図Ⅸ-1のようにまとめることができる．

ドレーン挿入部位は，目的・患者の状況に応じて医師により種々決定される．胸腔内持続吸引の場合，空気の排除には第2または第3肋間鎖骨中央線が，血液や胸水の排除には第6または第7肋間腋窩中央線が選ばれることが多い（図Ⅸ-2）．

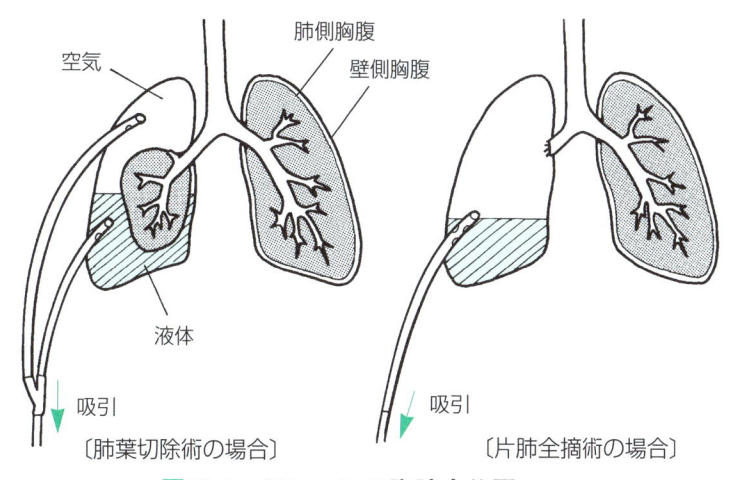

図Ⅸ-2 ドレーンの胸腔内位置

注）胸腔：胸膜が肺の表面を直接包み（肺側胸膜），肺門のところで折れ返って，胸壁の内面を覆って（壁側胸膜）形成されている腔．

IX 肺切除患者への看護技術

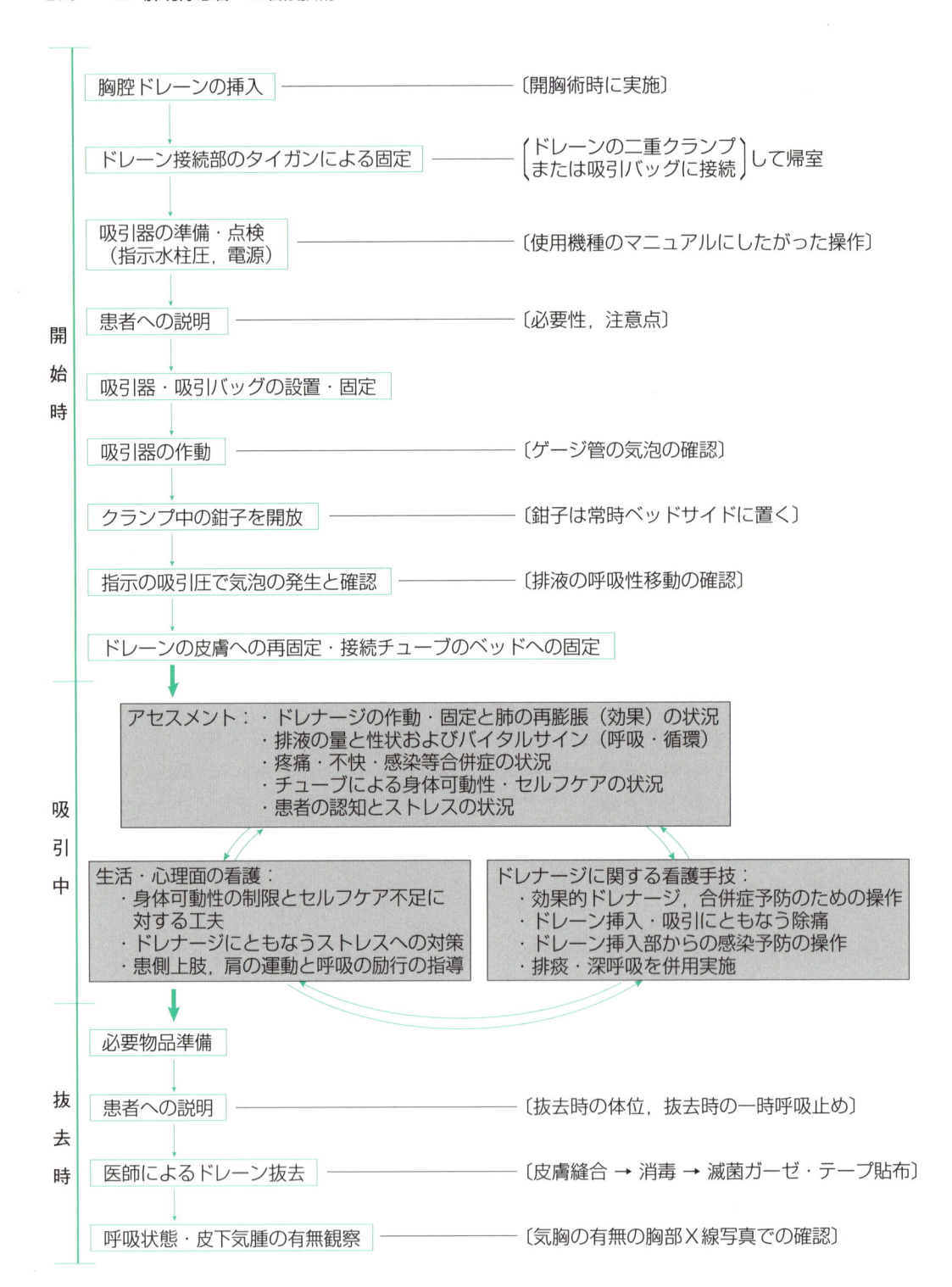

```
開始時
├─ 胸腔ドレーンの挿入 ──────────〔開胸術時に実施〕
├─ ドレーン接続部のタイガンによる固定 ──{ドレーンの二重クランプ または吸引バッグに接続}して帰室
├─ 吸引器の準備・点検（指示水柱圧，電源）──〔使用機種のマニュアルにしたがった操作〕
├─ 患者への説明 ──────────〔必要性，注意点〕
├─ 吸引器・吸引バッグの設置・固定
├─ 吸引器の作動 ──────────〔ゲージ管の気泡の確認〕
├─ クランプ中の鉗子を開放 ─────〔鉗子は常時ベッドサイドに置く〕
├─ 指示の吸引圧で気泡の発生と確認 ──〔排液の呼吸性移動の確認〕
└─ ドレーンの皮膚への再固定・接続チューブのベッドへの固定

吸引中
┌─ アセスメント：・ドレナージの作動・固定と肺の再膨脹（効果）の状況
│               ・排液の量と性状およびバイタルサイン（呼吸・循環）
│               ・疼痛・不快・感染等合併症の状況
│               ・チューブによる身体可動性・セルフケアの状況
│               ・患者の認知とストレスの状況
│
├─ 生活・心理面の看護：            ドレナージに関する看護手技：
│  ・身体可動性の制限とセルフケア不足に  ・効果的ドレナージ，合併症予防のための操作
│    対する工夫                    ・ドレーン挿入・吸引にともなう除痛
│  ・ドレナージにともなうストレスへの対策 ・ドレーン挿入部からの感染予防の操作
│  ・患側上肢，肩の運動と呼吸の励行の指導 ・排痰・深呼吸を併用実施

抜去時
├─ 必要物品準備
├─ 患者への説明 ──────────〔抜去時の体位，抜去時の一時呼吸止め〕
├─ 医師によるドレーン抜去 ─────〔皮膚縫合 → 消毒 → 滅菌ガーゼ・テープ貼布〕
└─ 呼吸状態・皮下気腫の有無観察 ──〔気胸の有無の胸部X線写真での確認〕
```

図IX-1　胸腔ドレナージ患者の看護

使用物品

ドレーン挿入手技（消毒，麻酔，切開，縫合など）に必要な物品とドレナージ用物品とが必要であるが，肺切除術ではドレーン挿入までは手術手技の一環としてなされるので，次のようなドレナージ用物品を準備する．

- 胸部用吸引カテーテル（胸腔ドレーン）
- 接続管
- 接続用チューブ
- 吸引用装置（吸引器，ボトル，バッグなど）
- タイガン
- ドレーン鉗子（ドレーン1本に対して2本）
- ミルキングローラー
- 絆創膏
- 滅菌蒸留水等

a）吸引用装置の種類と原理

① 単純な水封式（water-seal）と吸引式（suction）ドレナージの2種類がある（図Ⅸ-3）．
② 水封式ドレナージは，胸腔と大気が自由に交通することを防ぐためのもので，もっとも単純な装置は1つびんの装置である．排液量が多くなるとガラス管が排液のために水中に深くなるため，吸引圧を一定に保つにはその都度ガラス管の位置を修正しなければならない．
③ 吸引式ドレナージは各種あるが，基本的な様式は2連びん装置である．
④ 3連びん装置にすると，水封びんが排液貯留の影響を受けることがなくなるので安定したドレナージが続けられ，また吸引圧調節びんと水封びん内の水位差を見ることにより，胸腔内圧の判定ができる利点がある．
⑤ さらに4連びん装置は吸引器が故障しても補助の水封システムが働き，吸引器と吸引圧調節びんとの接続が外れても，本来の水封システムが開放性気胸の発生を防ぐことができる理想的なシステムである．
⑥ 水封びん，貯留びん，吸引圧調節びんが組み込まれ一体化されたものが低圧持続吸引器とプラスチック製のディスポーザブルドレナージシステムとして市販されており，たとえばメラサキューム，プルーエバッグ，アーガイル二重水封装置等がある．
⑦ 肺切除後の胸腔ドレナージは，生命維持に直接関係する処置であるので，吸引装置の原理やその取り扱いに熟知して正しく操作するとともに，患者の状態の経過観察とその状況判断が非常に重要である．
⑧ また患者は，吸引装置と連結されたストレスの強い状態に置かれながら，その間術後の回復のために積極的な呼吸訓練，体位変換，上肢運動，自立に向けた食事，排泄，清潔などを段階的に進めることを要求される時期でもある．患者の十分な理解を得て，その安寧を看護の目標に置きながら，ドレナージにともなう事故防止への配慮をし，効果的なドレナージにつとめることが必要である．

留意事項

a）効果的なドレナージ・肺の再膨張・呼吸器系合併症予防

① 胸腔ドレーンの接続部が外れないように，タイガン，テープなどでしっかり固定する．挿入部は皮膚に縫合固定されているが，さらに1か所皮膚に絆創膏固定をし，抜去予防につとめる（図Ⅸ-4）．
② 吸引の作動の有無を確認する．水封びんの液面が呼吸性移動をしているか，また吸引器の調節びん・ゲージ管内にブクブクと気泡の発生（1秒間数回程度）があるかを確認する．吸引圧調節セット内には，吸引圧調節用ガラス管からつねに空気が吸い込まれており，徐々に吸引圧調節セット内の水が減るので，定期的に水柱圧を点検し，水を追加し，指示吸引圧を維持する（図Ⅸ-5）．
③ ドレーンの屈曲や閉塞を定期的に点検し，排液が急になくなった場合は凝血塊による閉塞を疑い，必要時，排液管のミルキングやストリッピングを行う（ただし，これらは胸腔内に過度の陰圧を発生することがあるから常用は好ましくない）（図Ⅸ-6）．
④ 吸引圧は指示圧（－10～－15cmH$_2$O程度）になっていることを定期的に観察し，また接続チューブにたわみのないように注意して指示圧を保持する（図Ⅸ-4）．

水封式（water-seal）

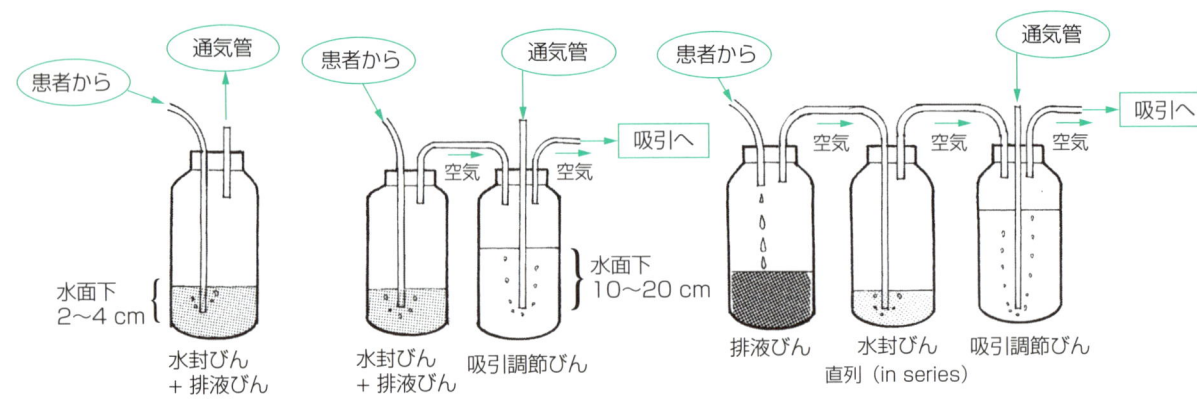

水面下 2～4 cm

水封びん ＋ 排液びん

・びん（またはプラスチックバッグ）に2本の管を接続して、うち1本は水面下2～4 cmに位置させる。この管に胸腔ドレナージチューブを接続する。もう1本の管は胸腔からの空気抜き（air vent）である。

注）ビン内の水は滅菌水を使用し、無菌操作で接続する。

吸引式（suction）2連びんシステム

水面下 10～20 cm

水封びん ＋ 排液びん　吸引調節びん

・胸腔ドレナージチューブを水封式ボトルに接続し、そのair ventを吸引圧調節びんに接続して、吸引器で吸引する方法である。

吸引式（suction）3連びんシステム

排液びん　水封びん　吸引調節びん
直列（in series）

・3つのびんの配列のしかたにより、直列と並列と呼ばれる2種類があり、それぞれ利点と欠点を有する。

＜直列＞
利点：非吸引時に水封式システムが自動的に働き、また吸引時に胸腔からの空気排出の程度を目で認知できる。
欠点：閉鎖回路のときに吸引器が故障すると、緊張性気胸が発生する。

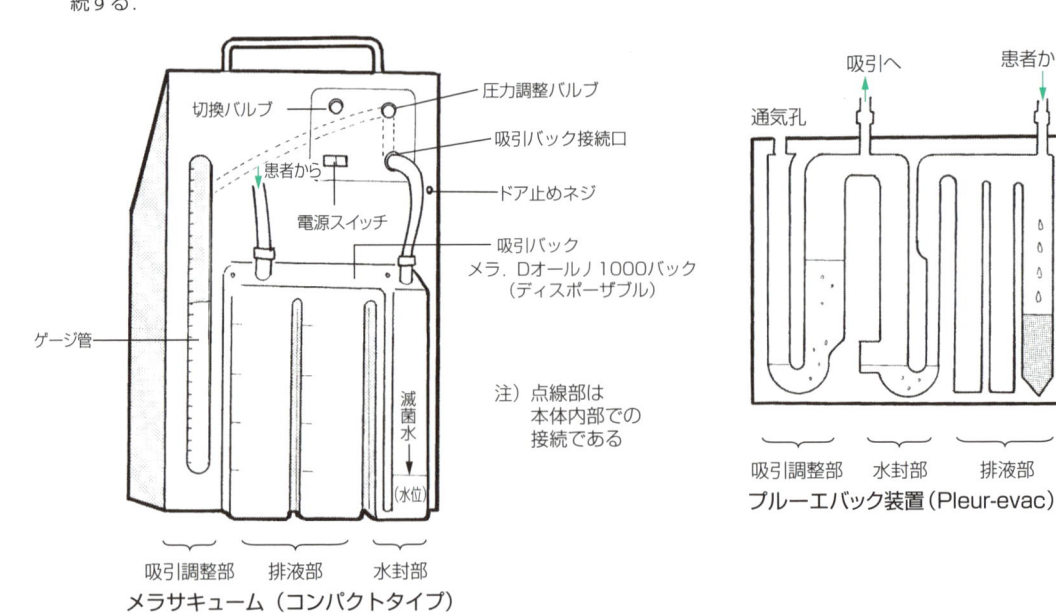

メラサキューム（コンパクトタイプ）

プルーエバック装置（Pleur-evac）

図Ⅸ-3　ドレナージの方法—原理と装置例

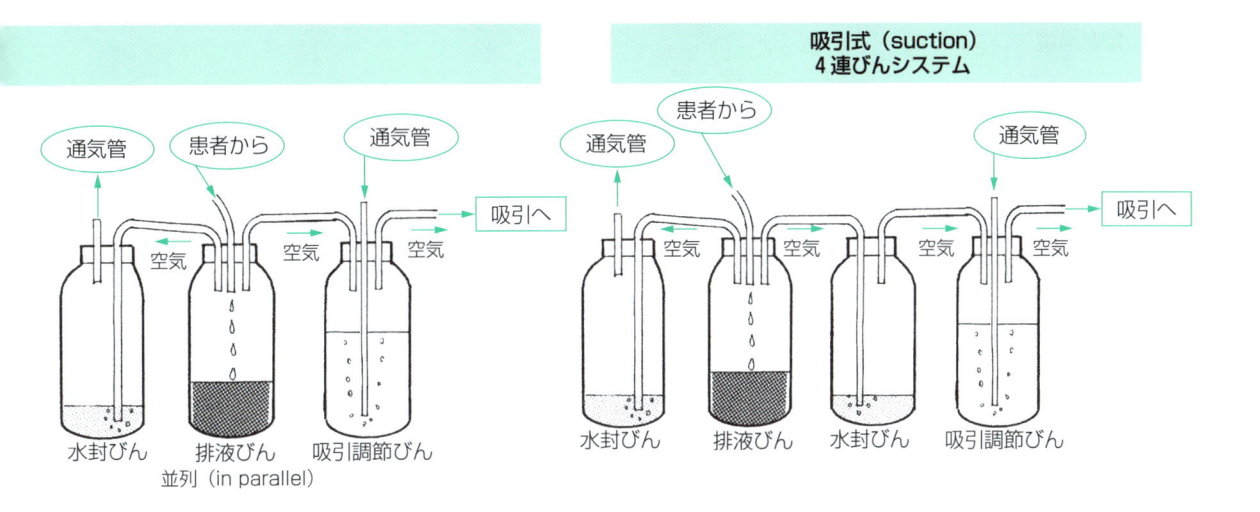

IX 肺切除患者への看護技術　173

吸引式（suction）
4連びんシステム

＜並列＞
利点：直列の「欠点」のおそれはない．
欠点：非吸引時は排液びんと吸引調節びんとの接続チューブをクランプする必要がある．吸引器と吸引調節びんとの接続部が外れると開放性気胸を生ずる．

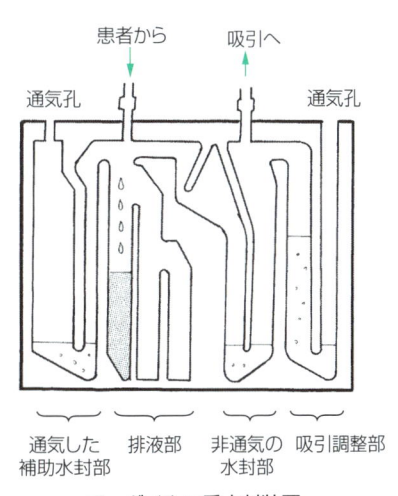

アーガイル二重水封装置

図IX-3　ドレナージの方法—原理と装置例（つづき）

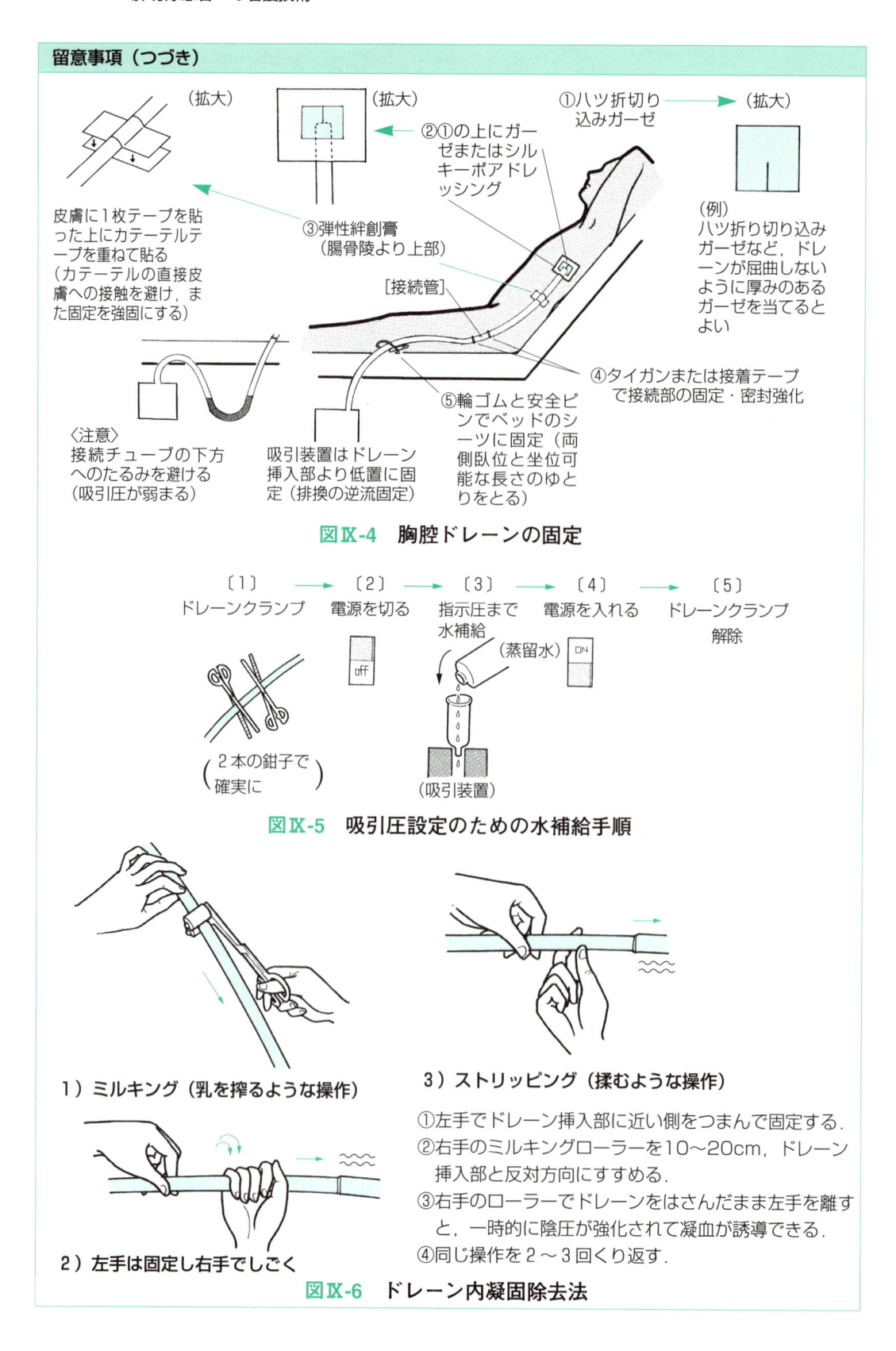

留意事項（つづき）

図IX-4　胸腔ドレーンの固定

- ①ハツ折切り込みガーゼ
- ②①の上にガーゼまたはシルキーポアドレッシング
- ③弾性絆創膏（腸骨陵より上部）
- ④タイガンまたは接着テープで接続部の固定・密封強化
- ⑤輪ゴムと安全ピンでベッドのシーツに固定（両側臥位と坐位可能な長さのゆとりをとる）

（例）ハツ折り切り込みガーゼなど，ドレーンが屈曲しないように厚みのあるガーゼを当てるとよい

皮膚に1枚テープを貼った上にカテーテルテープを重ねて貼る（カテーテルの直接皮膚への接触を避け，また固定を強固にする）

〈注意〉接続チューブの下方へのたるみを避ける（吸引圧が弱まる）

吸引装置はドレーン挿入部より低置に固定（排液の逆流固定）

[接続管]

図IX-5　吸引圧設定のための水補給手順

〔1〕ドレーンクランプ（2本の鉗子で確実に）→〔2〕電源を切る→〔3〕指示圧まで水補給（蒸留水）（吸引装置）→〔4〕電源を入れる→〔5〕ドレーンクランプ解除

図IX-6　ドレーン内凝固除去法

1）ミルキング（乳を搾るような操作）

2）左手は固定し右手でしごく

3）ストリッピング（揉むような操作）
①左手でドレーン挿入部に近い側をつまんで固定する．
②右手のミルキングローラーを10～20cm，ドレーン挿入部と反対方向にすすめる．
③右手のローラーでドレーンをはさんだまま左手を離すと，一時的に陰圧が強化されて凝血が誘導できる．
④同じ操作を2～3回くり返す．

留意事項（つづき）

⑤ドレナージびんはつねに挿入部より低く保ち，万一の逆流を防止する．またびんが排液で満たされれば交換する．2本のドレーン鉗子でドレーンを止めて（図Ⅸ-7），すばやく吸引びんと接続チューブを外し交換する．あらかじめウォーターシールにする場合もある．

⑥停電時やコンセント，接続管が万一外れたときは，空気の流入を防ぐためすぐにドレーンの患者に近い部位を鉗子で止める．ドレーン鉗子はいつでも使えるようにベッドサイドに2本用意しておく．

⑦ドレーンのクランプ中に強い咳をすると緊張性気胸（図Ⅸ-8）の危険性があるので避ける．またウォ

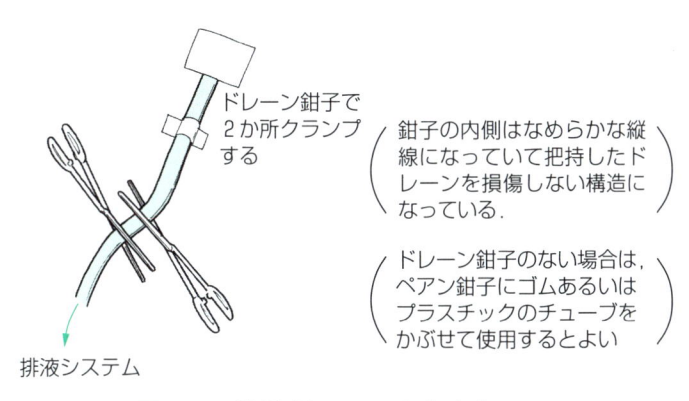

図Ⅸ-7　胸腔ドレーンの止め方

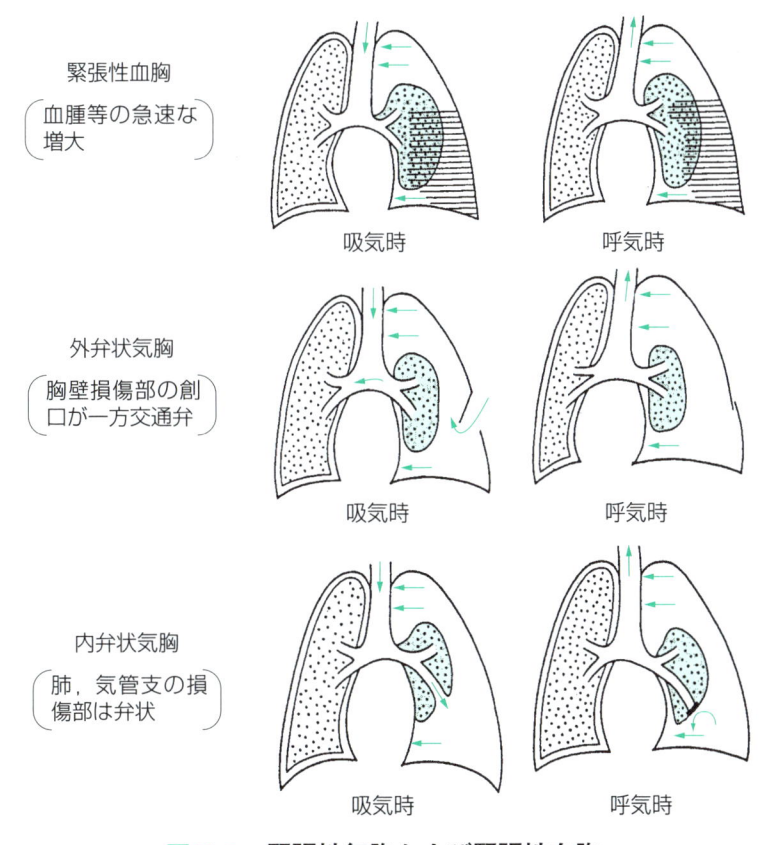

図Ⅸ-8　緊張性気胸および緊張性血胸

留意事項（つづき）

ーターシールまたはクランプ中は呼吸音に注意する．
⑧患者の移動時はウォーターシールとする．あるいはドレーン鉗子で止めて行うが，エアリーク（表Ⅸ-1）のある患者には緊張性気胸を起こす危険があるため，クランプを禁止する．
⑨経時的に排液量，性状の観察と記録をする．通常，血液量が200mℓ/時間以上，あるいは3～4mℓ/kg/時間以上が2時間持続し減少傾向が見られなければ，再開胸止血が行われるので，観察して医師に報告する．排液量は通常，術直後の2時間におおよそ100～300mℓ，次の数時間を過ぎると50mℓ/時以下に減少する．性状は，術直後には血性で次第に漿液血性，さらに2～3日で漿液性になる．
⑩経時的にバイタルサイン，呼吸音，SpO₂値，動脈血ガス分析値，皮下気腫（表Ⅸ-2）の有無と範囲を観察する．また胸部Ｘ線写真（肺の再膨張，ドレーンの位置，縦隔の偏位，無気肺など），ドレナージの状況（排液状態，吸引システムの作動状態）の観察を行い，合わせて総合的な肺換気機能状態を判断する．

表Ⅸ-1　エアリーク（air leakage，空気もれ）の観察

1. 肺・気管の断端部，胸膜穿孔部から胸腔内への空気のもれをいう．
2. 持続的胸腔ドレナージでは，もれの存在と大体の量を知ることができ，手術への変更やチューブの抜去など治療方針を決定するのに有用な情報となる．
3. 観察（例）
   1) 水封部より気泡が立ち，また呼気時にシューシューという空気もれの聴診音をきく．
   2) 吸引調節びんに発泡が起こっていない場合，
      原因　①吸引力が不十分
            ②ドレナージびんまたは接続部からの空気もれ
            ③肺からの空気もれが多量
      観察：胸腔ドレーンを胸壁の近くで鉗子でクランプしてみる．→吸引調節びんがブクブクと空気を吸い込みだした場合→吸引力は十分あり，少なくとも鉗子のところまでは気密であることがわかる．

表Ⅸ-2　皮下気腫（subcutaneous emphysema）の観察

1. 皮下気腫とは：皮下の粗な結合織に空気が貯留し，皮膚が軟らかく膨隆した状態．
2. 観察：触診により握雪感（雪を握るような感触）．
   聴診により捻髪音（髪を指でもむときのような音）．
   皮下気腫の範囲は，皮膚に印付けして増減を観察する．
3. 一般に時間経過にともない自然に消失するが，肩から頸部に向けて増強するようなら医師に報告する．

注）緊張性気胸（tension pneumothorax）のメカニズム
・胸膜の開口部が弁様の作用を示し，呼気時には胸腔内が陰圧になるために胸腔内に空気が入るが，呼気時には開く口部が閉じるため，胸腔内圧は陽圧となる．
　→流入した空気の出口がないので，胸腔内の空気量が増加し，呼吸をするたびに患側肺の虚脱が進む．
　→縦隔内容（心，大血管，気管，食道）が偏位し，対側の肺を圧迫し，急性呼吸不全を起こす．
　→縦隔偏位が起きると，大血管のねじれや伸展のため，静脈環流が低下し，心拍出量・血圧も低下する．
　→心不全や呼吸不全が進行し，放置すれば死に至る．
・観察される症状：呼吸困難，患側胸壁運動の消失，呼吸音の消失，頻脈，血圧低下，チアノーゼ，精神的興奮など

留意事項（つづき）

⑪強制咳嗽を促し，深呼吸・息こらえ法（息をこらえた直後には自然に深い吸気をすることを利用）等により肺換気能力の増大をはかるよう指導する．
⑫術後バイタルサインが安定したら，患者をセミファウラー位，ファウラー位にして横隔膜を下げ，呼吸運動と肺の膨張を促す．日中は坐位にし，早期離床をはかるよう指導・援助をする．

b）ドレナージにともなうストレス緩和
①ドレーン挿入中の患者の重症感，苦痛，不安などをつねに念頭に置いて，個々の患者の気持ちを傾聴し，理解しながら援助する．
②患者にドレナージの必要性，処置内容，注意点などを十分に説明し，患者自身も治療に参加している自覚を持てるようにする．
③ドレナージにともなう苦痛症状を把握して緩和策を工夫し，また患者の拘束感に対しては，たびたび訪室して対話を密にする．

c）ドレーン挿入・吸引にともなう疼痛・不快感の軽減
①開胸術では筋肉の切離，肋間神経の損傷，胸膜切開，さらに挿入した胸腔ドレーンによる刺激が加わり，他の手術創に比べて特に疼痛が強い．硬膜外チューブからの持続的な除痛がはかられるので，患者の状態を観察する．
②痛みによって浅い呼吸をし，気管内分泌物の貯留や肺換気量の減少をきたさないために，患者に痛みを我慢しないよう説明する．
③強制咳嗽・深呼吸・体位変換などのときは，ドレーン挿入部位周囲を手で保護して痛みをやわらげる援助をする．枕やバスタオルなどを効果的に利用して安楽をはかる．
④疼痛・不快感の原因を把握し，吸引圧に原因のある場合は医師に報告する．

d）身体可動性の制限とセルフケア不足を最小にして，術後回復に向けた生活を最大限可能にする
①接続チューブにゆとりをとり，不必要な抑制をせず，体動が無理なくできるようにする．
②ドレーン挿入中は胸郭運動を抑制しがちであるので，呼吸理学療法の励行を指導・援助する．
③ドレーン挿入側（患側）の肩関節・上肢の運動を怠りがちになるのでこれらの運動の積極的な指導・援助をする（ガーゼ交換時から上肢挙上をさせるなど）．
④術後早期から坐位を促すことが多いが，食事，排泄，清潔，整容などベッド上で行う場合の患者個々の条件に応じた動作が円滑にできるようにチューブの固定法などきめ細かな援助方法を工夫する．
⑤ドレナージ施行中の歩行が許可された場合には，クランプした吸引バッグをドレーン挿入部より低く保持するように患者に指導する．

e）ドレーン挿入部からの感染の予防
①挿入部のチューブ・周囲の皮膚を消毒し，無菌的に保護する．
②吸引びん内および接続チューブの先端を無菌に保ち，びん内などに使用する水は滅菌水とする．また，吸引びんは創部より下位に置いて，逆行性感染を予防する．
③挿入部の皮膚の状態（発赤・腫脹・疼痛），排液の性状（膿性・悪臭），体温上昇，白血球数，CRP値など，局所・全身の感染症状の観察をする．

実施方法

a）胸腔ドレナージ開始までの方法

胸腔ドレーン（ソラシックカテーテル，thoracic catheter）は，手術室で胸腔内へ挿入，皮膚に固定されるので，鉗子で2か所をクランプする．あるいは陰圧持続吸引バッグ（ディスポーザブル吸引バッグ）を準備し，ドレーンと吸引バッグを接続して帰室（ICUまたは病室）する．医師により，タイガンでドレーン接続部が固定される．

① 吸引器は指示水柱圧，電源などをあらかじめ点検しておき，患者到着後すぐ患者に，その反応を確かめながら適切な説明を行い，低圧持続吸引器の接続管にしっかり接続する（手術室でセットしてくる場合もある）．
② 吸引器を作動させ，ゲージ管の気泡がでていることを確かめた後，クランプしていた鉗子を外す．
③ 胸腔ドレーンは通常，肺葉切除術では2本，片肺全摘除術では1本挿入されており，一側の胸腔に2本のドレーン留置の場合は，一般にY接続管などで，1本にまとめて同一吸引圧で行われることが多い．吸引圧は医師の指示にしたがって正確に実施する（通常，肺葉切除術では－10～－15cmH$_2$O，肺全摘除術では－5cmH$_2$Oで吸引する）．

b）吸引中の方法

ドレナージの効果と患者の安寧とを看護の視点としたアセスメントおよび目標にそった方法で看護を実践する．詳細は，②留意事項で前述した．

c）抜去時の方法

胸腔ドレーンの抜去時期は，肺が再膨張していることを確認して決める（表Ⅸ-3）．

① 必要物品の準備：スキントレイ（消毒綿球，滅菌ガーゼ，滅菌ピンセット，滅菌ハサミ），縫合トレイ，局所麻酔薬，滅菌手袋，滅菌穴あきシーツ，サージカルテープ，ドレーン鉗子，万能シーツ．
② 患者にドレーン抜去について説明し，体位をセミファウラー位または側臥位にする．
③ 万能シーツを敷く．
④ チューブを2本のドレーン鉗子で遮断する．
⑤ 医師がドレーン挿入部を消毒した後，局所麻酔下に挿入部皮膚に縫合糸をかけるので，その介助をする．
⑥ 医師によりドレーンを固定していた縫合糸が切られ，患者に深呼吸後に最大呼気の状態で呼吸の一時停止が指示され，息をこらえている間にすばやくドレーンが抜去される（最大呼気時には，大気と胸腔内の圧差が少ないので，抜去時の大気流入の危険性を避けられるためである）．
⑦ 医師によるドレーン抜去後のすばやい皮膚縫合の後に，縫合部を消毒し，滅菌ガーゼとテープで固定する．
⑧ 患者に終了を告げ，呼吸音，呼吸状態，皮下気腫の有無などを観察する．
⑨ 抜去操作による気胸の有無を胸部X線写真で確認する．

表Ⅸ-3　胸腔ドレーンの抜去時期

1. 胸部X線像で肺が再膨張している．
2. ドレーンからの排液量が1日100m*l*以下，性状が漿液性となる．
3. 呼吸状態に異常がなく，SpO$_2$動脈血ガス分析値の回復が見られる．
   通常，術後24～72時間に，医師による総合判断で抜去される．

5 実施後の観察・評価

①有効なドレナージによって肺の再膨張が得られ，術後48〜72時間でドレーンが抜去され，呼吸器系合併症が発現しなかったか．
②患者・家族に，ドレナージに対する重症感や不安などのストレス状態を示す言動がなかったか．
③ドレーン挿入・吸引にともなう疼痛・不快感がコントロールされていたか．
④吸引中における動作の制限を最少にして，術後回復に向けての生活が最大限円滑にできたか．
⑤ドレーン挿入による感染が発現しなかったか．

② 術側上肢・肩の運動

肺切除術（開胸術）で切断される筋肉は，一般に僧帽筋，大菱形筋，前鋸筋，広背筋である（図IX-9）．これらの筋群は肩甲骨をいわば形成しており，体幹の姿勢を保ち，頸部，肩関節，上肢，胸郭の運動機能に関連しているので，切断された機能がもとにもどらないと機能低下や姿勢の変形をきたす．また，これらの筋層は本来なめらかに重なっているが，切断され縫合されると縫合線にそって筋層が早期に癒着する傾向にある．したがって術後の運動は，早期より始めて退院後まで継続されることが必要である．

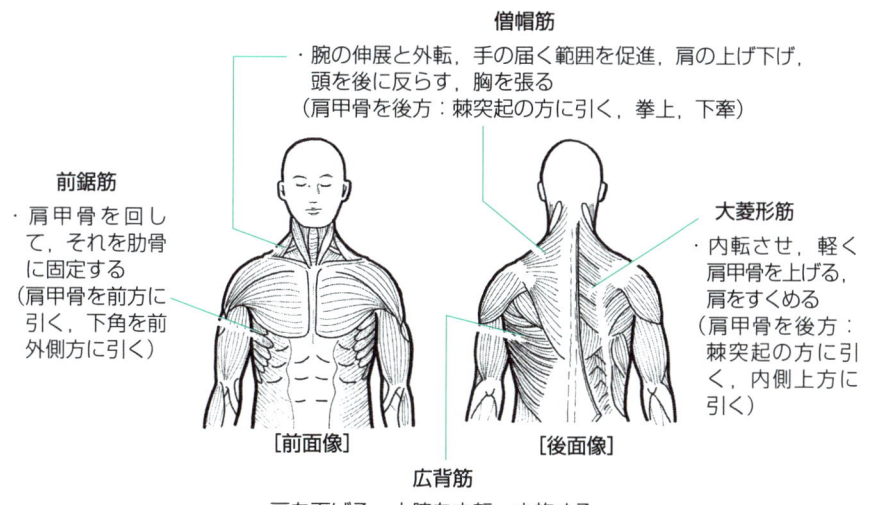

僧帽筋
・腕の伸展と外転，手の届く範囲を促進，肩の上げ下げ，頭を後に反らす，胸を張る
（肩甲骨を後方：棘突起の方に引く，挙上，下牽）

前鋸筋
・肩甲骨を回して，それを肋骨に固定する
（肩甲骨を前方に引く，下角を前外側方に引く）

大菱形筋
・内転させ，軽く肩甲骨を上げる，肩をすくめる
（肩甲骨を後方：棘突起の方に引く，内側上方に引く）

広背筋
・肩を下げる，上腕を内転・内旋する
（肩甲上腕関節運動に関与：伸展・内転・内旋）

[前面像]　[後面像]

図IX-9　開胸術によって侵襲される筋肉とその機能

1 目 的

①手術で切断・縫合された筋層間の癒着形成を防ぐ．
②肩関節の拘縮や筋肉の萎縮を防ぎ，機能不全や疼痛などの後遺症を予防する．
③頸部，肩関節，上肢，胸郭の運動を円滑にし，呼吸運動の障害を防ぐ．
④運動によって精神状態を開放し活発にする．

2 適 用

開胸術後の患者に，上記の目的で適用する．

3 アセスメントの視点

指導していくうえで経時的に把握しておくべき情報として，①患者の認識のしかた（運動の必要性や方法に対する理解力，不安，積極性等），②疼痛の状況，③バイタルサイン・全身状態，④術側の上肢・肩関節の可動範囲，⑤ADLの可動状況，⑥姿勢の変形の有無，⑦自動運動の実施状況，⑧患者の自己評価の実施状況，⑨家族の支援状況などがあげられる．これらを総合して，運動の種類や進め方をアセスメントし，同時に看護の目標の達成状況をアセスメントする．

4 方 法

使用物品
●ロープ（必要時）　●座椅子（必要時）
留意事項
術後の運動機能回復訓練に関しては，患者が積極的に実践する姿勢が前提条件となる．したがって術後の患者の身体的，心理・社会的状況を考慮しながら指導していくことになる． a）上肢・肩関節の運動機能が通常の可動域に回復する ①術前の関節運動の範囲（可動域）を測っておくと術後の機能レベルの評価に役立つ． ②術後は術式，手術経過に応じて個々に医師と連絡をとって標準プログラムの検討をして，患者に指導する（術前の呼吸機能を保持できる状態であれば，術前の活動レベルに回復することは十分可能である）． ③他動運動では，声をかけて患者の腕を支えて援助する（ガーゼ交換時の術側上肢の挙上はよい機会）．また自動運動では実施しやすいように見本を示して指導する． b）患者が積極的に日課として運動機能訓練を継続する ①術前オリエンテーションにおいて呼吸理学療法と合わせて運動機能訓練の必要性を説明し，心構えができるようにする． ②患者はしばしば痛みのために肩の運動を避けようとするので，あらかじめ疼痛の緩和ケアを行うことにより，患者の意欲を高め，訓練効果を上げる． ③毎日の運動は苦痛をともなうので，持続できるように工夫する（例：シンプルで効果的な運動，運動

留意事項（つづき）

のチェックができる日課表の作成，運動の意義をくり返し指導するなど）．
④患者と家族（重要他者）の不安を十分聴き，情緒の安定した状態で実施できるように支援する．

c）姿勢に変形をきたさない
①患者の歩行時の姿勢を観察し，よい場合，悪い場合の両方とも患者に看護師の評価を伝える．
②立位・歩行の姿勢，上肢・肩の運動を意識的に鏡の前で観察するように患者に勧める．

d）患者が日常生活の中に意図的に訓練を取り入れる
①患者の生活に必要な物品やサイドテーブルを術側において術側上肢をつねに使う環境をつくり，術側上肢を意識的に使うように指導する．
②ベッドの足部にひっぱり綱（ロープ）をつけて坐位をとるとき，術側の腕で身体を起こすように指導する（通常，術後のバイタルサインが安定すれば，患者は坐位をとることができる）．

e）患者が退院後も自己評価できる
①患者の運動が正確に行われているかを観察し，順調な進行を喜び，妨げの要因があればともに原因を追求して，退院後も実施後の自己評価ができる方向へと指導する．
②自己評価は，以下の点について行うとよいことを指導する．
- 上肢・肩関節の運動機能が通常の可動域に向かって回復しているか．
- 積極的に日課として運動機能訓練を継続しているか（体位療法と合わせて）．
- 立位・歩行の姿勢に変形が見られないか．
- 日常生活の中に意図的に訓練を取り入れているか．

実施方法

a）運動機能訓練の種類
開胸術後の特殊な術側の上肢と肩の運動には，ベッドに臥床中でも可能な図Ⅸ-10のような方法や比較的簡単に実施できる図Ⅸ-11のような運動がある．また術後の経過を追って実施できる運動の標準プログラムもある（図Ⅸ-12）．

b）運動機能訓練の進め方
一般に，麻酔覚醒4時間後から術側の上肢や肩の他動運動を始める．術後24時間は，4〜6時間ごとに他動運動を少なくとも2回ずつ実施する．自動運動は患者の状態と医師の許可を得て，できるだけ早期に実施する．多くは術後1〜2日目から積極的に上肢，肩，頸部の運動を始める．術後2〜3日目からは，2時間ごとに10〜20回の自動運動を実施する．標準プログラムをもとに個々の患者のスケジュールを検討し，指導して実施する．

実施方法（つづき）

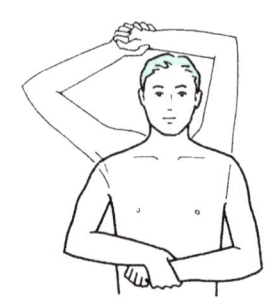

①腕を肘で曲げて手を腹の前へ持っていき，その腕の手首を健側の手でつかみ，弧を描くように頭上に持ち上げる．そしてもとの位置にもどす（術側の腕を曲げる運動）．さらに腕を上げながら吸気，下げながら呼気をする（呼吸の運動）．

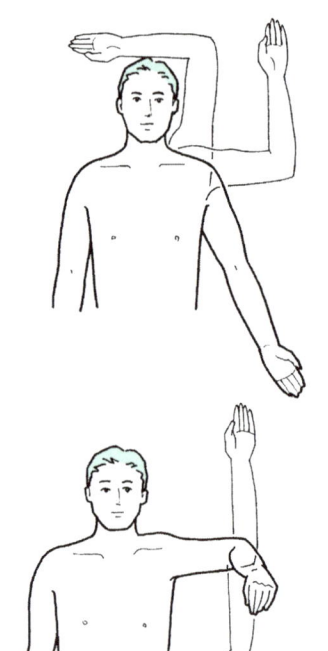

②術側の腕を体側において手のひらを上に向け，ついで外方に弧を描くように腕を頭上に上げる．そしてもとの位置にもどす．寝ながら腕をマットレスの上を滑らせるようにして行う（肩の外転・内転の運動）．さらに腕を上げながら吸気，下げながら呼気をする（呼吸の運動）．

③肘のところで直角に曲げた術側の腕を，横に肩の高さに上げ，腕が弧を描くように後方（手の甲がベッドに触れるまで）に肩を回転する．次に前方（手のひらがベッドに触れるまで）に回転する（肩の外旋・内旋の運動）．

図Ⅸ-10　術側上肢と肩関節の運動
ベッドに寝たままでも実施可能な方法．

実施方法（つづき）

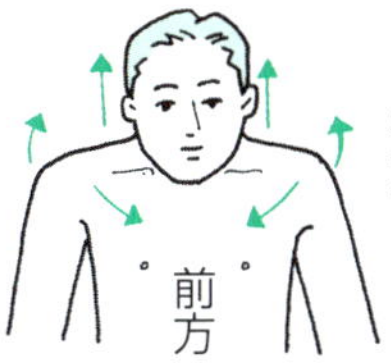

①両肩を上げる（鎖骨と肩甲骨の挙上）。両肩を前方へ突きだし，次にできるだけ後方に引く（僧帽筋・大菱形筋運動）。

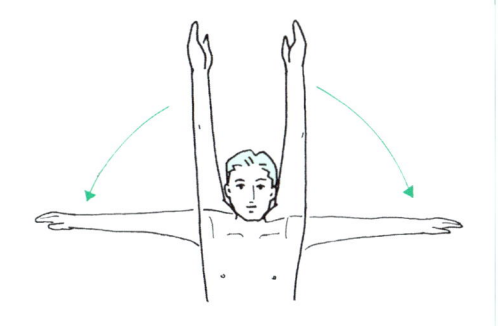

②できるだけ耳に近づける位置に肘を上げ，次に腕を肩の高さで真っすぐに外方に伸ばす（腕の伸展と外転：僧帽筋運動）。

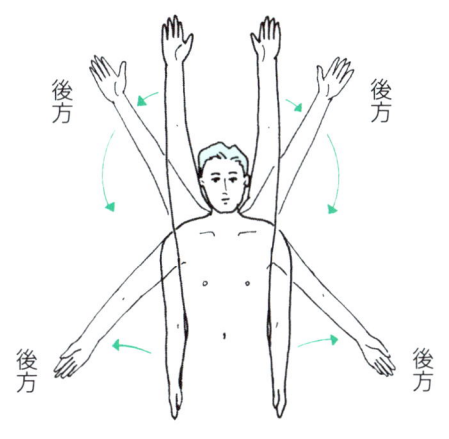

③腕を上後方に伸ばし，次に外方に伸ばして後方に引き，最後に体側に垂らして後方に引く（腕の伸展と外転：僧帽筋運動）。

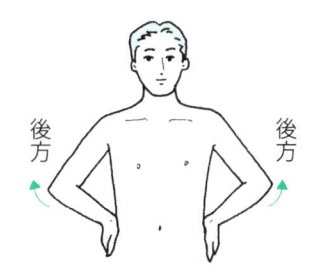

④両手を腰のくびれの部分に当て，肘をできるだけうしろへ引く（肩甲骨を内転し挙上する：大菱形筋運動）。

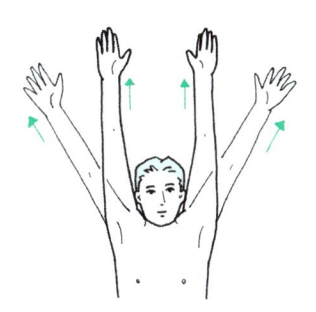

⑤腕を頭上へ伸展させ，上方や外方へ突きだすようにする（胸郭に固定している肩甲骨を回転させる：前鋸筋運動）。

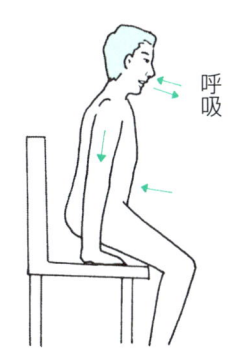

⑥肘掛け椅子に真っすぐに坐り，椅子の肘をつかんで身体が浮き上がるように手のひらを後方に押しつける。次にゆっくり吸気しながら手のひらを下方に押しつけ，両肘が完全に伸びるまで腹を引いて腰を真っすぐにする。この体位をしばらく保持した後，ゆっくり身体を椅子に戻しながら徐々に呼気する。（肩を下げる：広背筋運動と肺の運動）。

図Ⅸ-11　開胸術後の上肢と肩関節の運動

実施方法（つづき）

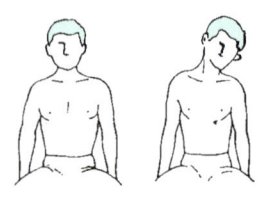

①首の横曲げ（術後1日目より）胸鎖乳突筋，斜角筋の屈伸運動

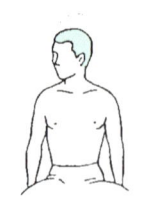

②首の横向き，後引き（術後1日目より）手術側の筋肉を強くし拘縮を予防する．健側横向け，患側胸鎖乳突筋と拮抗するように引く．

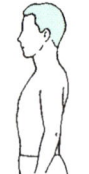

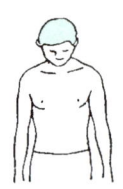

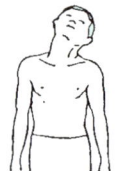

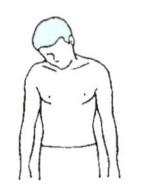

③首の前後運動（術後1日目より）頸の伸筋，僧帽筋の強化

④頸の回旋（術後1日目より）首の筋肉の共同作用

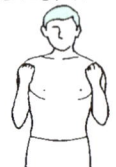

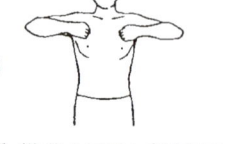

⑤腕の前曲げ，肘の横上げ（術後1日目：介助にて～3日目：介助なし）三角筋，僧帽筋（上げるとき），広背筋（下げるとき）の筋肉の拘縮と萎縮を阻止する．

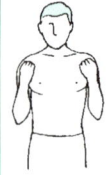

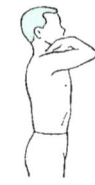

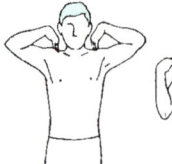

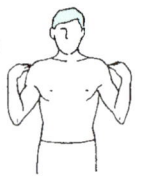

⑥肩関節の回転（術後1日目：介助にて～3日目：介助なし）前から内転筋を伸ばす．

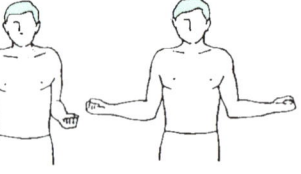

⑦前腕の横向き，肩の筋肉を強くする（術後3日目より）上腕と側胸部を密着させる．

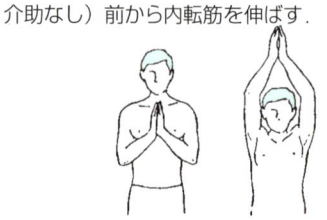

⑧合唱腕上げ（術後3日目：介助にて～介助なし）腕の伸筋の力を強め大胸筋を動かす．

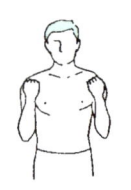

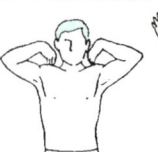

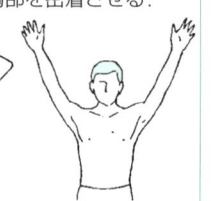

⑨腕の前曲げ，肘の横上げ，腕の斜上げ伸ばし（術後3日目：介助にて～介助なし）

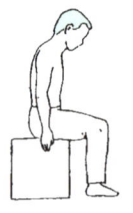

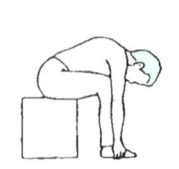

⑩腕の下垂，体の前曲げ，体起こし（術後5日目より）上体の力を抜いて背全体を動かす．

図Ⅸ-12　上肢・肩関節の運動

(田中真理，植木富子（1988）肺がん患者への呼吸訓練の指導，看護技術，34（1），p.39～40，図3，メヂカルフレンド社より引用)

5 実施後の観察・評価

①上肢・肩関節の運動機能が通常の可動域に向かって回復しているか．
②積極的に日課として運動機能訓練を継続しているか．
③立位・歩行の姿勢に変形が見られないか．
④日常生活の中に意図的に訓練を取り入れているか．
⑤患者が退院後も訓練の自己評価ができるか．

　肺手術患者の看護では，特に呼吸理学療法，胸腔ドレナージ，術側上肢・肩の運動訓練，体位療法などの技術を患者の闘病意欲を軸に，相互に関連させ有機的に機能させることによって初めて，開胸術によって障害された肺換気機能が改善されることを，つねに念頭に置いて看護に当たることが大切である．

参考文献

1．延近久子編，延近久子，古賀美貴（1988）わかりやすい看護処置マニュアル，p.30〜35，照林社
2．塩見一成（1990）胸腔ドレナージ，EXPERT NURSE，6（13），p.53〜57，照林社
3．中江純夫，笹生正人（1989）胸腔ドレナージ施行中の患者，臨牀看護，15（9），p.1327〜1332，へるす出版
4．中江純夫（1987）胸腔ドレナージ，救急医学，11（9），p.1126〜1128，へるす出版
5．古瀬彰（1984）胸腔ドレナージ施行の実際，臨牀看護，10（6），p.792〜796，へるす出版
6．中村惠子（1989）ドレナージ療法を受ける患者に起こる看護上の問題，看護技術，35（5），p.7〜9，メヂカルフレンド社
7．入江晶子（1993）ドレナージ，臨牀看護，19（5），p.697〜701，へるす出版
8．Thompson, J. M. 石川稔生他監訳（1990）クリニカルナーシング2　呼吸器疾患患者の看護　診断とケア，p.179〜184，医学書院
9．正津晃他監修，井上宏司，石垣惠子，堀江朝子（1983）図説臨床看護シリーズ4．成人外科Ⅱ，p.95〜98，学習研究社
10．川島みどり他編著（1986）外科系実践的看護マニュアル，p.245〜399，看護の科学社
11．北島政樹，藤村龍子編（2002）系統看護学講座　別巻2　臨床外科看護各論　第6版，p.90〜92，医学書院
12．小坂樹徳他編，谷本普一他（1992）新版看護学全書　第17巻　成人看護学2，p.211〜213，メヂカルフレンド社
13．日野原重明総監修，藤末千鶴，執行フサヨ編（1986）ナーシング・マニュアル　第18巻　術前・術中・術後ケアマニュアル，p.140〜155，学習研究社
14．磯部文子監修，高森スミ他編著（1984）フローチャート式系統別　外科的療法を受ける患者の看護，p.225〜233，学習研究社

15. 宮崎和子監修,富田幾枝編（2001）看護観察のキーポイントシリーズ「急性期・周手術期Ⅰ」一般外科, p.155〜161, 中央法規出版
16. Pamela, L. S. 氏家幸子監訳（1986）臨床看護技術アトラス, p.363〜373, 医学書院
17. Deborah, L. D. et al. 小峰光博他監修, 宮里逸郎他訳（1988）Nurse's Clinical Library 呼吸器, p.104〜115, 医学書院
18. 宮内文子他（1987）胸腔ドレーン—主として肺手術後のドレーンについて—, 看護技術, 33（10）, p.40〜43, メヂカルフレンド社
19. 渡辺加代子（1989）チューブ装着患者の安楽, 臨牀看護, 15（9）, p.1309〜1312, へるす出版
20. Donna, D. I. & Marilyn V. B.（1991）Medical-Surgical Nursing, A NURSING PROCESS APPROACH, SAUNDERS, p.2050〜2054
21. Joan, L. et al. 日野原重明監訳（1984）最新内科・外科系臨床看護学全書Ⅶ 呼吸器編, p.238〜239, 医学書院サウンダース
22. 田中真理他（1988）肺がん患者への呼吸訓練の指導, 看護技術, 34（1）, p.36〜41, メヂカルフレンド社
23. Ulrich S. P. 中木高夫監訳（1992）最新・看護計画ガイド 外科編, p.181〜188, 学習研究社
24. 江川幸二（1998）胸腔ドレーンの管理, 臨牀看護, 24（13）, p.2093〜2098, へるす出版
25. 酒井宏明（1999）胸腔ドレナージ, EXPERT NURSE, 15（13）, p.81〜83, 照林社
26. 下間正隆（2000）エキスパートナースMOOK36 まんがで見る術前・術後ケアのポイント, p.36〜43, 照林社
27. Urden,L.D.&Stacy,K.M.（2000）Priorities in Critical Care Nursing, 3rd Edition, Mosby, Inc. p.241〜242
28. 林明美（2000）特殊処置のQ＆A, 臨牀看護, 26（4）, p.179〜188, へるす出版
29. 小林亮他（2001）肺切除術を受ける肺癌患者の周術期管理と看護, 臨牀看護, 27（2）, p.179〜188, へるす出版
30. 斎藤明子他（2002）, 胸腔穿刺・ドレナージ, 看護技術, 48（5）, p.170〜174, メヂカルフレンド社

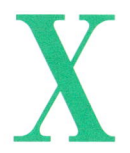

X 牽引を受ける患者への看護技術

牽引療法は，四肢や脊椎の骨や関節に直接または間接的に牽引力を働かせて治療を行う重要な保存的療法の一つである．

近年，早期離床や早期社会復帰を目的として，骨・関節疾患に対しても手術療法が主体となってきたことなどから，牽引療法は，ギプス療法と同様にその実施頻度は減少している．牽引は患者に対して長期間の拘束を余儀なくするものも多く，しかも不注意に行うと苦痛と障害を与える危険性がある．したがって，看護師は牽引療法に対する正しい知識を持って技術を実施し，ケアを行うことが重要である．

1 目 的

牽引は，皮膚を介して四肢や脊椎に牽引力を作用させる介達牽引と，骨に直接作用させる直達牽引があり，その種類別の方法および主な目的と適用を表X-1にまとめた．

（1）介達牽引（図X-5〜8）
①上下肢の転位のない骨折の安静・固定
②関節炎などによる関節の変形の矯正や予防
③骨折，慢性関節リウマチなどの骨・関節の疼痛緩和
④関節脱臼の整復
⑤むち打ち症や軽度な頸椎症に対する安静・疼痛緩和，神経症状の改善
⑥椎間板ヘルニアの整復，神経症状の改善，筋攣縮による疼痛の緩和

（2）直達牽引（図X-9〜13）
①上肢や下肢の転位のある骨折部の整復[*1]・固定，疼痛緩和
②頸椎症，頸椎脱臼や骨折の整復・固定

2 適 用

牽引は，主として上下肢の骨や関節・脊椎の骨折や変形・脱臼に対する治療，および疼痛緩和などの対症療法が必要な場合に適用されるが，手術の前後に行うなど，手術と併用することも多い．

皮膚を介して行う介達牽引は装着が簡単であるが，皮膚の障害やゆるみを生じやすく，強力な牽引力はかけられない．そのため，緊急処置や暫定的処置として行われることが多い．

これに対して直達牽引は，強い牽引力をかけることができる．また，皮膚の障害を生じないため，長期間の牽引を必要とする場合などにも行われる．しかし，鋼線やピン刺入時に無菌操作が必要であることと，刺入部の感染の危険性がある．

[*1] 骨折や脱臼に対する牽引による整復の目的
　①骨折や関節脱臼に対して，徒手で粗暴な整復牽引を行うことにより生じる，周辺の神経や血管の損傷を避ける．
　②徒手整復が困難な場合に，持続的に牽引力をかけて整復を行う．
　③手術による整復（観血的整復）前に，できるだけ整復位にする．

表Ⅹ-1　牽引の種類と方法および主な目的と適用

	種類と方法	主な目的と適用
介達牽引 利点 ・装着が簡単 欠点 ・皮膚障害を生じやすい ・牽引のゆるみを生じやすい ・牽引力が弱い	1. ホームラバー牽引（スピードトラック牽引） 　・上肢や下肢にスポンジ製のホームラバーを弾力包帯で固定して牽引	・上肢や下肢の転位のない骨折の安静・固定，術前の安静 ・関節炎などによる関節の変形の矯正と予防 ・骨折，慢性関節リウマチなどの骨・関節の疼痛緩和 ・関節脱臼の整復
	2. グリソン牽引 　・グリソン係蹄を下顎部と後頭部に装着して牽引	・頸椎捻挫（むち打ち症），軽度な頸椎症に対する安静，疼痛緩和，神経症状の改善
	3. 骨盤牽引 　・腰部にコルセットを装着して牽引	・腰椎疾患，特に腰椎椎間板ヘルニアの整復，神経症状の改善，筋攣縮による疼痛の緩和
直達牽引 利点 ・強い牽引力が可能 ・皮膚障害を生じない 欠点 ・鋼線やピン刺入時に無菌操作が必要 ・感染の危険性	1. キルシュナー鋼線牽引 　・骨にキルシュナー鋼線を刺入し，緊張弓を装着して牽引 2. 頭蓋牽引 　1）クラッチフィールド牽引 　　・頭蓋骨にピンを刺入し，牽引具を装着して牽引 　2）ハロー牽引 　　・ハローリングをピンで頭蓋骨に固定し牽引 　3）ハローベスト 　　・頭蓋骨に固定したハローリングとベストを4本のバーで固定	・転位のある骨折部の整復・固定 ・大腿骨・下腿骨・上腕骨・前腕骨折の疼痛緩和 ・頸椎症，頸椎の脱臼・骨折，慢性関節リウマチによる環軸亜脱臼の整復・固定

実施にあたっては，患者の状態と目的によって選択される．

③ アセスメントの視点

①牽引を実施する疾患や障害の部位の状況を観察し，牽引実施前に必要に応じて対応を考える．
②観察点としては骨折・関節脱臼等の状況，皮膚の損傷，出血，分泌物，腫脹，疼痛，感染の有無，体温，白血球数，CRP値等である．
③牽引開始後に患者のあらたな症状や訴えが生じた場合には，神経障害や循環障害など，牽引による影響を早期発見し，対策を考える．
・神経障害を示す蟻走感，しびれ感，知覚鈍麻，運動障害の有無と程度
・循環障害を示す浮腫・腫脹，しびれ感，知覚鈍麻の有無と程度
④神経障害・循環障害ともに，健側と患側を比較して観察しておくと，牽引実施後の変化を把握しやすい．
⑤牽引の目的，方法，実施期間，生じやすい合併症と注意点など，牽引や自己の状態に関する患者の理解や不安を把握する．

4 方　法

　牽引はベッドに牽引用フレームと滑車を設置し，患者に装着した牽引用具にロープをつけて滑車を通し，重錘をつけて行う．各牽引の具体的な方法は後述し，ここでは各牽引の方法を簡単に説明する．

(1) 牽引の種類と方法

a) 介達牽引

①ホームラバー牽引（スピードトラック牽引）：上肢や下肢にスポンジ製のホームラバーを当て，弾性包帯で固定して牽引（図X-5，図X-6）

②グリソン牽引：布や革製のグリソン係蹄を下顎部と後頭部に装着して牽引（図X-7）

③骨盤牽引：布や革製のコルセットを腰部に装着して牽引（図X-8）

b) 直達牽引

①キルシュナー鋼線牽引：骨にキルシュナー鋼線を刺入し，緊張弓を装着して牽引（図X-9，図X-10）

②頭蓋牽引

　クラッチフィールド牽引：頭蓋骨にピンを刺入し，牽引具を装着して牽引（図X-11）

　ハロー牽引：ハローリングをピンで頭蓋骨に固定し牽引（図X-12）

　ハローベスト：頭蓋骨に固定したハローリングとベストを4本のバーで固定（図X-13）

　これらの牽引の実施方法は，その作用させる時間から持続牽引と間欠牽引があり，持続牽引が24時間継続して行うのに対して，間欠牽引は時間を限定して行う方法である．

(2) 共通する看護の要点

　牽引はそれぞれ目的の達成をめざして行われるが，患者に心身の苦痛や合併症を生じる危険性もあり，その予防と早期発見，対応が求められる．そのため，看護師の知識に裏づけられた技術の実施はもちろんのこと，患者自身が牽引の目的と注意点を十分に理解し，しかも必要な協力が得られるように説明することがポイントとなる．

　実施にあたって，牽引の種類や肢位，方向，重錘の量，持続的か間欠的かなどの方針はその都度医師によって指示される．また，牽引時の注意点は牽引の種類によって異なるが，共通して配慮が必要な内容も多く，次にその主なものを示した．

a) 患者に対して具体的に説明を行う

①牽引開始時あるいは牽引中は，患者の不安や苦痛をともなうものも多い．それらを緩和し，患者の協力を得るためには，患者に対して事前に牽引の目的，方法，生じやすい合併症や予防の方法，牽引持続期間，日常生活の実施方法などの説明を具体的に行う．

②牽引は緊急処置として行う場合も多いため，事前に必要な説明ができないこともある．このようなときには，装着前に可能な範囲で説明を行い，装着後に患者の状況に応じて説明を加える．

b）牽引ベッドや使用物品の準備を行う

①牽引に使用するベッドや使用物品の準備は，各病院のマニュアルにそって行う．図X-1は基本的な牽引ベッドの一例であり，牽引用ロープを通す滑車と滑車を取り付けるフレームが必要である．牽引用ベッドは，必要時に目的とする体位がとりやすいよう，ギャッジベッドがのぞましく，マットレスは硬めのもの[*2]を準備する．

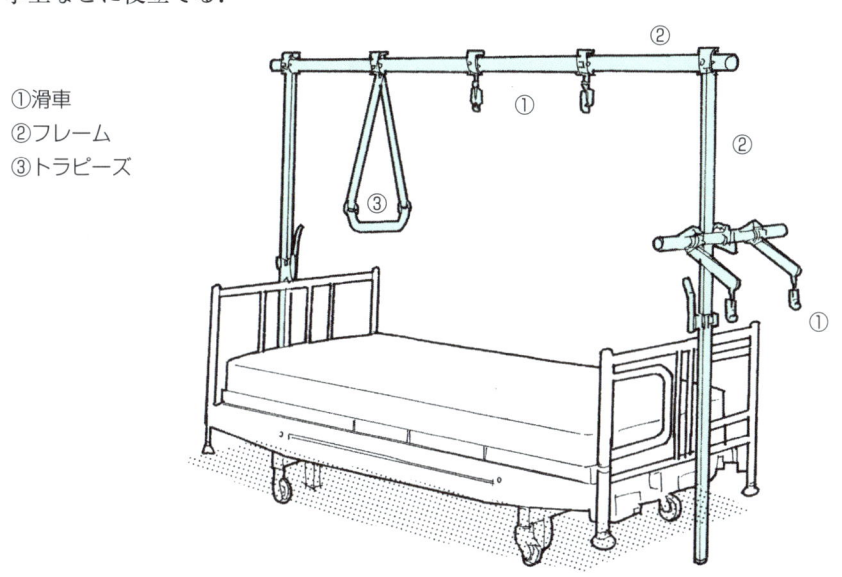

②トラピーズは禁忌でなければ患者がこれを握って上半身を挙上して坐位になったり，臀部の挙上などに役立てる．

①滑車
②フレーム
③トラピーズ

図X-1　牽引用ギャッジベッド

c）正しい方向と牽引力で行う．

①牽引を効果的に行うためには，適切な体位や肢位をとり，正しい方向と適切な牽引力で行う必要がある．これらは患者の状況によっても異なるため，その都度医師の指示によるが，四肢に対するホームラバー牽引やキルシュナー鋼線牽引時は長軸の方向[*3]，つまり長管骨の末梢に向かって真っすぐになるように行う（図X-5，図X-6，図X-10）．

②特に頸椎や腰椎など脊椎の牽引を行う場合には，患者の体位は頭部や体幹が不自然にならないよう正しい位置関係を保持する（図X-7，図X-8，図X-10，図X-11）．

③牽引用ロープは滑車の溝から外れないように注意し[*4]，また，ロープが掛け物で圧迫されたり，重錘がベッドや床に接触しないように気をつける．特に掛け物は，グリソン牽引と頭蓋牽引以外で，寒い時期の牽引時に問題となるため，バスタオルやタオルケット，毛布などの使用による工夫が大切である．

[*2] マットレスが柔らかいと，身体が動揺したり，マットレスに身体が沈んで牽引の妨げになるため，バームマット等硬めのマットレスを用意する．
[*3] 長軸の方向に牽引しない場合，目的とする部位に正しく牽引力が作用せず，骨折や脱臼の整復・安静・固定・疼痛緩和等の目的を果たすことができない．
[*4] 滑車からロープが外れたり，ロープが掛け物で圧迫されたり，重錘がベッドや床に接触した場合には正しい方向に牽引できず，また，目的とする部位に効果的な牽引力が働かない．

d）対抗牽引を作用させる．

牽引と逆の方向に力を働かせると，必要とする部位に効果的な牽引力が得られる．例えば頸椎牽引時に頭側のベッドの脚に台を置いてベッドを挙上すると，身体が下方に移動しようとするため，頸椎への牽引力が働く．これを斜面牽引という（図X-7）．これに対して反対側の特定の部分に牽引を行う対抗牽引を固定牽引という．

e）牽引にともなう合併症を予防する．

神経障害や末梢循環障害などの，合併症の予防と早期発見のために観察が大切であるが，牽引による影響の有無を判断するために，開始前と比較する．また変化を見逃さないために必ず健側と患側の両方を比較し，さらに，経時的に観察を行う．

i）神経・末梢循環障害の予防

① 牽引時の神経障害は，例えば骨折による神経の圧迫や損傷のように原疾患による影響や，牽引時の肢位および牽引用具や，砂嚢による圧迫などで生じる危険性がある．また，末梢循環障害は弾性包帯がきつ過ぎる場合などに生じる．

② 牽引にともなって生じる危険性がある神経・末梢循環障害の症状を表X-2に示した．障害を受けやすい主な神経としては上肢は橈骨神経，正中神経，尺骨神経，下肢は腓骨神経であり，これらの神経の障害時にはそれぞれ特徴的な運動障害が出現する（図X-2，図X-3）．特に下肢の外旋位（図X-4左）や砂嚢などによる固定は腓骨頭部を圧迫し，腓骨神経障害を生じやすい．なお，図X-4の左下肢は回旋中間位[*5]を示し，腓骨神経の圧迫を避けることができる．

③ 牽引時には，神経・末梢循環障害の原因を排除するとともに，注意深い観察による早期発見が大切である．

ii）皮膚障害・感染の予防

① 介達牽引は装具によるかぶれや圧迫・摩擦による発赤，腫脹，水疱，糜爛などの皮膚の障害を生じやすいため，注意深く観察を行う．

② 直達牽引は鋼線やピン刺入部に感染の危険性があるため，刺入前の皮膚の清潔と牽引開始後は適宜局所の消毒を行う．そしてつねに感染の徴候を示す皮膚の発赤，腫脹，疼痛，分泌物の有無および白血球の増加，CRP値，体温の上昇などのデータに注意する．

iii）廃用症候群の予防

① 牽引にともなう安静は患部および健康部の運動低下をきたし，骨格筋の萎縮や関節の変形・拘縮などの廃用症候群を生じる危険性があるため，予防と早期発見・対応が重要である（表X-3）．高齢者や知覚・運動障害をともなう患者の場合には特に注意が必要である．

f）日常生活の援助を行う．

① 間欠牽引の場合には牽引中止時に歩行や日常生活の実施が可能な場合が多い．しかし患者の症状や牽引の方法によっては食事や排泄，清潔などのADLを妨げる場合も多い．そのため状態に応じて患者が自分で行えるよう指導したり，必要に応じて看護師が介助を行う．

[*5] 下肢回旋中間位とは外旋も内旋もしない，下肢前面が正面に位置し，真上を向いた肢位である．下肢は外旋位をとりやすく，外旋位は腓骨頭を圧迫し，神経麻痺を生じやすい．

表 X-2　神経・末梢循環障害の症状

障害	症状	備考
神経障害	・蟻走感，しびれ感，知覚鈍麻 ・運動障害*	・皮膚の蒼白はない ・浮腫・腫脹は比較的軽度
末梢循環障害	・疼痛 ・皮膚・爪の蒼白・チアノーゼ・冷感 ・患肢の爪床圧迫時の血液のもどりの遅れ ・浮腫，しびれ，知覚鈍麻 ・指の自動運動の低下または不能 ・脈拍の触知困難	・通常3～5秒以内にもどる

＊上下肢の主な運動障害は図X-2，図X-3参照

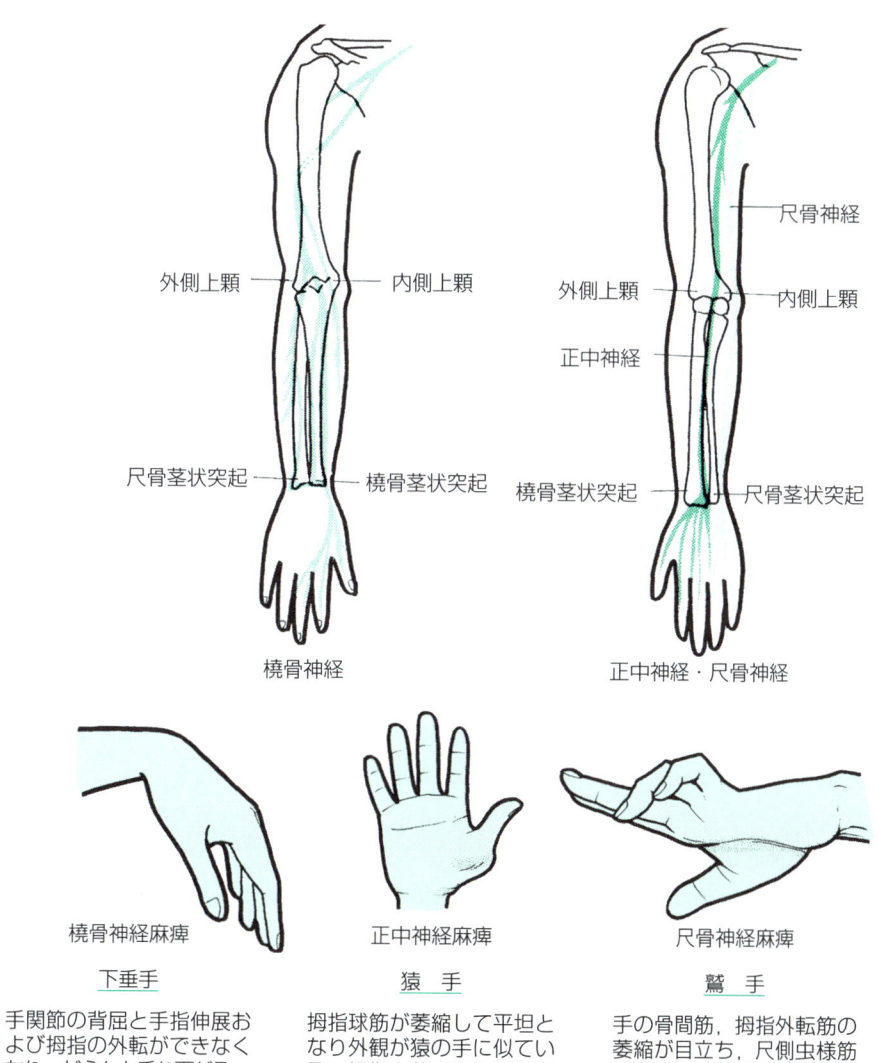

橈骨神経麻痺　下垂手
手関節の背屈と手指伸展および拇指の外転ができなくなり，だらんと垂れ下がる．

正中神経麻痺　猿手
拇指球筋が萎縮して平坦となり外観が猿の手に似ている．拇指と他の指の対立運動ができない．

尺骨神経麻痺　鷲手
手の骨間筋，拇指外転筋の萎縮が目立ち，尺側虫様筋の麻痺のため環指，小指が伸展できない．

図 X-2　上肢の主な神経と神経麻痺にともなう運動障害

図Ⅹ-3　腓骨神経と神経麻痺にともなう運動障害

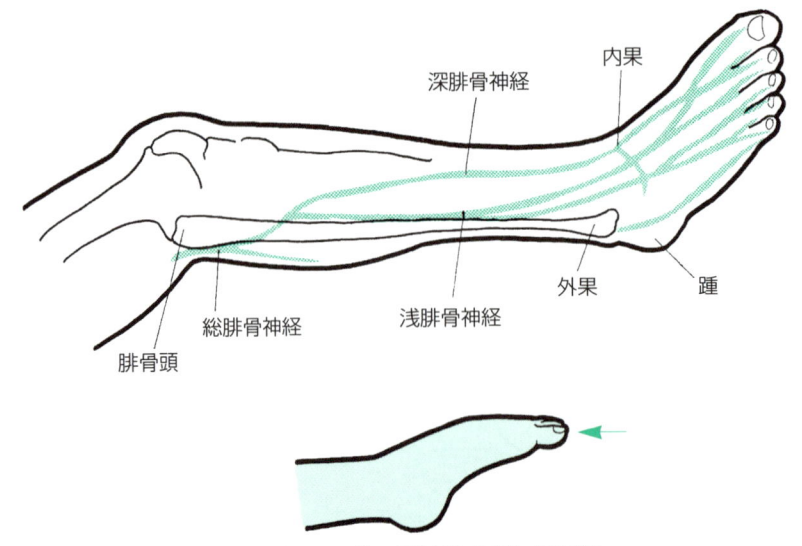

腓骨神経麻痺→足関節・足指背屈不能→下垂足

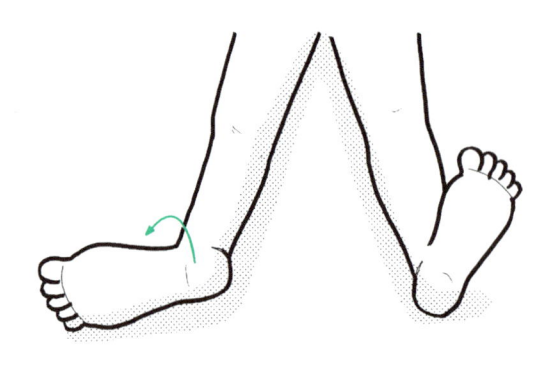

図Ⅹ-4　下肢外旋位と回旋中間位

②特に体位変換や移動などの援助を行う場合には，牽引を一時中断して行うことが大切である．これは牽引のゆるみを生じたり，患部に振動が加わることによる，皮膚や骨の損傷を予防するためである．なお，牽引の中断時は必要に応じて徒手牽引を行う．

g）患者の精神的援助を行う．

牽引が長期にわたったり，短期であっても生活が制限されるため，患者に与える苦痛は大きい．そのため，生活にリズム感を持たせ，気分転換をはかるなどの工夫を行う．

h）牽引終了後の注意事項を守る．

治療効果は，X線写真や患者の臨床症状の経時的観察により判断される．一般に牽引による治療終了後には，例えばハローベストによる頸部の固定期間終了後に，ブレースを装着して頸部への負荷を軽減させるなど，装具による患部の免荷が指示される場合が多い．この場合装具装着に

表X-3 廃用症候群

項　目	原　因	対　策
1．骨格筋の萎縮	・運動機能の低下や，運動の低下	・健康部は積極的に動かす ・患者が自力で動かせない場合は他動的に動かす
2．関節変形・拘縮 （股関節，膝関節，足関節ほか）	・不良な肢位の持続 ・関節を動かさない	・ADLの中で積極的活用をはかる ・安静部は等尺性筋収縮運動を促す[*1]
3．骨脱灰	・運動の低下による骨への刺激の低下 ・栄養，特にCa・VD摂取不足	・上記の運動 ・栄養状態の改善
4．褥瘡	・同一体位による圧迫（仙骨部，踵部ほか） ・栄養状態不良 ・皮膚の湿潤・不潔	・体位変換 ・デキュビパッド，スポンジブロック，フローテーションマット，羊毛皮などの活用 ・栄養状態改善 ・皮膚清潔
5．静脈血栓症	・運動の低下による静脈血のうっ滞[*2]	・下肢の運動 ・弾性ストッキングや弾性包帯による圧迫
6．呼吸器合併症 （沈下性肺炎）	・安静による静脈うっ血・気道内分泌物の貯留 ・上気道からの感染	・体位変換 ・深呼吸，去痰 ・口腔清潔
7．起立性低血圧	・安静による血圧調節機能の低下	・可能な範囲で坐位
8．精神活動の低下 （うつ状態，痴呆）	・苦痛・不安 ・拘束状態	・苦痛・不安の緩和 ・生活にリズムと刺激

[*1] 筋収縮運動には，等尺性収縮運動と等張性収縮運動がある．等尺性運動（セッティング）は安静が必要な関節部位に対して，関節を動かさずに筋収縮・弛緩運動を行う方法であり，筋力低下や拘縮を予防する目的で行う．
これに対して等張性収縮運動は，関節運動を行うことにより，関節拘縮や関節変形，筋力低下を予防する．
[*2] 静脈には弁がなく，筋肉運動が静脈血を押しだすポンプの役割をしている．筋肉運動の低下は，静脈血をうっ滞させ，静脈血栓を生じやすい．

関する正しい知識と技術によりケアを行う．

　次に主な牽引を取り上げて，使用物品，留意事項，実施方法について説明する．実践にあたっては前項で述べた牽引時に共通する看護の要点の内容も合わせて行うことが大切である．

（3）各種牽引の具体的方法
a）ホームラバー牽引

使用物品
- ホームラバー（牽引部位に合わせてサイズを選ぶ）
- 牽引用金具
- 弾性包帯
- フレーム
- 滑車
- ロープ
- 重錘
- 必要時ブラウン架台あるいはスポンジ架台
- 固定用砂嚢

留意事項
①ホームラバーを装着する部位に，皮疹や皮膚の損傷がないことを確認する．もし異常があれば，消毒しガーゼを貼付する等の処置を行う．また，浮腫や知覚・運動障害，疼痛の有無と程度を観察し，皮膚を清潔にする．
②弾性包帯の巻き方がゆる過ぎるとホームラバーがずれたり，抜けたりし，きつ過ぎると患者の苦痛や神経・末梢循環障害を生じるため，患者の訴えや末梢症状を観察し，適度な強さになるよう注意する．

実施方法

a）ベッドの準備
①牽引時の肢位・方向が正しい位置になるように注意して，牽引用フレームと滑車をベッドに取り付ける．この場合，次に示す例のように，個々の患者の状況を考慮して取り付けることが大切である．
②大腿骨牽引時の患肢は股関節外転・回旋中間位（図X-4）で長軸の方向に牽引する．下肢の牽引時には指示によりブラウン架台やスポンジ架台で患肢を挙上する[*6]．

b）ホームラバー装着
①患者の苦痛や患部への影響を配慮しながら，一人が引っ張り気味に患肢を支え，一人がホームラバーのスポンジ側を内側にして牽引部位の両側に当て，弾性包帯を末梢から中枢に向かって均等な力で巻く[*7]（図X-5）．このとき，褥瘡予防のため骨の突出部位を，また，神経麻痺予防のため神経の表在部の圧迫を避ける．
②下肢の牽引時には外果・内果部を避けて，足関節上部から中枢に向かって均等な力で巻き，このとき，腓骨頭部を避ける．

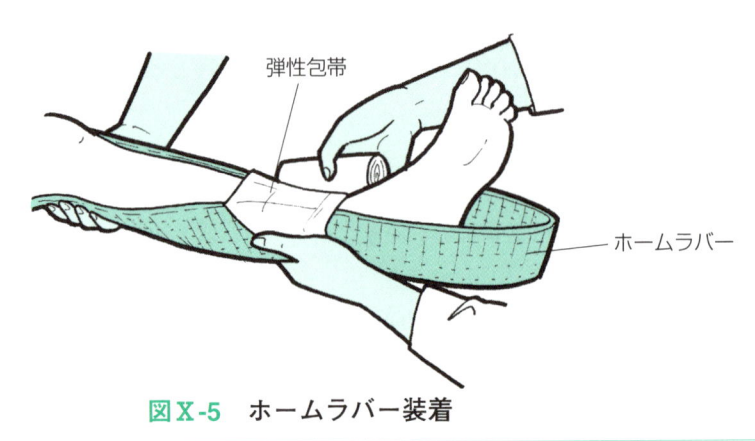

図X-5 ホームラバー装着

[*6] ブラウン架台やスポンジ架台で患肢を挙上するのは，患肢の末梢を高くすることにより，出血・腫脹・疼痛予防を目的とする．また，ブラウン架台やスポンジ架台を正しく使用することで，骨折部等患部の正しいアラインメントが保持できる．
[*7] 弾性包帯を末梢から中枢に向かって均等な圧で巻くのは，静脈血の流れにそって巻くことにより，静脈血の血行を助けるためである．

実施方法（つづき）

③上肢の場合にも骨の突出部および神経走行部の圧迫を避ける．
④ホームラバーが抜けないように中枢側の端は折り返し，その上から弾性包帯を巻いて固定する．弾性包帯はきつ過ぎると神経・末梢循環障害を生じ，逆にゆる過ぎるとずれを生じて効果的牽引ができないため，適度な強さが必要である．これには途中または巻き終わった後で，患者にきつ過ぎないか，あるいはゆる過ぎないかを聞き，合わせて神経・末梢循環障害を観察する．これらの患者の訴えと牽引にともなう合併症の観察から，包帯の適度の強さを判断する．

c）牽引開始

①ホームラバーに牽引用金具をかけてロープをつけ，滑車を通して指示された重さの重錘を取り付け，牽引を開始する（図X-6）．この際，患肢の肢位は正しいか，牽引は長軸の方向か，重錘は指示された重さかを確認する．

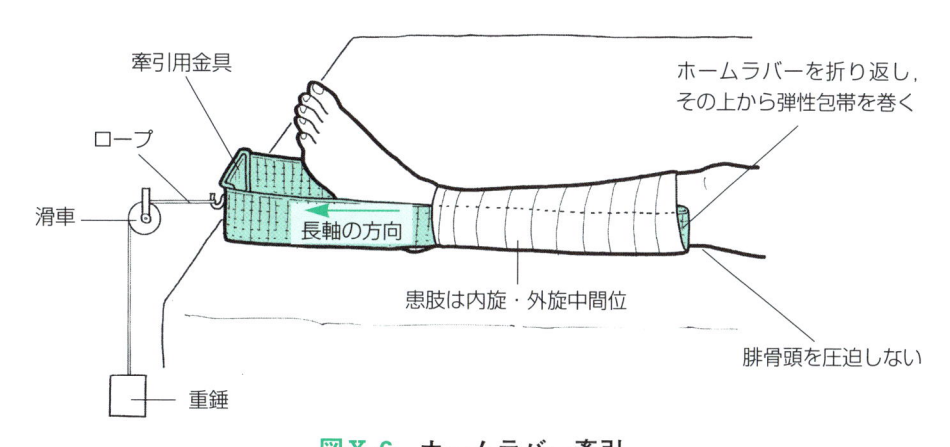

図 X-6 ホームラバー牽引

②牽引中は患者の苦痛，神経・末梢循環障害，ゆるみの有無，正しい肢位の保持などを観察する．
③ホームラバー牽引は，ゆるみを生じやすいため，1日1〜2回巻き直す必要がある．時間は朝，夕あるいはゆるみを生じたときに行う．また，ホームラバーを除去したときに，皮膚の発赤，水疱，糜爛を観察し，皮膚の清潔，マッサージを行う．
④循環状態および皮膚への影響を避けるため，巻き直し時にできれば30分程度開放しておく．皮膚の発赤や水疱があればガーゼを当てて保護し，糜爛があれば消毒して滅菌ガーゼを当て保護する．巻き直しの手順は前記と同様である．

〈実施後の観察・評価〉

①正しい肢位，方向，重錘で牽引が行われているか．
②神経・末梢循環障害はないか．
③皮膚の発赤，水疱，糜爛はないか．
④患者の苦痛はないか．
⑤ADLは充足しているか．

b）グリソン牽引

使用物品
●グリソン係蹄（革や布の軟性材料でできており，患者に合うサイズを選択する）　●平衡バー ●フレーム　●滑車　●ロープ　●重錘　●必要時は対抗牽引のためのベッドの足台2個

留意事項
係蹄装着部の皮膚の状態，頸部の疼痛，頸部および上下肢など，原因疾患にともなう症状を観察し，皮膚の清潔と排泄をすませる．

実施方法

a）ベッドの準備
　ベッドの頭側にフレームと滑車を装着する．滑車の位置は，目的とする頸椎の角度に関連して医師の指示によるが，一般に脊髄の圧迫を避けるために軽度に顎を引いた前屈位となるように取り付ける．

b）装具の装着
　患者を仰臥位にし，グリソンの係蹄を下顎部と後頭部にきっちりと合うように，また喉頭部や耳を圧迫しないように気をつけて装着する（図X-7）．

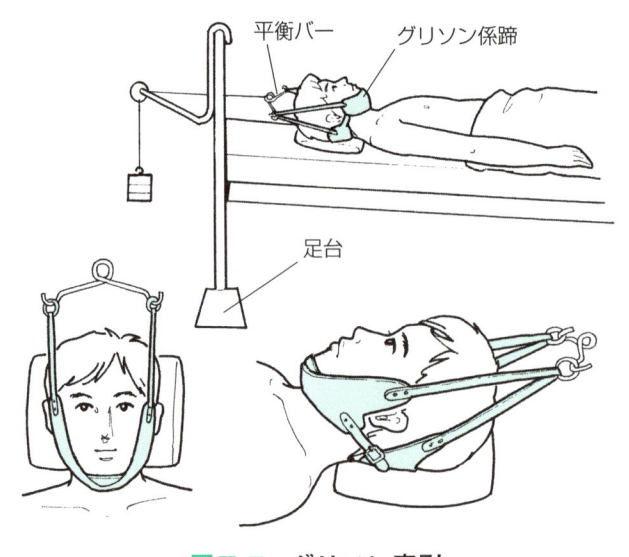

図X-7　グリソン牽引

c）牽引開始
①係蹄の左右の端にある金属輪に平衡バーの両端を通し，平衡バーにロープを結んで滑車を通し，指示された重さの重錘で牽引を開始する．この平衡バーは係蹄のバンドで頬部を圧迫しないよう広く張るようにつくられている．
　牽引は顎ではなく後頭部を牽引するため，頸部をやや前屈するよう指示されることが多く，うすい枕か折りたたんだタオルを頭の下に置く．
②対抗牽引を行う場合には頭側のベッドの両足に台を置く．

実施方法（つづき）

③係蹄のかかる下顎部や後頭部のほか，喉頭部，頬や耳への装具の圧迫による疼痛や倦怠感，異常感，皮膚の発赤，歯の浮くような不快感を生じやすく，これらの症状を避けるため，必要に応じて係蹄の内側にガーゼやスポンジ，綿などを挿入する．
④原疾患である頸椎の障害のため，上下肢に神経障害がある場合には，特に圧迫を受けやすい部位の褥瘡や，尖足に注意する．
⑤牽引中は，患者が頸部を横に向けないよう注意し，看護師は患者の視界に入る位置で声かけや処置を行う．また，牽引中に頸部を動揺させると，神経への刺激から，頭痛やめまい，肩こりなどの症状を増強させるので，頸部の安静に注意する．
⑥グリソン牽引の場合は間欠的に行うよう指示されることが多く，日常生活は牽引を中断している間に行うよう，また上肢の神経障害が見られない場合には，患者が自分で装具の着脱ができるように指導する．
⑦開口・咀嚼障害のある場合には柔らかく，咀嚼しやすい食物をすすめる．

〈実施後の観察・評価〉
①正しい方向，角度，重錘で牽引が行われているか．
②係蹄の圧迫による不快感や苦痛はないか．
③牽引開始後，しびれ，運動障害の変化，尖足など合併症はないか．
④頸部の安静は保持できているか．
⑤患者が自分でできることは実施しているか．ADLは保持できているか．

c）骨盤牽引

使用物品

- 牽引用コルセット（革や布の軟性材料でできており，患者の身体に合うサイズを選択する）
- S字フック ● ロープ ● 滑車 ● 指示された重錘各一対 ● ギャッジベッド
- 臀部が沈み込まない硬めのマットレス ● 必要時対抗牽引のためのベッドの足台2個

留意事項

①腰痛，下肢の知覚・運動障害の有無と，コルセット装着部の異常がないか確認する．
②左右正しい牽引力とするため，骨盤牽引のベルトを左右同じにする．
③股関節と膝関節の角度を指示どおりに行う．

実施方法

a）ベッドの準備

硬めのマットレスとギャッジベッドを準備し，フレームと滑車を足側に装着する．滑車の位置は患者の体位によって異なるため，医師の指示によるが，腰椎前弯が強いと椎間板にかかる圧が高まるため，ギャッジベッドを用いて股関節と膝関節を軽度屈曲した体位が多い[*8]．

[*8] 腰痛は腰椎前弯による坐骨神経の緊張による場合が多いため，図X-8の体位は腰椎の後弯と坐骨神経の緊張緩和が期待できる．

実施方法（つづき）

b）コルセットの装着

下着やパジャマを着け，ベッド上で腰をねじらないように注意しながらコルセットを装着する．装着時にはコルセットの中心が脊椎部に位置するように，また，腸骨稜を包み，しわがないことを確認して，マジックベルトで固定する．牽引用ベルトを左右同じ長さにすることにより等しい牽引力とする．

c）牽引開始

① 指示された体位をとり，コルセットの左右につけられたひもの先端の金属部分にＳ字フックでロープを取り付け，滑車を通して指示された重さで牽引を開始する（図Ⅹ-8）．
② 牽引時間や安静度は医師の指示によるが，持続牽引の場合には，許可があれば１日１～２回，牽引を中止し，コルセットをゆるめて皮膚の観察と清拭を行う．このとき，特に腸骨前上棘部や仙骨部，大転子部の発赤，水疱，糜爛の有無に気をつけ，必要に応じて皮膚消毒や圧迫部をタオルやスポンジなどで保護する．
　観察や腰背部の清拭，マッサージ，シーツやバスタオルの交換は，腰部をねじらないように注意し側臥位にして行う．
③ 間欠牽引が指示された場合には，具体的な時間を患者とともに設定して正しく行い，牽引中断時に食事や清拭，排泄等を行う．

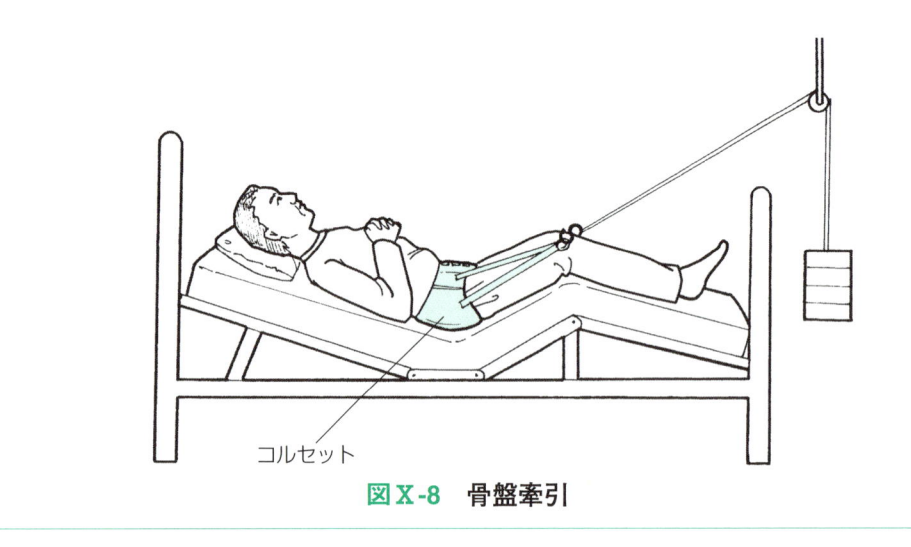

図Ⅹ-8　骨盤牽引

〈実施後の観察・評価〉

① 指示された方向，角度，重錘で牽引が行われているか．
② 下肢の知覚，運動障害等が牽引前と比較して変化はないか．あらたな症状が出現したり，増強する場合はコルセットが合っていない，牽引の左右が対称的でない，体位が不自然，牽引力が強過ぎるなどの問題が考えられるため，調整が必要である．
③ コルセット装着部位の皮膚の異常はないか．
④ 患者の苦痛はないか．
⑤ ADLは実施されているか．

d）キルシュナー鋼線牽引

使用物品

- キルシュナー鋼線セット（図X-9）
- 剃毛セット
- 包交車
- 局所麻酔用物品
- フレーム
- 滑車
- ロープ
- 重錘
- ブラウン架台
- 砂嚢

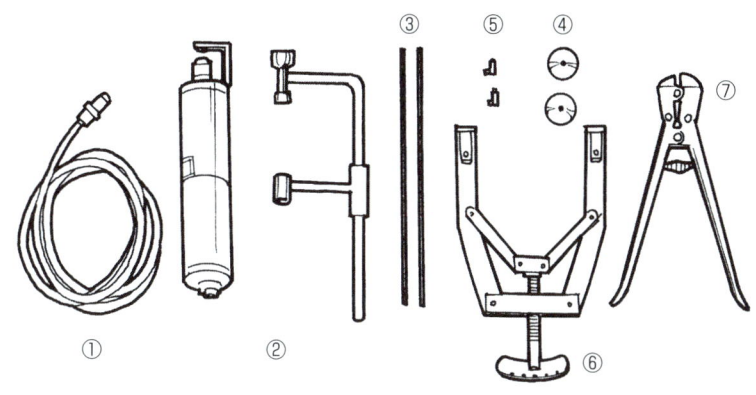

①モーター，②方向指示器，③キルシュナー鋼線，④円形プレート，⑤止めネジ，⑥緊張弓，⑦ペンチ

図X-9　キルシュナー鋼線セット

留意事項

① 鋼線刺入部の皮膚の損傷や感染，神経・末梢循環障害の有無と程度を観察する．
② 鋼線刺入部の剃毛と皮膚を清潔にし，排泄をすませる．
③ キルシュナー鋼線牽引が必要なケースは，骨折など強力な牽引が求められる場合に行われるため，局所の安静，患者の心身の苦痛への配慮が必要である．

実施方法

a）ベッドの準備

ベッドにフレームと滑車を設置するが，下肢の牽引でブラウン架台やスポンジ架台を使用する場合は，それに応じて滑車の高さや位置を考える．

b）装具の装着

① 無菌操作により，皮膚消毒，局所麻酔の後，方向指示器を装着してモーターにより鋼線を刺入する．刺入点と刺出点に滅菌ガーゼを当て，鋼線の横ずれを防ぐため円形プレートを当てて，止めネジを装着する．次いで鋼線に緊張弓を装着し，ペンチで鋼線を適度な長さに切る．鋼線の両端は折り曲げてコルクやゴム，プラスチックのキャップ，絆創膏などで保護し，患者や看護師を傷つけないようにする（図X-10）．これらの処置は医師が行い，看護師は介助を行う．
② 下肢の牽引時は，指示によりブラウン架台などにより患肢を挙上するが，そのとき大腿部をしっかりと支える位置に置くことと，腓骨頭部の圧迫を避けるよう注意する．

c）牽引開始

① 緊張弓にロープをつけ，滑車を通して指示された重さの重錘を取り付け，牽引を開始する．患肢は回

実施方法（つづき）

旋中間位を保持し，長軸の方向に牽引を行う．
②緊張弓が皮膚に接触すると皮膚を損傷する危険性があるため，スポンジやガーゼを当てて予防する．
③下肢牽引の場合，シーツ交換はベッドの頭部から下肢の方向に行うとよい．また，便器挿入時には患者が健側下肢を立てて力を加えて腰を浮かすよう促し，看護師は健側から腰部を支えながら便器を挿入する．これらの援助時に，許可があれば患者にトラピーズで上半身や臀部を挙上するよう促す．
④体位変換は重錘を外し，患肢を同じ力で同じ方向に引っ張りながら，患側を上にした側臥位にする．腰背部，臀部の観察，清拭，マッサージ，身体の下に敷いたバスタオル交換等は患肢や体位の安定を保持しながら体位変換時に行う．

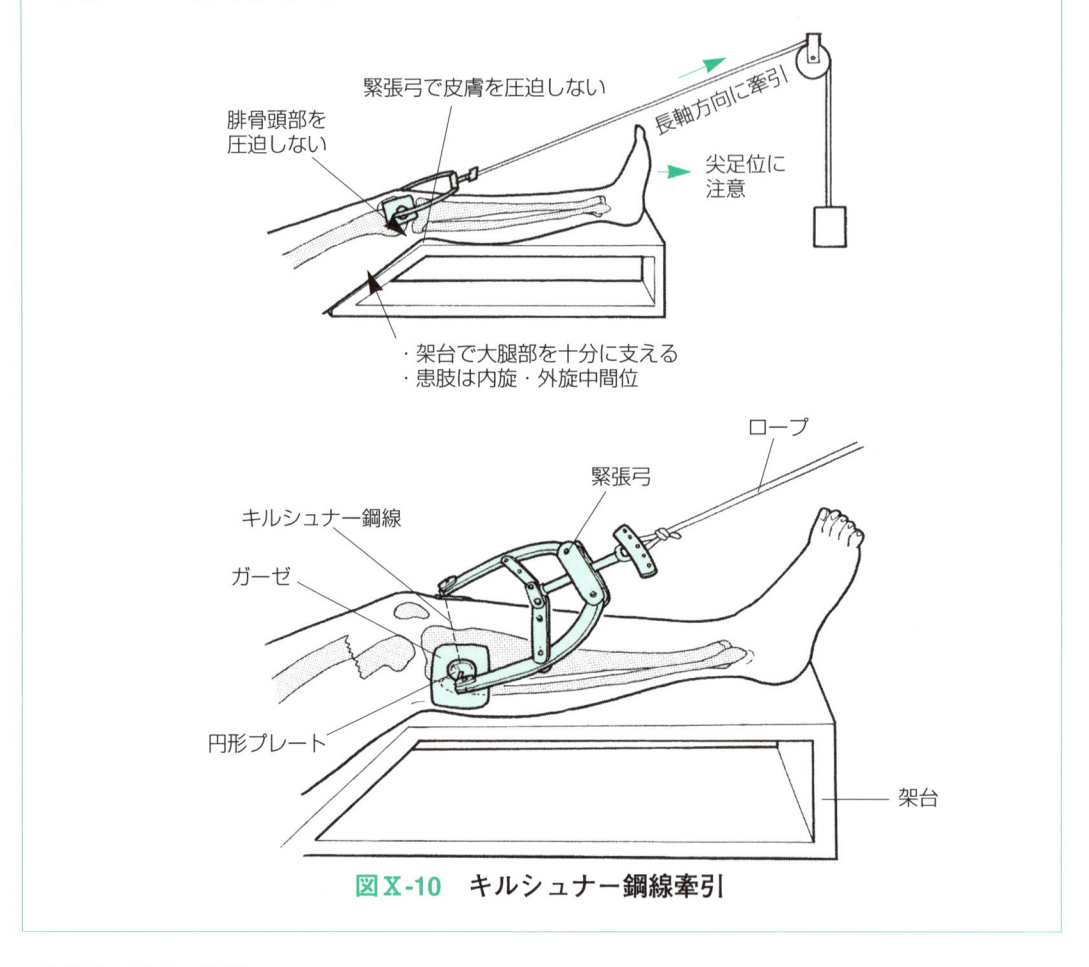

図Ⅹ-10　キルシュナー鋼線牽引

〈実施後の観察・評価〉

①指示された正しい方法と重錘で牽引されているか．
②正しい肢位（回旋中間位）を維持しているか．
③ピン刺入部疼痛，感染の徴候，知覚や運動障害，特に腓骨神経麻痺の徴候はないか．
④患者の苦痛はないか．
⑤ADLは充足しているか．

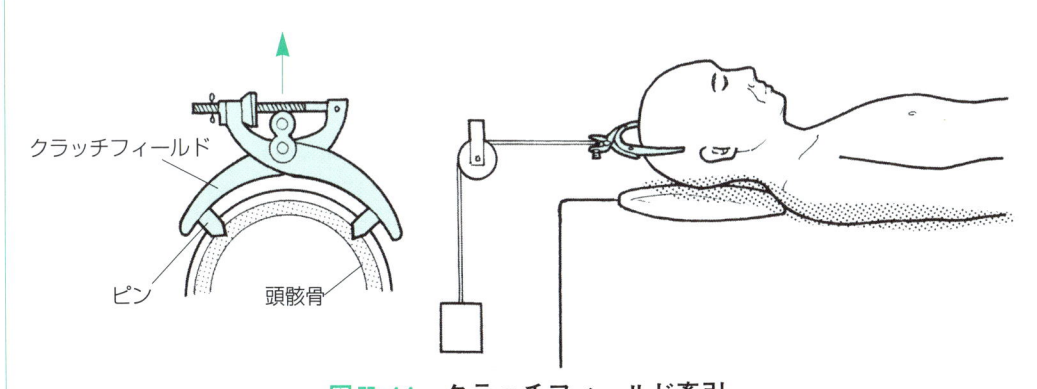

e）頭蓋直達牽引
e）－①クラッチフィールド牽引

使用物品
- クラッチフィールド牽引セット（牽引装具の種類として，クラッチフィールドが代表的であるが，他にブラッドフォード型がある）
- 剃毛用具　●局所麻酔用物品　●包交車　●フレーム　●滑車　●ロープ　●重錘

留意事項
①原因疾患にともなう症状として頸部痛，肩こり，上下肢しびれ，運動障害の有無と程度，ピン刺入部の皮膚損傷の有無を観察する．
②頭髪を短くし，特にピン刺入部は剃毛を行い，可能な方法で清潔にする．剃毛は必ずしも頭髪全部を行う必要はないが，牽引が長期にわたる場合が多く，その間頭部の清潔を保ちやすくするために，短くする方がよい．
③剃毛時や清拭時には神経の損傷を避けるために，頸部の過度な前・後屈，回旋などの運動をできるだけ避け，頸部の安静に注意する．

実施方法
a）ベッドの準備
ベッドにフレーム，滑車を装着する．頸椎症の牽引はグリソン牽引と同様に軽く顎を引いた前屈位とし，環軸椎亜脱臼時は頸部屈曲位による脊髄圧迫を避けるため頸部伸展位とする場合が多く，これにより滑車の位置が異なるが，これは医師の指示による．

b）装具の装着
皮膚の消毒，局所麻酔後，頭蓋骨をドリルで穿孔し，釘状のピンを差し込み，クラッチフィールド牽引具を装着する．ピンは抜けないように十分に締める．牽引部を消毒して，滅菌ガーゼを巻き感染を予防する（図X-11）．これらの処置は医師が行い，看護師は介助を行う．

図X-11 クラッチフィールド牽引

c）牽引開始
①クラッチフィールドにロープをつけ，滑車を通して指示された重錘で牽引を開始する．また頸の角度が指示どおりか確認する．
②ピンの刺入部の振動は，ピンのゆるみを生じたり皮膚や骨を損傷し，ときとして緊張弓が抜ける危険性がある．ピンのゆるみは医師によって締められるため，異常時には早急に連絡する．万一ピンが外

実施方法（つづき）

れた場合，緊急処置としてグリソン係蹄による牽引を行う必要があるため，つねにベッドサイドに準備しておく．
③本牽引は持続的に行う場合が多く，また，体位が仰臥位であることと，患者の上下肢の障害の大きさによっては生活の全面的介助が必要となる．
④側臥位への体位変換時には牽引を中止し，頸部への影響を避けるために側臥位になる方向の頭の横に肩幅と同じ高さになるよう折りたたんだバスタオルや小枕を置く．下になる手が圧迫されないように手の位置を整え，患者には緊張せずに力を抜くよう促す．次いで医師が頸部に徒手で牽引力を利かせながら支え，看護師が患者の肩と腰部を支えて，頸部をねじらないよう1本の棒のように，呼吸を合わせて行う．
⑤体位変換時を利用して後頭部，背部，臀部の皮膚の観察と清拭を行い，特に圧迫を受けやすい部位はマッサージを行う．また必要に応じてシーツや下に敷いたバスタオルを交換する．さらに，できれば30分程度側臥位を保持し，圧迫や循環障害を予防する．
⑥頭部の清潔は，蒸しタオルでまんべんなく清拭，あるいは25～50％に薄めたアルコールをガーゼでしぼり，毛根部を清拭後，蒸しタオルで清拭，ドライシャンプー後，蒸しタオルによる清拭などにより行い，清拭後は乾いたタオルやドライヤーで乾燥させる．清拭時には，ピン刺入部を濡らしたり，動揺させないよう気をつける．
⑦患者に対して頸部の安静の必要性を説明し，頸部を動かさないように注意する．牽引中の患者の視界は制限されるため，看護師は声かけや，介助時にはつねに患者の視界に入るよう注意する．

〈実施後の観察・評価〉
①指示された方向と重錘で牽引が行われているか．
②牽引前と比較して頸部痛，肩こり，上・下肢しびれ，運動障害の変化はないか．
③ピン刺入部の感染，ピンのゆるみ，頭皮の緊張感，開口・咀嚼障害は見られないか．
④患者の苦痛はないか．
⑤ADLは充足しているか．

e）－②ハロー牽引

患者に合わせて選択した金属性ハローリングを，4本のピンを頭蓋骨に刺入して固定し，リングに牽引用金具を装着して頭蓋牽引を行う（図X-12）．使用物品はクラッチフィールド牽引セットのかわりにハローリングとし，他はクラッチフィールド牽引と同様である．

なお，本牽引の場合には，牽引による頸椎の整復後に手術を行い，術直後にベストを装着して，次に示すハローベスト牽引を行うことも多い．

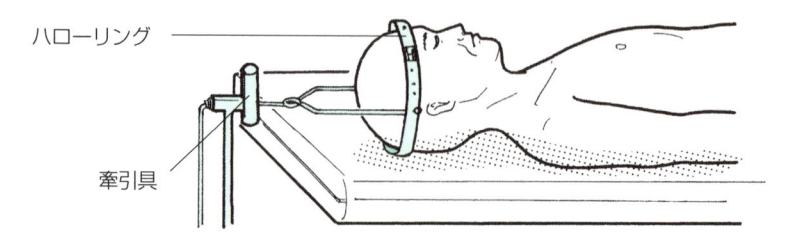

図X-12　ハロー牽引

e）―③ハローベスト牽引

使用物品
- 患者に合わせて選択したハローリング　●ピン　●ドライバー　●固定用バー4本
- 内側に羊毛を装着したベスト
- 木綿の下着（最近はハローベストのセットに白の木綿製で両肩にマジックテープがついたランニングシャツ型の下着がついている），または胸部と背部を覆う大きさのさらし2枚
- 剃毛用具　●局所麻酔用具　●包交車

留意事項
クラッチフィールド牽引に同じ．ただし，手術後に本牽引を装着する場合には手術部位の剃毛を行う．剃毛時には，頸椎の過度の前・後屈，左右への回旋などを避け，頸部の安静に留意しながら行う．剃毛後，可能な方法で身体の清潔をはかる．

実施方法

a）**ベッドの準備**：牽引装置は不要．

b）**装具の装着**
①ピン刺入部の消毒と局所麻酔の後，4本のピンを頭蓋骨に刺入してハローリングを固定する．ピン刺入部は消毒を行い，清潔なガーゼでくるんでおく．
②木綿の下着を着せるか，内側の羊毛の上に清潔なさらしを敷いたベストを患者の体幹に装着し，肩と下部側胸部の計4か所をベルトで固定する．
③頸椎の角度を調整し，ハローリングとベストを4本の金属製のバーで固定する（図Ⅹ-13）．なお，最近では改良型ハローベストも使用されているが，装着方法や看護の基本は通常のものと変わらない．以上の処置は医師が行い，看護師は介助を行う．
④牽引前の症状と比較しながら，頸部痛，肩こり，知覚・運動障害の有無と程度など変化の有無を観察する．さらにハローベストにともなう合併症としての，ピン刺入部の感染・皮膚の損傷，ベストによる圧迫部位の皮膚の発赤，水疱，糜爛を観察する．ピン刺入部は消毒を行い，清潔なガーゼで包んでおく．

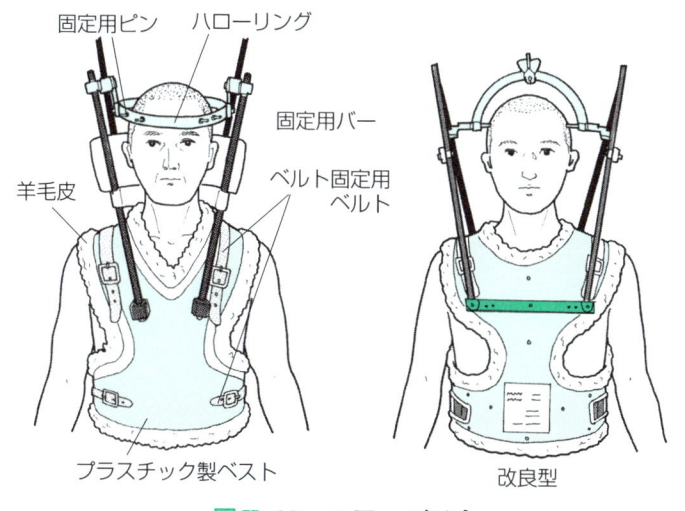

図Ⅹ-13　ハローベスト

実施方法（つづき）

⑤ピンのゆるみや刺入部への振動は，刺入部の皮膚や骨を損傷し，ときとしてハローリングが抜ける危険性があるため注意が必要である．ピンのゆるみを締めたり，頸椎の角度の調整は医師により行われるため，異常時には早急に連絡する．

⑥ハローリングおよびベストは患者に合わせてサイズが選ばれるが，特に装着初期は刺入部の疼痛，圧迫感，ベストによる圧迫感，自力で体動できないことによる苦痛などがある．看護師は患者の訴えをよく聞き，圧迫部へのガーゼ・タオル・綿花などの挿入や体位，気分転換の工夫などにより苦痛の緩和をはかる．

⑦苦痛の緩和が困難な場合には医師に連絡する．ベストの開放が必要な場合には頸部の安静・固定の保持が重要なため，医師により行われる．

⑧ハローベストで固定された患者の視界は制限されるため，声かけや処置時には看護師が患者の視界に入るよう位置に気をつける．

⑨ハローベストは頸部がほぼ完全に固定されるため，体位変換や離床が早期から可能である．廃用症候群を予防するため，できれば2時間ごとに，困難な場合には少なくとも1日2〜3回は体位変換を行う．側臥位には，下になる側の上肢が圧迫されないよう位置に気をつけ，肩と腰を支えて行う．

⑩側臥位や仰臥位に体位変換を行う場合には固定用バーを持って行っても問題はないが，例えばベッドの上・下部へ移動する場合など，ベストの端に手を入れたりバーを持って行うと頭蓋骨のピンのゆるみやずれを生じたり，ときとしてピンが外れてハローリングが抜ける危険性があるため禁忌である．

⑪患者の清潔保持に関しては，ベスト内以外の部分は清拭可能である．ベスト内の保清の方法は下着や内部に入れたさらしで，皮膚をこするような気持ちで下へ向かって抜きとる．次いで，乾燥したタオルを斜めに挿入し，まんべんなく皮膚を摩擦する．その後，ベストの下方の隙間から清潔な下着かさらしを挿入し，十分に引っ張ってしわをなくす（図Ⅹ-14）．清拭と下着交換は少なくとも1日1回行うが，発汗があれば適宜回数を増やす．

⑫頭部の清拭はピン刺入後周辺の皮膚が再生されるまでは，クラッチフィールド牽引と同様に行う．ハローリングはピンの刺入による固定のため，約2週間後には皮膚が十分に再生し，ピンの周辺の皮膚が修復されるため，ハローリングを装着したまま洗髪車や洗面台での洗髪が可能である．

⑬ベッドから離床し，立位や歩行が許可された場合，ハローベストは重さが約3kgあるため，患者は慣れるまでは重たく感じ，また足もとが見えず，振り向くことも不可能な状態にある．そのため，声をかけるときには前から患者に視線を合わせて行う．また，ベッド周辺や廊下など環境を整備すること，および特に下肢のしびれや運動障害のある場合には，軽くて着脱しやすく滑りにくい履き物と，動きやすい衣類を着用するよう気をつける．

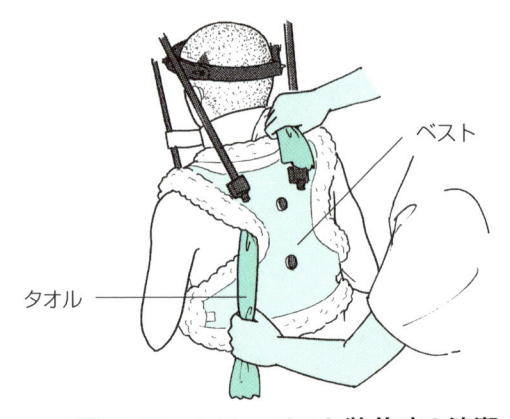

図Ⅹ-14　ハローベスト装着時の清潔

⟨実施後の観察・評価⟩
①牽引前と比較して頸部痛，肩こり，知覚・運動障害の有無と程度など変化はないか．
②ピン刺入部の感染，皮膚の損傷，ベストによる圧迫部位の皮膚の発赤，水疱，糜爛はないか．
③ピンのゆるみはないか．
④異常時には，早急に医師に連絡を行ったか．
⑤患者に苦痛の訴えはないか．
⑥ADLは充足しているか．

参考文献

1. 赤松功也他責任編集委員（1987）図説臨床看護医学　第9巻，整形外科／皮膚科，同朋舎出版
2. 池澤康郎監訳（1985）NURSING PHOTO BOOK，整形外科ケアの実際，メヂカルフレンド社
3. 磯部文子監修（1999）改定版　外科的療法を受ける患者の看護，学習研究社
4. 川島みどり編著（1995）外科系実践的看護マニュアル，看護の科学社
5. 加藤文雄他（1999）整形外科エキスパートナーシング，南江堂
6. 黒田裕子監修（1997）臨床看護学セミナー8　機能障害をもつ人の看護，メヂカルフレンド社
7. 川嶌整形外科病院看護部編（2001）Ⅰからわかる整形外科看護マニュアル，春季増刊号，SEIKEI-GEKA KANGO
8. 岡崎美智子他編（1996）看護技術実践ガイド3　臨床看護技術（成人・老人編）―その手順と根拠，メヂカルフレンド社
9. 正津晃他監修（1994）新図説臨床看護シリーズ　成人看護―7　整形外科看護・形成外科看護・リハビリテーション，学習研究社
10. 寺山和雄他監修（2000）標準整形外科学　第7版，医学書院
11. 浦谷博野（1989）頭蓋直達牽引中の洗髪の工夫―ハローベスト装置装着中の洗髪を中心に―，看護技術，35（9），p.1109〜1111

XI

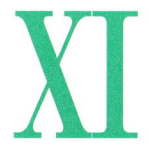

ギプス固定を受ける患者への看護技術

ギプス固定は，石膏を水に浸すと化学反応を起こして硬化する（硬くなる）性質を利用して治療に活用される．近年は軽さや丈夫さ，通気性などの面から，石膏に代わってプラスチック素材を用いた製品の使用頻度が増えている．

一方，ギプス固定は骨・関節疾患に対して欠かせない保存療法の一つではあるが，骨・関節疾患に対する治療法は，早期離床や早期社会復帰を目的として，最近では手術が主体となってきた．そのため，牽引療法と同様に，過去に比べてギプス固定の頻度は減少している．

ギプス固定は患者に対して長期間の拘束を余儀なくする場合も多く，また不注意な管理は患者に苦痛や合併症を生じる危険性がある．そのため看護師として，ギプスに関する正しい知識を持って技術を実施し，ケアを行うことが大切である．

1 目的

ギプス包帯は身体の形態にそいやすく，操作も簡単であり，硬化により強力な固定力が得られる．そのため，次のような目的で使用されている．
①骨や関節，神経，靱帯の手術や整復後の安静・固定（上下肢骨折，脊椎骨折，股関節脱臼など）
②骨・関節疾患の局所の安静と疼痛緩和（慢性関節リウマチ，捻挫など）
③変形の矯正（内反足，斜頸，側弯症など）
④不良肢位の予防

2 適用

ギプス包帯は上肢や下肢の骨・関節，脊椎の骨折や脱臼，変形および神経や靱帯の損傷に対する局所の安静・固定や矯正，疼痛緩和などを目的として，強力な固定力を必要とする場合に用いられる．なかには，手術後の安静・固定のために行われることもある．表XI-1は，装着部位別にギプスの種類とギプス固定の適用をまとめたものである．

3 アセスメントの視点

①ギプス装着期間は長期にわたる場合が多く，しかも簡単に巻き直しはできない．そのためにも，装着前のアセスメントは重要である．
②ギプスを装着する疾患や障害の部位，ギプスを装着する範囲の状況を観察し，ギプス装着前に必要に応じて対策を考える．
観察点としては骨折・脱臼，靱帯損傷の状況，皮膚の損傷，出血，分泌物，腫脹，疼痛，感染の有無，体温，白血球数，CRP値，神経障害（蟻走感，しびれ感，知覚鈍麻，運動障害の有無と程度），循環障害（浮腫・腫脹，しびれ感，知覚鈍麻の有無と程度）等である．
③装着後に患者のあらたな訴えや症状が生じた場合には，神経障害や循環障害等ギプスによる影響を判断し，予防，早期発見，対策を考える．
④ギプス装着後の変化を把握しやすいように，健側と患側の状態を比較して観察しておく．
⑤ギプス装着の目的，方法，装着期間，生じやすい合併症と注意点，ADLの実施方法等，ギプス

表Ⅺ-1 ギプス固定の種類と適用

装着部位と種類		適用	圧迫の危険性のある部位
1．上肢 　1）短上肢ギプス 　　・肘関節の下から手関節を含みMP（中手指）関節まで 　2）長上肢ギプス 　　・上腕から肘関節・手関節を含み，MP関節まで		・手関節・手根骨部の固定 ・肘関節部・前腕の固定	・橈骨と尺骨の茎状突起 ・肘頭，上腕骨内・外側上顆 ・尺骨神経溝
2．下肢 　1）短下肢ギプス 　　・下腿から足指まで 　2）長下肢ギプス 　　・大腿から足指まで 　3）円筒ギプス 　　・大腿から足関節上部まで		・足関節部，足根骨部の固定 ・膝関節，下腿部の固定 ・膝関節の靭帯損傷の固定	・踵部，脛骨内・外果 ・踵部，脛骨内・外果，腓骨頭 ・腓骨頭
3．体幹 　1）ギプスコルセット 　　・乳頭線から骨盤まで 　2）ギプスベッド 　　・体幹の背側		・脊椎の固定 ・脊椎の固定	・胸骨，脊椎，恥骨
4．体幹と四肢 　1）体幹上肢ギプス 　　・胸部から肩，肘を含む前腕まで 　2）体幹・下肢ギプス 　　・腰部から骨盤と患側股関節を含み足指まで		・肩関節，上腕，鎖骨の固定 ・股関節，大腿部の固定	・長上肢ギプス＋体幹ギプスの圧迫部位 ・腸骨棘，仙骨＋長下肢ギプスの圧迫部位

装着や自己の置かれる状態に関する患者の理解や，患者の不安を把握する．

4 方法

　ギプス固定は，素材の硬化による強い固定力を利用するものであり，下に何も巻かずに，身体に直接装着（無褥ギプス）する方が固定力は強いが，表Ⅺ-1に示したように装着部位によっては，骨の突出部や神経の表在部の圧迫により障害を生じる危険性がある．例えば，短上肢ギプスは手関節部の橈骨と尺骨の茎状突起の圧迫による皮膚の損傷を生じやすい．

そのため多くの場合，ストッキネットや綿包帯を巻き，その上から水に浸してしぼったギプス包帯を装着（有褥ギプス）する．

（1）素材によるギプス包帯の種類と特徴

ギプス（gips）はドイツ語で石膏を意味している．したがって，石膏以外のプラスチック製のものは，ギプスとはいわず，英語のキャスト（cast）の方が意味が近い．しかし，臨床では素材による区別なく，プラスチック製のものも含めてギプスと呼ぶことが多い．

石膏ギプスとプラスチックキャストは表XI-2に示すような特徴がある．

表XI-2　素材によるギプス包帯の種類と特徴

	水硬性プラスチックキャスト	石膏ギプス
素材	・グラスファイバー（ガラス繊維）で編んだ目の粗い包帯に，ポリウレタン樹脂をしみこませたもの ・湿気や水にさらすと化学反応を生じて硬化する．	・石膏末を目の粗い木綿の包帯にまぶし特殊加工したもの ・水につけると化学反応を生じて硬化する． ($CaSO_4\ 1/2H_2O+3/2H_2O \rightarrow CaSO_4 \cdot 2H_2O$)
長所	・硬化・乾燥が早い． ・強い固定性が期待できる． ・軽い（石膏ギプスの1/3）． ・通気性があり，軽くて丈夫 ・水に強い． ・レントゲン透過性がよい．	・身体にフィットしやすく型を整えやすい． ・硬化により，固定が可能である． ・十分な強度がある． ・レントゲン透過性がある．
短所	・粘着性が強く，装着時手袋が必要 ・型を整えにくいため，やや扱いにくい． ・非常に硬く，キャストの辺縁で皮膚を損傷させる危険性 ・プラスチックによる皮膚炎を生じる危険性 ・カットが困難で，カッターの刃をいためやすい．	・装着時，周囲を汚染しやすい． ・乾燥までに時間がかかる． ・重たい． ・水や湿気に弱い． ・装着後，ギプスが汚れやすい．

a）水硬性プラスチックキャスト

プラスチックキャストは，グラスファイバー（ガラス繊維）で編んだ目の粗い包帯に，ポリウレタン樹脂をしみこませたもので，湿気や水にさらすと化学反応を生じて硬化する．この際発熱をともなうが，水の温度が高いと発生する熱も高い．

また，プラスチックキャストは石膏ギプスと比較して，硬化や乾燥が早く，通気性があり，しかも軽く丈夫で水に強い性質がある．しかし装着時には粘着性が強く，また石膏ギプスと比べて患部への型が整えにくい．

b）石膏ギプス

石膏ギプスは木綿の包帯に合成樹脂を塗布し，これに石膏末を特殊な方法で熱処理して接着させたものである．石膏末は1/2分子の水を含む硫酸カルシウムであり，これに水を加えると2分子の水を含む石膏，すなわち2水塩となって凝固・硬化する．この際プラスチックキャストほど

高くはないものの，発熱をともない，ギプス包帯をつける湯の温度が高いほど，発熱が高い．
　石膏ギプスは身体にフィットしやすいため患部の型を整えやすいが，乾燥までに時間がかかり，重たく，水や湿気に弱いという欠点がある．
　ギプスはこのような種類による特徴を考慮して，患者の状態や目的により選択される．

(2) ギプス固定と良肢位

　ギプス固定は長期におよぶ場合が多いため，特に四肢のギプスは良肢位で固定する．図XI-1のように良肢位は機能肢位ともいい，仮にその状態で関節が動きにくくなったとしても，ADLへの障害が最も少ない肢位のことである．職業や生活状況により，多少異なる場合があるが，上肢では手が口に届き，はしやスプーン，ペンが持て，下肢は歩行に対する障害が最も少ない肢位である．

①肩関節：70度外転
　　　　：30度水平屈曲
②肘関節：90度屈曲
③手関節：軽度背屈位
　　指：拇指対立位
④股関節：0～15度外転
　　　　　10～30度屈曲
　　　　　外旋・内旋中間位
⑤膝関節：10～30度屈曲
⑥足関節：背屈・底屈0度

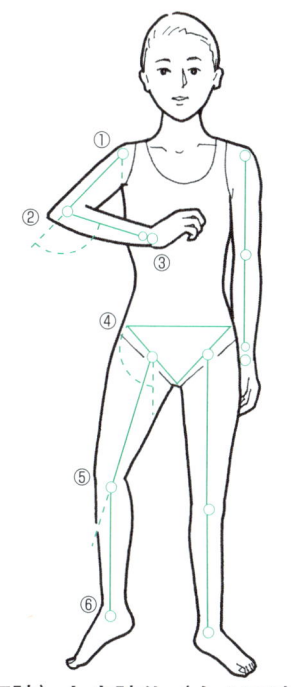

図XI-1　基本肢位（左上下肢）と良肢位（右上下肢）

(3) ギプスによる固定期間

　ギプスによる固定期間は，数週間から長くて2か月近くにもおよぶ場合がある．例えば，四肢の骨折に関しては，Gurltの治癒期間（表XI-3）が有名であり，最低2週間から最高12週間を必要とする．ただし，これは解剖学的治癒期間，つまり，骨が癒合する平均的期間であり，体重を支え，運動機能を果たすための機能的治癒期間はこの2～3倍が必要とされる．しかも，これらは局所の感染の有無や骨膜の損傷の程度，年齢，栄養状態など局所や全身の条件によって異なる．
　なお，骨折の治癒過程についてくわしくは参考文献3．p.19～24，11．p.599～604を参照．

表Ⅺ-3 Gurltの各骨の平均骨折癒合日数

部　位	癒合日数（週）
中手骨	2
肋骨	3
鎖骨	4
前腕骨	5
上腕骨骨幹部	6
脛骨，上腕骨頸部	7
下腿骨	8
大腿骨骨幹部	8
大腿骨頸部	12

注：機能的治癒は2〜3倍の期間が必要

（4）共通する看護の要点

　ギプス固定期間中は，体動やADLが制限され，患者の拘束感や苦痛も大きい．

　そのため看護師は，できるだけ患者の苦痛や障害を予防し，順調に治療目的を果たすことができるよう援助を行う必要がある．

　ギプス装着に関連する注意点は，ギプスの目的や種類によっても異なるが，共通して配慮が必要な内容も多く，次にその主なものを示した．

a）患者に対して説明を行う

①ギプス装着に対する患者の不安をやわらげ，また，装着時や装着中の患者の協力を得るためには，事前にギプス装着の目的や方法，予測される装着期間，日常生活上の注意点を説明する．

②ギプスは緊急処置として行う場合も多く，その場合は事前に必要な説明ができないこともある．このようなときには，装着前に可能な範囲で説明を行い，装着後に状況に即して必要な説明を加える．

b）患者の訴えや装着部位の観察を行う

①素材の硬化による強力な固定力を期待するギプスは，神経圧迫や末梢循環障害，局所の圧迫による皮膚の損傷を生じる危険性がある．

②装着後の患者の訴えや症状が，ギプス装着によるものか，あるいはそれ以外の原因によるものかを判断するために，装着前の患者の訴えや症状を観察しておく．

③特に四肢への装着時は，健肢と患肢の両方を観察しておくと，ギプスの影響を判断しやすい．

c）身体を清潔にする

　ギプス固定後しばらくは入浴できない．ギプス巻き替えや除去するまでギプス包帯で固定した部位の保清はできず，そう痒感を生じることも多い．そのため，可能であれば装着前に入浴やシャワー浴を，また不可能なら清拭により皮膚を清潔にしておく．

d）排泄と更衣を行う

①便尿の排泄をすすめる．

②体幹・下肢ギプスのように，装着後ベッド上の生活を余儀なくされる場合には，排泄方法を説明し，できれば実際に訓練を行っておくことも大切である．
③衣類はギプスの装着部位を露出しやすく，また着脱しやすいものにする．

e）ギプス装着にともなう合併症の予防と早期発見に注意する

ギプス固定により，神経や循環系，骨の突出部の圧迫や廃用症候群などの合併症を生じる危険性がある．そのため，予防と早期発見・対応が大切である．

特に神経・循環障害に関してはギプス装着後24時間は頻回に観察を行う（表X-2，図XI-2，XI-3参照）．観察はギプスが装着されていない手指や足指で，装着前の状態，および健側と患側を比較しながら行うと異常状態を判断しやすい．

○神経障害

①ギプス固定にともなって圧迫される危険性がある神経は，上肢は橈骨神経，尺骨神経，正中神経，下肢は腓骨神経である．主な症状は蟻走感，しびれ感，知覚鈍麻などの知覚異常，および手指や足指の運動障害である．

知覚異常に関しては患者の訴えをよく聴き，運動障害の有無は，図XI-2の手指・足指の運動を行うよう促して観察する．
②これらの運動は運動障害の観察のためだけではなく，廃用症候群の予防にもなる．
③体幹・下肢ギプスや長下肢ギプスの場合には，下肢の外旋や砂嚢による腓骨頭部の圧迫によって腓骨神経麻痺を生じる危険性があるため注意する．
④強度な神経障害が予測されたり，症状の出現が認められた場合は，ギプスカットが行われる．

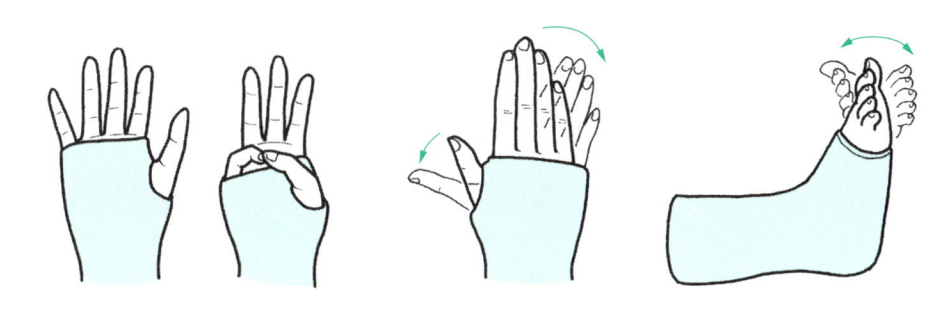

図XI-2　ギプス固定中の運動

○循環障害

①循環障害の症状は疼痛，浮腫・腫脹，皮膚の冷感，皮膚や爪床色の不良，爪を圧迫した後の血液のもどり具合の不良（正常なら3～5秒以内にもどる）などである．
②手術後や骨折などの障害時には，浮腫をともなうため，ギプス装着後，特に循環障害を生じやすい．
③強度の浮腫・腫脹，およびギプスの圧迫による循環障害が筋肉の阻血，神経麻痺を生じ，阻血性（フォルクマン）拘縮を生じる危険性がある（図XI-3）．症状は前述した神経・循環障害時の

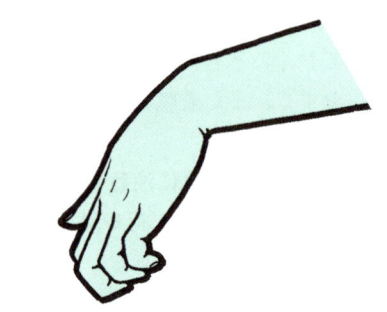

図Ⅺ-3　阻血性（フォルクマン）拘縮

症状に合わせて，早期に運動痛を訴え，しかも疼痛は異常に強く，増強する．
④上肢や下肢の循環障害に対しては，枕や懸吊などにより，心臓より高い位置に置く．また，指先の自動運動を行うことにより末梢循環を促進させ，浮腫の予防や改善に役立つ．
⑤強度な循環障害が予測されたり，症状が認められる場合には，ギプスカットを行う．

○圧迫創および創部の感染
①骨の突出部位にギプスによる圧迫が加わると皮膚の損傷をきたす危険性がある．上肢では橈骨・尺骨茎状突起，上腕骨内・外側上顆，下肢では踵と脛骨内・外果部，腓骨頭，腸骨棘，仙骨部などは特に注意が必要である．
②これらの部位にはギプス包帯装着時に，予防的に綿包帯やスポンジで保護を行うが，装着後にも患者の持続的でうずくような局所の痛みの訴えは，圧迫創の可能性がある．
③圧迫創は患者の苦痛とともに，皮膚が損傷し，感染の危険性をともなうため，発熱，分泌物，悪臭，白血球数・CRP値の上昇など感染症の徴候に注意する．
④圧迫創以外に，ギプス装着前に手術創や皮膚の損傷部がある場合は，同様に感染の徴候に注意する．
⑤圧迫による損傷や感染の危険性がある場合には，早期に周辺のギプスの開窓と処置が必要である．

○出　血
①手術や事故などによる創部を持つ患者に対しては，創部の消毒，ガーゼ貼布後にギプス固定を行うが，出血がある場合，ストッキネットや綿包帯を汚染し，ギプスの表面に浸潤する場合がある．
　ときには血液が流れて身体下部のギプスを汚染したり，ギプスの汚染は見られない場合であっても，ギプス包帯の内部で横に広範囲な出血による汚染が見られる場合がある．
②出血によるギプス汚染とともに，バイタルサインなど循環動態には注意深く観察を行う．
③必要時局所のギプスを開窓し，消毒や止血処置が行われる．

○廃用症候群
①使わないことにより生じる合併症を廃用症候群と呼ぶ．ギプス装着にともなう安静は，ギプス

固定された部位のみならず，健康部にも影響をおよぼす．
② 主な内容は骨格筋の萎縮や筋力低下，関節の拘縮・変形である．廃用症候群は一度生じると回復は困難であるため予防が大切である（表Ⅹ-3参照）．
③ 四肢のギプス装着部の関節運動は不可能であるが，大腿四頭筋に対しては等尺性筋収縮運動（関節は動かさないで，筋肉を収縮・弛緩する運動）を指導する．合わせて，ギプスが装着されていない部位の自動運動を促す．
④ 下肢のギプス装着の場合，ギプス装着中や除去後に，車椅子や松葉杖，杖などの歩行補助具を使用するときには，健側下肢は身体を支える軸足となる．そのため，下肢は伸展挙上運動や砂嚢などによる抵抗運動によって，筋力低下を予防しておく．
⑤ 下肢の障害時には上肢も身体を支える重要な役割を持つため，身体のプッシュアップや，抵抗運動を行う．
⑥ 早期から運動や日常生活の中で四肢の活用をはかることにより，筋力低下を予防することが大切である．

f）生活の援助を行う

ギプス固定を受けた患者のADLは，患者が自力で可能な場合には，危険や苦痛なく行えるよう環境を整える．しかし，自力では困難な部分に関しては援助が必要である．

○ 体位変換
① 身体下部のギプスの乾燥の促進，腰背部圧迫による褥瘡発生予防のほか，廃用症候群の予防やシーツ交換，排泄などの動作時に体位変換が必要である．
　患者に説明し，体幹ギプスの場合には肩と腰部を支え，体幹・下肢ギプスの場合には肩と患側下肢を支えて，局所をひねらないように行う．なお，体位変換は例えば体幹・右下肢ギプスなら，左側臥位のように，ギプス装着部を上にするのが原則である．
② 特に石膏ギプスの場合，完全に乾燥するまでは，装着部を指先ではなく手掌で支持しながら行う．下に敷いたバスタオルを持って行うのもよい．

○ 排　尿
① ベッド上排尿で特に注意を必要とするのは，体幹および体幹・下肢ギプスである．
　男性は仰臥位で尿器を挿入できるため，問題はない．女性も尿器を会陰部に密着させることにより可能であるが，念のため臀部とギプスの間に紙オムツやビニール・防水布を挿入したり，尿が流れて汚染しないよう，会陰部に当てた尿器の下にちり紙を数枚当てておくとよい．

○ 排　便
① ベッド上排便は，体幹，体幹・下肢ギプス装着時に問題となる．和式の差し込み便器の差し込み部に紙オムツやタオルをたたんで当てる．
　介助者は患者の健側に立ち，臀部に一方の手を挿入して，患者には健足の膝を立てるよう促し，患者と呼吸を合わせて臀部を挙上して便器を挿入する．
② 慣れれば，患者が自分で挿入可能となる．

③排泄時には許可があれば上半身をやや挙上するとでやすく，汚染もしにくい．また，可能ならトラピーズ（図Ⅹ-1参照）を使用して，患者が臀部を挙上するのもよい．
④特に石膏ギプスは水に弱く，また便や尿による汚染は皮膚の刺激，臭気などの問題を生じる．ギプスは，簡単に巻き替えられないため，汚染には十分に気をつける．
⑤ギプスを汚染した場合，石膏ギプスは吸湿性のよいタオルやちり紙などで押さえるようにして拭きとる．プラスチックキャストは濡らしたタオルで拭いた後，乾燥させる．
⑥仰臥位のままだと排泄後の清潔保持が十分に行えないため，側臥位時に臀部周辺の皮膚を観察し，蒸しタオルなどで清潔にする．

g）清潔保持

①ベッド上での身体の清拭を少なくとも1日1回は行う．可能な範囲で患者が自分で清拭できるように援助するが，不可能な部位は介助者が行う．その場合，特に石膏ギプスの断端部は乾いたタオルで覆うなど，濡れないように注意し，万一濡れた場合には，ドライヤーなどで乾燥させる．
②上肢や下肢のギプスの場合には，ビニール袋で十分に覆い，入浴やシャワー浴が可能である．終了後は湿りの有無を確認し，必要ならドライヤーで乾燥させる．

h）気分転換への援助

ギプス装着が長期にわたったり，短期であっても生活が制限され，患者の苦痛は大きい．そのため，生活にリズムを持たせ，気分転換を工夫する．

（5）各種ギプス装着の具体的方法

プラスチックキャスト，石膏ギプスともに，使用する水の温度や硬化時間などが，製品によって異なるため，使用する製品の説明をよく読んで，正しい方法で装着する必要がある．

a）水硬性プラスチックキャスト

使用物品
● プラスチックキャスト（装着部位により適切な大きさと必要な巻数を準備する） ● ストッキネット　● 綿包帯　● ディスポーザブルゴム手袋　● 処置用シーツ ● バケツと20℃以下の水　● ギプス・キャストカッター（図Ⅺ-13）
留意事項
①プラスチックキャストは粘着力が強いため，素手で触れると皮膚に付着し，操作できない．また，とれにくく，皮膚炎を生じることもある．そのため，医師と介助者は必ず手袋を着用する． ②プラスチックキャストは硬化時に熱を発生するが，その高さは水温に左右され，水温を高くすると熱傷を生じる危険性がある．そのため，温湯を避けて20℃以下のものを用いる．
実施方法
①患者に対して装着中は指示された肢位を動かさないこと，キャストから熱がでるが心配いらないこと，しかし気分が悪くなったり，苦痛があればいつでもいうように説明を行う． ②冬の寒い時期で特に広範囲にわたる固定時には患者が寒くない程度に室温を調整する． ③装着部を十分に露出し，他の部位や処置台がキャストで汚染するのを防ぐため，処置用シーツで覆う．

実施方法（つづき）

また，体幹や股関節への装着時には，特に患者の羞恥心に配慮する．
④医師と介助者は手袋を着用する．
⑤医師が，キャスト装着部位にストッキネットを装着する（図Ⅺ-4）．このとき，締めつけやたるみ，しわを避けるため，あらかじめストッキネットをドーナツ状に丸めておき，転がすように装着する．ストッキネットの長さは，ギプスの上下の断端部を折り返して覆える程度にする．

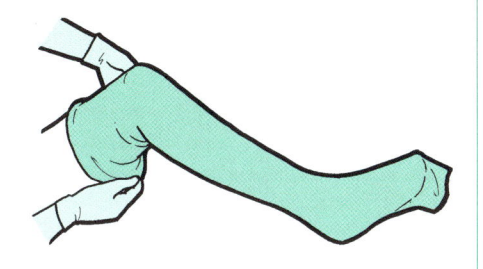

図Ⅺ-4　ストッキネット装着

⑥介助者が，患者のキャスト装着部位を良肢位に整えて保持し，医師がストッキネットの上から綿包帯を巻く（図Ⅺ-5）．このとき，踵やくるぶしなど骨が出っ張り，ギプス包帯による圧迫が予測される部位には，厚めに巻くか，スポンジやフェルトを当てる．

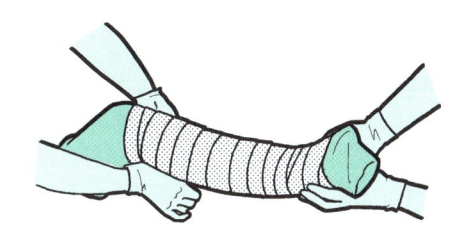

図Ⅺ-5　綿包帯装着

⑦介助者はキャスト1巻を袋からだし，用意したバケツの水中に縦に入れて1～2秒浸す（図Ⅺ-6）．なお，キャストは袋を開けた瞬間から硬化が始まるため，使用直前に1巻ずつ開封する．

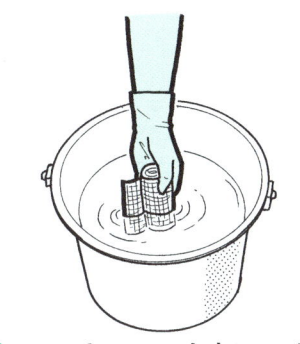

図Ⅺ-6　キャストを水につける

⑧キャストを水からとりだし，両手で両端を持って押すようにして軽く水をしぼる（図Ⅺ-7）．この場合，しぼり過ぎると硬過ぎて巻きにくいうえに発熱するため，十分に水を含んだ状態にする．

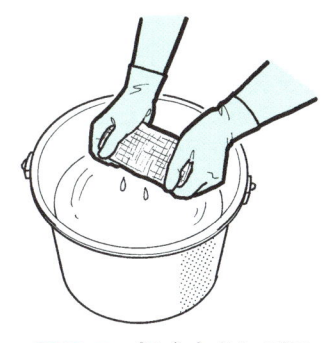

図Ⅺ-7　軽く水をしぼる

実施方法（つづき）

⑨キャストの端を広げて，医師に渡す（図Ⅺ-8）．

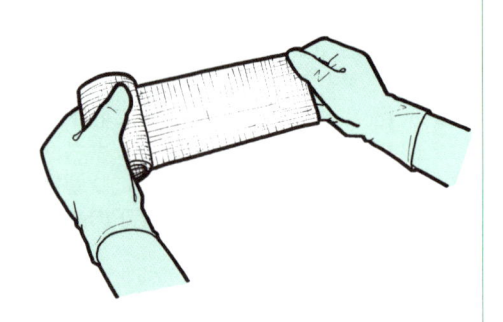

図Ⅺ-8　医師に手渡す

⑩医師はキャストを引っ張らず，転がすようにして巻く（図Ⅺ-9）．肘や踵など特にフィットしにくい部位のみ，やや引っ張り気味に巻く．
⑪介助者は良肢位をくずさないように注意しながら患肢を指先ではなく，手掌全体で支える(図Ⅺ-9)．装着した部位を指先のみで支えると，重みが指先に集中し，キャストに圧痕が生じ，身体の局所を圧迫する危険性がある．

ストッキネット／綿包帯／プラスチックキャスト／手掌で支える／ストッキネット

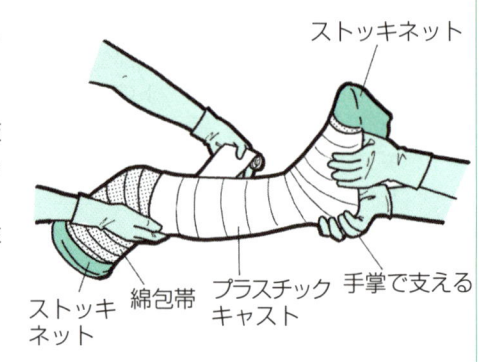

図Ⅺ-9　キャストを装着

⑫医師はキャストを巻き終えたら，上から押しつけるようにしてキャストの上と下の層を接着させ，型を整える．このとき硬化による熱の放散を助けるためと，荷重に強いキャストにするため，編み目をつぶさないように気をつける．
⑬キャストは水につけてから約3～5分で硬化するため，装着は手早く行う．
⑭キャスト装着中，介助者は患者に声をかけ，苦痛の有無を確かめる．
⑮排泄に影響がないよう陰部・臀部の周囲や，断端部などの余分なキャストのカットや，開窓（図Ⅺ-11）・割り入れ（図Ⅺ-12）が必要な部分のカットは，乾燥してからギプス・キャストカッターで行われる．
⑯患者や医師，介助者の皮膚や衣類が汚染したら，硬化（粘着性が消失）する前に，アルコールやアセトンなどで軽く拭きとる．
⑰プラスチックキャストはグラスファイバーを使用しているため，断端が当たると皮膚を傷つける．そのためストッキネットを反転してキャスト断端を覆い絆創膏で固定する(図Ⅺ-10)．ストッキネットを使用せずに装着した場合には，綿包帯を折り返し，絆創膏で覆う．

ストッキネットを折り返す

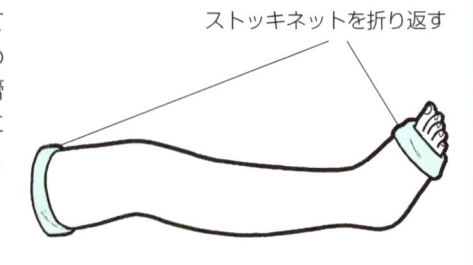

図Ⅺ-10　装着完了

実施方法（つづき）

⑱終了後，患者にねぎらいの言葉をかけ，衣類を整える．
⑲装着直後に包帯やバスタオル，毛布などで覆うと，硬化時の熱の放出を妨げるため避ける．硬化時の発熱が終われば，ドライヤーなどによる乾燥は可能である．
⑳プラスチックキャストは乾燥も早く，装着後約20分で体重負荷が可能である．しかし，装着部位によっては乾燥時間が30分〜2時間必要であるため，バスタオルの交換や，許可されれば2〜3時間ごとの体位変換を行い乾燥を促進させる．

〈実施後の観察・評価〉
①患者の圧迫による苦痛や神経・循環器系の合併症の徴候はないか．
②十分に乾燥したか．
③ADLは充足しているか．
④ADLで患者が自分でできることは実施しているか．

b）石膏ギプス

使用物品

- ギプス包帯[*1]（装着部位により，適切な大きさと必要巻数を準備する）　●ストッキネット
- 綿包帯　●処置用シート　●色鉛筆　●ギプス刀（図XI-13）
- バケツの内側にビニール袋をかぶせた中に38℃前後の微温湯（ビニール袋は湯の中に石膏が溶解して，そのまま流すと排水管が詰まるのを予防するため，石膏をビニール袋に沈殿させてから水を捨てる．水の温度は製品により異なるため，指定された温度を守ることが大切であり，高ければ硬化が早く，熱の発生も高くなり，低いと硬化が遅くなり熱も低い）

留意事項

①用意する湯は38℃前後の微温湯とし，バケツの中で気泡がでなくなったら，ギプス包帯の両端を持ってそっと中央に押すように水分を軽くしぼる．しぼり過ぎず，また，水分が多過ぎない程度に行う．
②湯につけたときから硬化が始まるので，操作は手早く行う．
③木綿の包帯に接着した石膏は落ちやすいため，静かに操作を行う．

実施方法

①〜⑥はプラスチックキャストと同じである．ただし石膏ギプスの場合には，必ずしも手袋は必要ない．
⑦バケツの微温湯にギプス包帯を縦に静かに入れ，気泡がでなくなるのを待つ（約2〜10秒）．これは，ギプス包帯に含まれている空気を追いだし，まんべんなく水が浸透して巻きやすく，また強いギプスをつくるためである．なお，石膏の粉落ちが多くなるのと，硬化は微温湯につけたときから始まるため，複数の石膏ギプスを同時につけない．
⑧気泡がでなくなったら，ギプス包帯の両端を持ってとりだし，そっと中央に向けて押すようにして水分を軽くしぼる．しぼり方は，ポタポタと水が落ちると水が多過ぎて巻きにくく，また乾燥も時間がかかる．反対にしぼり過ぎると硬過ぎて巻きにくく，編み目にもギプスが入りにくい．そのため適度の水分を残すが，その程度は，装着する医師の意見を聞きながら判断するとよい．

[*1] ギプス包帯は，化学反応としての硬化と余分な水分が完全になくなり，乾燥した状態が最も強い．そのため，装着後は早期に乾燥させるとともに，乾燥するまでは荷重を避ける．

実施方法（つづき）

⑨ 両手の手掌でギプス包帯を転がして型を整え，先端を広げて術者に渡す．
⑩ 医師は綿包帯の上から，ギプス包帯を引っ張らずに転がすように巻く．
⑪ 医師は巻きながらギプスの上を手でこする．これは装着したギプス層の間を密着させ，また，編み目を石膏でつぶすためであり，薄くて強いギプスをつくることに役立つ．
⑫ この間介助者は良肢位をくずさないように注意しながら，患肢を指先ではなく手掌全体で保持する．これは装着部位を指先のみで支えることによりギプスに圧痕を生じ，身体の局所を圧迫する危険性を避けるためである．石膏ギプスはプラスチックキャストに比べ，硬化および乾燥に要する時間が長いため特に注意する．
⑬ 石膏ギプスは温湯につけて3〜10分で完全に硬化するため，装着は手早く行う．
⑭ 装着中介助者は患者に声をかけ，苦痛の有無を確かめながら行う．
⑮ 医師は，ギプスが柔らかい間に，陰部・臀部の周囲や断端部の余分な部分に色鉛筆で印をつけ，ギプス刀でカットする．
⑯ 患者の手や衣服がギプスで汚染したら，お湯でしぼったタオルで拭きとる．
⑰ 石膏ギプスは乾燥すると断端部から石膏末が包帯の中に入ったり，断端部で皮膚を刺激するため，ストッキネットを折り返し，乾燥してから絆創膏で固定する．ストッキネットを使用しない場合には，綿包帯で断端部を覆い，ギプスが乾燥してから絆創膏で固定する．
⑱ 終了後，患者にねぎらいの言葉をかけ，衣類を整える．
⑲ 石膏ギプスには2分子の水を含んでいるが，その他の余分な水分を完全に排除するまでは，完全に硬く強い状態とはいえない．
⑳ ギプスを乾燥させる条件として，温熱と風があれば効果的であり，実験によると乾燥の早さは，ドライヤー＞熱気浴＞バスタオルで包む＞自然乾燥，の順であった．
㉑ ギプスは温湯につけると3〜10分で硬化するが，完全に乾燥するまでには，24〜48時間，部位によっては72時間を要する．したがって特に体幹ギプスや体幹・下肢ギプスの場合は硬いマットレスを使用し，許可があれば2〜3時間ごとに体位変換を行う．これにより身体下部の乾燥を促進させる．なお，乾燥したギプスはこぶしでたたくと澄んだ音がするが，乾燥していないと音は鈍い．
㉒ 装着範囲が狭い場合は問題とならないが，体幹ギプスや体幹・下肢ギプスなどのように広範囲におよぶ場合には，体温を奪われるため，保温に注意する．

〈実施後の観察・評価〉

プラスチックキャストに同じ．

（6）ギプスカット

a）適　用

ギプスカットは，次の場合に行われる．

① 装着後不要な部分やじゃまになる部分（体幹・下肢ギプス時の会陰部・臀部の周辺や断端部など）をカットして，ADLの障害を除去する．
② 手術創や損傷部の出血や感染，神経圧迫の予防または処置のための開窓（局所のギプスを一部除去，図XI-11）．
③ 装着後の神経・循環障害，局所の圧迫に対する割入れ（ギプスと必要ならストッキネットや綿包帯に線状の切れ目を入れる，図XI-12）．
④ ギプス固定による治療終了後の完全除去．

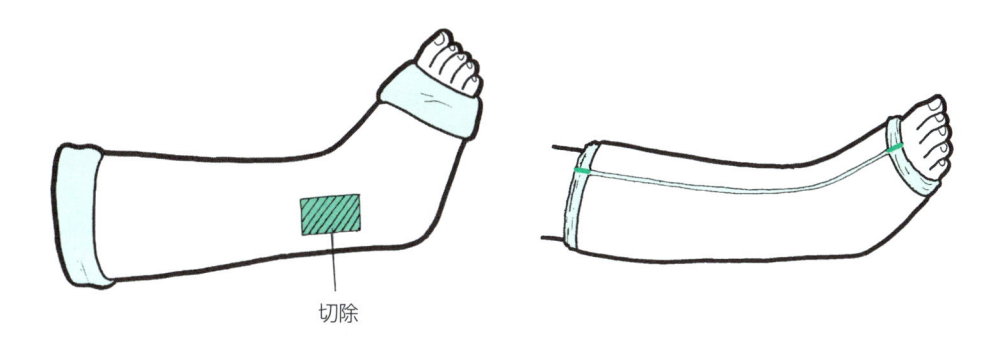

XI ギプス固定を受ける患者への看護技術　223

切除

図XI-11　ギプス開窓

図XI-12　ギプス割入れ

b）ギプスカットの具体的方法

使用物品（図XI-13）

- ギプスカッター（乾燥した硬いギプスのカット用であり，ギプスに対して歯を垂直に当てる）
- ギプス刀（乾燥していない柔らかいギプスのカット）
- ギプス剪刀（ストッキネット，綿包帯の切除）
- ギプススプレッダー（開排器—線状にカットされたギプスの隙間に先端を挿入し，手もとを握ると先が開いて隙間が広がる）
- キャストカッター（乾燥した硬いキャストのカット用であり，キャストに対して歯を45度の角度に当てる）

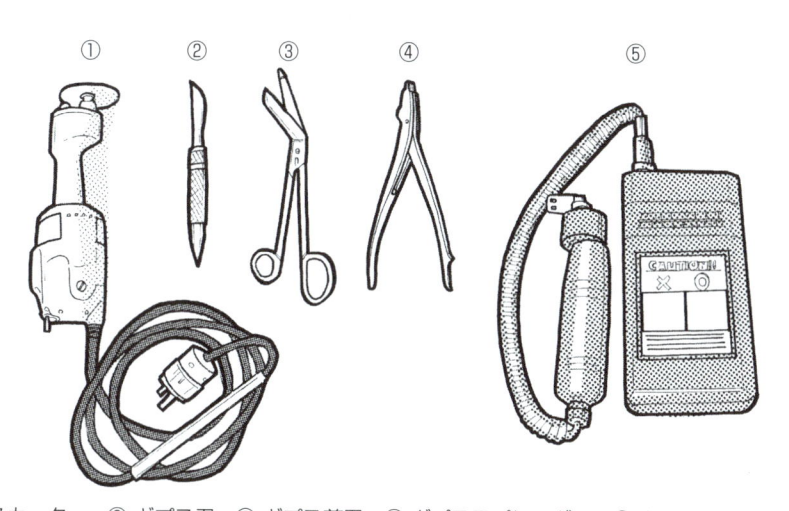

① ギプスカッター　② ギプス刀　③ ギプス剪刀　④ ギプススプレッダー　⑤ キャストカッター

図XI-13　ギプスカット用物品

留意事項

① ギプスカッターはモーターの音が大きく，また局所に熱を生じることを事前に患者に説明を行う．
② 身体を損傷する心配はないが，動くと危険であるため，動かないよう説明する．
③ 特に圧迫による患者の苦痛や障害は急を要するものもあるため，注意深く観察し，医師への連絡の必要性の判断が重要である．

実施方法

① 医師が色鉛筆で，ギプスに印をつけ，それにそってカットが行われる．
② プラスチックキャストはガラス繊維で，また石膏ギプスは石膏末で衣類や周辺が汚染する．また，ギプス包帯の中にプラスチックキャストのくずや石膏末が入り，皮膚を刺激する．そのため，処置用シートや新聞紙などで患者の衣類や身体部分，処置台を覆う．
③ 看護師は患者のそばで身体を支え，声をかけて緊張をやわらげる．

c）実施後の観察・評価

① ギプスカット後，問題は解決したか．
② ギプスカットは患者に苦痛と危険を与えず行えたか．
③ ギプスカット後，創部の手当て，皮膚の清潔等必要な援助が正しく行えたか．

d）ギプスカット終了後の留意点

① 治療終了後ギプスを完全に除去した後は，皮膚の観察を行い，石けんと温湯で手早く清拭を行う．
② 創部がある場合には消毒や必要な処置を行う．
③ 医師の指示があれば，ギプスの両横にカッターで割り入れを行い，上下を切り離してとり外されたギプスで，シャーレを作成する（図XI-14）．シャーレはとり外された四肢のギプスの下側の，不要な部分をカットし，新しい綿包帯を敷き，ストッキネットをかぶせて作成する．患肢への装着は，弾性包帯で行う．
④ この場合のシャーレは局所を急に動かしたり，荷重がかかり過ぎないように，副子として使用するものもある．
⑤ ④とは異なり手術や骨折直後で，腫脹が激しいときや，開放創があり処置が必要なとき，さらに，不良肢位を予防するなどの目的で，四肢の安静・固定をめざしてギプスシーネを装着することがある．

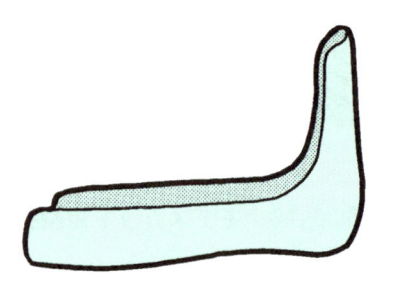

図XI-14　ギプスシャーレ

この場合，ギプス包帯を必要な長さに折りたたんで水につけ，目的とする部位に当てて作成する方法と，シーネ用に市販されている製品を使う方法がある．
⑥ギプス装着による関節拘縮，筋萎縮，筋力低下は避けられない．そのため，ギプス除去後は理学療法士により筋力増強，関節可動域の拡大などをめざして，運動療法が行われる．
⑦特に下肢障害時には車椅子，松葉杖などの使用が開始されることも多い．看護師は理学療法士と連携をとりながら，患者が訓練室で行った運動内容を病棟内で活用するよう促し，また，転倒などの事故防止のため，環境整備に気をつける．

（7）ギプス装着のままでの在宅療養

上肢や下肢にギプスを装着したまま，在宅療養となる場合がある．これには外来で装着して，そのまま帰宅する場合と，入院中にギプス固定を行い，症状が安定した状態で退院する場合とがある．

いずれにしても，医師や看護師の目の届かない場所での療養であり，患者や家族が正しく管理を行うために，患者の家の構造や家族構成，患者の役割など生活環境を考えた指導が求められる．患者や家族が必要な注意事項を守りやすいようなわかりやすいパンフレットの作成など，効果的な方法で，具体的に説明を行う．

○装着直後に帰宅する場合
①装着部の疼痛，浮腫，冷感，皮膚の色，爪の色と圧迫除去後の色の回復，しびれ，四肢末梢の運動障害など，神経・循環障害や，局所の圧迫に関する症状と観察方法を説明する．
②浮腫や疼痛，皮膚の色などから循環障害を生じたときには，枕などにより四肢を心臓より高い位置に挙上する．
③発熱や分泌物，臭いなどに気をつける．
④①～③の症状が出現した場合には，病院に連絡する．
⑤石膏ギプスを使用した場合は，これらの注意事項に加えて乾燥を促進させる方法を指導する．また，入浴やシャワー浴が許可される場合には，石膏ギプスは湿気や水に弱いため，ビニール袋で十分に覆い，濡らさないようにする．
⑥プラスチックキャストの場合は乾燥も早く，湿気や水にも強い．しかしストッキネットや綿包帯が巻かれているため，入浴時はビニール袋で覆う方がよい．
⑦どの素材であれ，雨の日は外出を控えるか，やむを得ない場合は濡らさないよう気をつける．
⑧廃用症候群の予防のため，ギプス装着部位の等尺性筋収縮運動や健康部の運動を可能な範囲で行う．
⑨衣類の着脱ほかのADL，松葉杖の使用法や階段昇降，乗り物への昇降の方法，転倒などの事故防止に注意する．
⑩次回の受診日やギプス除去予定日などの説明を行う．

○安定した状況で退院する場合
①装着直後とは異なり，神経・循環障害の問題は少ないといえる．ギプスの保護，ADLに関する注意，事故防止，廃用症候群の予防などを中心に説明する．

②気になる症状があればいつでも連絡するように説明する．
③次回の受診日やギプス除去予定日などの説明を行う．

参考文献

1．赤松功也他責任編集（1987）図説臨床看護医学，第9巻，整形外科／皮膚，同朋舎出版
2．磯部文子監修（1999）改訂版　外科的療法を受ける患者の看護，学習研究社
3．岩田清二（1998）骨折の治癒過程とその異常，SEIKEI-GEKA KANNGO 秋季増刊，p.19〜24，メディカ出版
4．加藤文雄他（1996）図説エキスパートナーシング，南江堂
5．川島みどり編著（1995）外科系実践的看護マニュアル，看護の科学社
6．小濱啓次他監修（1991）救急看護マニュアル，医学書院
7．川嶌整形外科病院看護部編（2001）Ｉからわかる整形外科看護マニュアル，メディカ出版
8．黒田裕子監修（1997）臨床看護セミナー8　運動機能障害をもつ人への看護，メヂカルフレンド社
9．岡崎美智子他編（1996）看護技術実習ガイド3　臨床看護技術（成人・老人編），メヂカルフレンド社
10．正津晃他監修（1994）新図説臨床看護シリーズ　成人看護7，整形外科　形成外科　リハビリテーション，学習研究社
11．寺山和雄他監修（1999）標準整形外科学，第7版，医学書院

付　録

用語の解説

アレンテスト	橈骨動脈末梢部の側副血行の確認法．検者の両手の拇指で患者の橈骨動脈と尺骨動脈を圧迫し閉塞し，患者に拳を握って開く動作をくり返させ，手が蒼白になったところで圧迫を解除し，数秒で正常にもどるかどうかを確認する．（→本文34頁）
胃チューブ (feeding tube)	胃切除患者の場合，吻合部の減圧による縫合不全の予防，出血等異常の早期発見のために用いられる．挿入後は患者の抜去への不安等を緩和し，ADLの拡大につとめる．（→本文130頁）
エアリーク (air leakage)	肺・気管の断端部，胸膜穿孔部から胸腔内への空気のもれ．持続的胸腔ドレナージでは，もれの存在と大体の量を知ることができ，手術への変更やチューブの抜去など治療方針を決定するのに有用な情報となる．（→本文176頁）
S-Gカテーテル	スワン-ガンツカテーテル．一般名をballoon-tipped flow directed pulmonary catheterという．循環不全，重症呼吸不全，急性腎不全，あるいは心臓・大血管手術などの患者の血行動態を解析し，治療の指針と治療効果判定に用いる．（→本文35頁）
N95マスク	通常のマスクでは飛沫核などのごく小さな粒子を通過させてしまい，吸入を防ぐには十分でないため，空気感染の予防のために着用する微粒子用のマスク．（→本文56頁）
ギプス	ドイツ語で石膏の意．石膏以外のプラスチック製のものはギプスとはいわず，英語のキャスト（cast）の方が意味が近い．グラスファイバー（ガラス繊維）で編んだ編目の粗い包帯にポリウレタン樹脂をしみこませたプラスチックキャスト，木綿の包帯に合成樹脂を塗布し石膏末を接着させた石膏ギプスがあるが，臨床では素材による区別なくギプスと呼ぶことが多い．（→本文212頁）

吸　入	術前には気道分泌物の多い患者の気道浄化，術後には肺胞や気道の清浄化と口渇感緩和のために，ネブライザーを使用して実施される，感染予防の手法．ネブライザーには口腔，鼻腔の加湿等に適したジェットネブライザーや，粒子が細かく肺胞レベルの加湿に用いられる超音波ネブライザーがある．（→本文63頁）
牽　引	四肢や脊椎の骨・関節に直接，または間接的に牽引力を働かせて行う治療法．皮膚を介して間接的に牽引力を作用させるものを介達牽引，骨に直接作用させるものを直達牽引という．（→本文188頁）
手術体位	手術が短時間で円滑に行われるための，それぞれの手術法に適した体位．手術部位，手術方式によって決定される．術者が操作しやすく，かつ患者に障害や苦痛が生じることのないような的確な体位をとることが重要である．（→本文91頁）
術後痛	手術の後の疼痛を指し，創痛やその他の要因が加わることで起こる複合痛．一般に術後24時間以内が最も強く，その後2〜3日は持続するといわれている．鎮痛剤の使用や体位の工夫等により，患者の苦痛を和らげることが看護師としての重要な役割となる．（→本文99頁）
心室細動	心筋梗塞などの心疾患による意識喪失直後や，心肺蘇生術の施行中によく見られる致死的不整脈のこと．早急に心肺蘇生術をほどこす必要がある．（→本文27頁）
心肺蘇生法	心停止，呼吸停止状態あるいはそれに近い状態に陥ったときに，呼吸や循環を補助したり，回復するまでに代行する処置．心肺蘇生法には，一般の人でも行うことのできる一次救命処置（basic life support, BLS）と，専門職による二次救命処置（advanced cardiac life support, ACLS）がある．（→本文4頁）
心肺脳蘇生法	心肺蘇生で最も重要なのは脳蘇生であることから，心肺蘇生法のことをこう呼ぶこともある．（→本文4頁）
ストーマ	ギリシャ語で口という意味の言葉で，手術により人為的に造られた便・尿の排泄口．ストーマ造設後は腹壁から腸管等がだされ，不随意に便・尿が排泄されるという外観の変化がある．消化器ストーマ（人工肛門），尿路系ストーマ（人工膀胱）がある．ストーマ保有者のことはオストメイトという．（→本文148頁）
ストーマ袋	採便・採尿するための袋．いいかえれば，ストーマ造設後の新たな

付録：用語の解説　**229**

	代用直腸・膀胱である．特に，消化器ストーマ用のストーマ袋は採便袋ともいう．（→本文150頁）
接触性皮膚炎	痒み，紅斑，丘疹，腫脹が主な症状であるが，悪化すると紅色小水疱や潰瘍を形成する．このような皮膚炎が，ストーマ周囲に限局しているのは，便はアルカリ性で消化酵素を含んでいるので，皮膚に付着するとすぐに表在性の接触性皮膚炎を起こすからである．ただし，排泄物以外に汗や汚れも，皮膚炎の原因や誘因になる．（→本文155頁）
前胸部叩打法	目の前で起こった心停止，あるいは心電図モニター監視下にある患者に起こった，心室細動や心室性頻脈からの心停止に試みる方法．（→本文29頁）
総体液量 (total body fluid volume, TBF)	体内の総水分量を指し，男性では体重の60％，女性では55％を占める．分布する部位により細胞内液（intracellular fluid，ICF）と細胞外液（extracellular fluid，ECF）に分けることができる．（→本文116頁）
中心静脈圧 (central venous pressure, CVP)	右房圧を反映しており，静脈環流量，右心機能，胸腔内圧で決まる．輸血量の正確な管理，右心機能のチェック，ショック時の診断・治療の目的で測定される．（→本文143頁）
中心静脈栄養 (intravenous hyper-alimentation, IVH)	経口・経腸栄養を行うことができない場合や呼吸障害をともなう場合，代謝障害や水・電解質の厳重な管理が必要とされる場合等に用いられる．（→本文136頁）
ドリンカーの生存曲線	アメリカのドリンカー博士による心肺停止からの生還率を示した曲線．心肺停止が長いほど，脳をはじめとする重要臓器が不可逆性の変化を起こして回復不能となる．（→本文5頁）
ドレナージ	術後は，創内（創腔・体腔）に血液や滲出液が貯留すると創の治癒を妨げ，また感染する危険性もあるためこれらを体外へ誘導すること．胸腔内の陰圧を妨げる空気や液体を排除し胸腔内圧を陰圧に保ち，肺の再膨張を促す方法としての胸部ドレナージ等がある．ドレナージに使用する使用する管のことをドレーンという．（→本文110頁）
廃用症候群	身体の機能低下によって生じる障害．長期の安静により起こる骨格筋の萎縮，関節の変形等があり，同一体位による長期の圧迫によって生じる褥瘡も廃用症候群の一種である．廃用症候群の防止には運

動をさせることであり，術後早期からのリハビリテーションが重要な意味を持っている．（→本文195頁）

飛沫感染　　くしゃみや咳によって飛んだ飛沫を口や鼻から吸入し感染を起こすこと．飛沫は比較的重いため1m以上飛ぶことはなく，飛沫の周囲の水分が蒸発し，ごく小さな粒子（飛沫核）になり空気中を漂って感染した場合は空気感染という．（→本文55頁）

by-stander　　患者の心肺停止時に，そこに居合わせた人のこと．アメリカでは成人国民の8人に1人が心肺蘇生の技術を身につけているといわれている．（→本文4頁）

ECG (electrocardiogram)　　心電図．心臓が機械的に収縮・拡張する際の心筋細胞の興奮による電気的活動を，体表面に置いた電極を通して，波形として記録したもの．（→本文18頁）

QOL (Quality of Life)　　人生の質，生活の質．人間の生活の質を多元的な要素でとらえたもので，医療の現場では，疾患への治療ということだけではなく，治療後に，発症前と同様の生活を送ることができているか，復帰した仕事に支障はないかなど，QOLをいかに保つかという視点が重要になってきている．（→本文165頁）

日本語索引

ア

アイ・プロテクション　54
アーガイル二重水封装置　171, 173
アレルギー性接触皮膚炎　157
アレンテスト　34
アンビューバッグ　39
RAライン　35

イ

異型輸血　51
胃切除術後患者　130
板状皮膚保護材　149
一次性刺激性皮膚炎　157
一次救命処置　4, 6, 8
胃チューブ　130
1期癒合　104
5つのRight　118
イレウス　130, 137

ウ

ウインスロー孔（肝床部）　114
ウエハー　149
うっ血性心不全　143
運動機能訓練　181

エ

エアリーク　176
エラスター針　26
N95マスク　56
S-Gカテーテル　35

オ

横隔膜呼吸　62
オストメイト　165
頤部挙上法　9

カ

開胸術　179
回旋中間位　194
開放式　115
介達牽引　188
ガイドワイヤー　38
回復体位　9
ガウンテクニック　86
下顎挙上法　10
下肢外旋位　194
ガーゼ交換　104, 106, 107
ガーゼ交換車　107
カルシウムイオンの低下　51
カンジダ　156
感染症　37, 156
感染経路別予防策　54, 55
　接触感染予防策　55
　飛沫感染予防策　55
浣腸　70
　グリセリン浣腸　70
　高圧浣腸　70, 71

キ

気管内吸引　39
気管内挿管　14
気管内分泌物　39
気胸　143
キシロカインゼリー　15
偽上皮腫性肥厚　164
気道確保　6, 14
気道閉塞　8
ギプスカット　222, 223
ギプス固定　210
ギプス包帯　210, 221
基本維持輸液　120
キャリブレーション　34
吸引式ドレナージ　171
休息　73
吸入　62, 63
仰臥位　92
胸郭ポンプ説　12

胸腔内持続吸引　169
胸腔ドレナージ　168
胸腔ドレーン　178
胸骨圧迫心マッサージ　12
強制排便法　158
胸部誘導　23
キルシュナー鋼線牽引　189, 201, 202
緊張性気胸　175
緊張性血胸　175

ク

空気感染　55, 56
空気塞栓　51
空気もれ　169
口対口人工呼吸法　10, 11
口対口鼻人工呼吸法　10
口対鼻人工呼吸法　10
グラスゴーコーマスケール　4
クラッチフィールド牽引　189, 203, 204
グリソン牽引　189, 198, 199

ケ

経口挿管　15
経鼻的気管内挿管　17
血液製剤　50
血小板血漿　50
結石　164
血栓・塞栓症　37
牽引療法　188
牽引用ギャッジベッド　191

コ

5R　118
高カリウム血症　51
喉頭鏡　16
喉頭展開　16
硬膜外神経ブロック　102
呼吸　62
呼吸不全　98

呼吸器回路　48
呼吸理学療法　168
骨盤牽引　189, 199, 200
骨盤高位　93
粉状皮膚保護材　149
混合静脈血　36

サ

坐位　93
砕石位　94
細胞内液　49
細胞外液　49
サードスペース　116
サーファクタント　40
サーフロー針　26
3回確認　118, 119
三方活栓　32
3連びん装置　171

シ

ジェット（コンプレッサー）ネブライザー　63
シース　38
自然排便法　158
持続的動脈圧測定　32
疾病防疫センター　47
ジャクソンリースバッグ　39
ジャックナイフ位　94
ジャパンコーマスケール　4
集中管理　6
12誘導心電図　23
手術体位　91
術後合併症　100
術後痛　99
術前オリエンテーション　69
循環　6
循環虚脱　12
準備状態　74
消化管瘻　137
消化器ストーマ　148
消化管の炎症性疾患　137
上部消化管の通過障害　137
情報的ドレナージ　111
上腕動脈　5
植物状態　4

除細動器　27
ショック症状　98
徐脈　12, 15
腎挙上位　93
心係数　36
人工肛門　148
人工呼吸開始基準　43, 44
人工呼吸　6, 10, 43
人工呼吸器　43, 44
　従圧式　43
　重量式　43
人工膀胱　148, 161
深呼吸　62
心室細動　12, 27
心静止　12
新鮮血　50
新鮮凍結血漿　50
心臓ポンプ説　12
心タンポナーデ　37, 143
心停止　4, 12
心電図　18
　波形　23
心電図モニター　6, 18
心肺蘇生法　4
心肺脳蘇生法　4
心拍出量　176
CVPチューブ　144, 145

ス

水封式ドレナージ　171
睡眠　73
スタイレット　16
スタンダードプレコーション　54
ストーマ　148
ストーマ狭窄予防　164
ストーマ装具　149
ストーマ袋　148
　オープンエンド　150
　ツーピース型　150
　ドレナブル　150
　閉鎖型　150
　ワンピース型　150
ストリッピング　174
擦り込み法　86
スワン-ガンツカテーテル　35

セ

生血　50
生血漿　50
整復　188
赤血球濃厚液　50
咳嗽法　66
咳嗽練習　62
石膏ギプス　212, 221
舌根沈下　15
接触感染予防策　55
接触性皮膚炎　155
ゼロ点　144
前胸部叩打法　29
前投薬　75
洗浄赤血球　50
選択的血管造影　32
洗腸　158, 160

ソ

早期離床　67, 123
創部合併症　104
阻血性拘縮　215, 216
側臥位　93
ソラシックカテーテル　178

タ

体位ドレナージ　67, 98
体液　116
対抗牽引　192
代謝性アシドーシス　51
大腿動脈　5, 13, 34
ダイレーター　38
ダグラス窩　114
タッピング　67
単極肢誘導　23
短上肢ギプス　211

チ

致死的不整脈　27
チャート用紙　99, 119
中心静脈　25, 35
中心静脈圧　36, 130, 143

中心静脈栄養　130, 136
中心静脈カテーテル　141
治癒的ドレナージ　111
超音波ネブライザー　63
直視下経鼻挿管　17, 18
直達牽引　188
直腸がん　148
直流除細動　27
鎮痛剤　101

テ

手洗い法　81
低体温　51
剃毛　71, 72
手袋　89
電解質異常　116
電気的除細動　6
点滴ライン　26

ト

頭蓋牽引　189
橈骨動脈　5
疼痛　99
頭部後屈法　9
動脈血採取　32
動脈圧測定　32
動脈穿刺　34
動脈ライン　32
努力呼吸法　64
ドリンカーの生存曲線　4, 5
ドレーン　110
ドレーンキーパー　135
ドレーン挿入　63, 112
ドレーン抜去　112
ドレナージ　111

ニ

肉芽　157
2期癒合　104
二次救命処置　4, 6
尿路感染予防　164
尿路系ストーマ　148, 161
尿路系ストーマ袋　162
2連びん装置　171

ネ・ノ

ネブライザー　62

脳死状態　4
脳蘇生　6

ハ

バイタルサイン　96
排液貯留バッグ　112
肺塞栓　37
肺切除術　179
肺動脈圧　36
肺動脈楔入圧　36
肺動脈損傷　37
肺の再膨張　169
肺の表面活性物質　40
廃用症候群　195　216
パウダー　149
白せん菌　156, 157
バックマスク法　43
パッチテスト　132, 156
パテ　149
パルスオキシメーター　45
バルーン式持続注入器　102
ハロー牽引　189, 204
ハローベスト　189, 205, 206
絆創膏　109

ヒ

皮下気腫　169
左横隔膜下　114
左傍結腸下腔　114
皮膚障害　155
皮膚保護材　148, 149
　固定型　151
　浮動型　151
飛沫　55, 56
飛沫核　55, 56
飛沫感染予防策　55
標準肢誘導　23
頻脈　12, 15
PAライン　35
PCAポンプ　102

PCA法　102

フ

フォルクマン拘縮　215, 216
腹臥位　92
腹式呼吸　62
不整脈　37
プラスチックキャスト　212, 218
ブラッシング法　82
ブルーエバッグ　171, 173
Forresterの分類　36

ヘ

閉胸式心マッサージ　12
閉鎖式吸引システム　43
ペースト　149

ホ

帽子　80
防臭対策　152
ホームラバー牽引　189, 196, 197
補充輸液　120
保存血　50, 51
ボディイメージ　152

マ

マスク　80
末梢静脈　24
末梢静脈路　24

ミ

右横隔膜下　114
右傍結腸下腔　114
ミルキング　174

ム

無菌操作技術　80
無褥ギプス　211

メ・モ

メラサキューム　171, 172

盲目的経鼻挿管　17
モリソン窩　114

ユ

有褥ギプス　212
輸液　120
　　基本維持輸液　120
　　補充輸液　120

輸液製剤　121
輸液ポンプ　121
輸液ライン　119
輸血　49

ヨ

溶血　51
予防的ドレナージ　111
4連びん装置　171

リ

リネン　54

レ

レッグバッグ　162, 163
レディネス　74
練状皮膚保護材　149

外国語索引

A

ACLS 4, 6
advanced cardiac life support 4, 6
air leakage 169, 176
air vent 172
airway 6

B

balloon-tipped flow directed pulmonary catheter 35
basic life support 4, 6
BLS 4, 6
breathing 6, 10
by-stander 4

C

cardiac index 36
cardiac output 36
CDC 47
central venous pressure 130, 143
CI 36
circulation 6
CO 36
CVP 36, 130, 143

D

DNR 14
do not resciscitation 14
Drugs and fluids 6

E

ECF 116
ECG 18
electrocardiogram 18
electrocardiography 6

F

feeding tube 130
fibrillation treatment 6

G

Gauging 6
GCS 4
Glasgow coma scale 4

H

Human mentation 6

I

ICF 116
Intensive care 6
intravenous hyper-alimentation 130, 136
IVH 130, 136

J

Japan coma scale 4
JCS 4

P

PA 36
PAP 36
PCWP 36
PEH 164
Pleur-evac 172
pseudoepitheliomatous hyperplasia 164

Q

QOL 165, 168
quality of life 165, 168

R

RA 36
Right Drug 118
Right Dose 118
Right Patient 118
Right Route 118
Right Time 118

S

subcutaneous emphysema 176
suction 171

T

TBF 116
tension pneumothorax 176
third space 116
thoracic catheter 178

W

water-seal 171

<監修者・編者略歴>

氏家　幸子　Ujiie　Sachiko
　　聖路加女子専門学校，近畿保健婦専門学校卒業（1954）
大阪府保健師（豊中・吹田・茨木保健所1955～1967）
大阪大学医療技術短期大学部助教授→教授（1967～1993）
大阪大学医学部保健学科教授（1993～1994）
大阪大学名誉教授（1994）
大阪府立看護大学教授・学部長（1994～1998）
現在，岡山県立大学大学院非常勤講師
主な著書：「産褥・乳児生活指導」（共著）母子衛生研究会（1974）
「看護技術の科学的実証」（単著）メヂカルフレンド社（1977）
「基礎看護技術1～6版」（1,2,3版単著→4,5,6版共著）医学書院（1982～2005）
「看護Mook37看護教育」（企画編集・共著）金原出版（1991）
「系統看護学講座　老年（老人）看護学（第2,3,4版共著）」医学書院（1990，1993，1997）
「成人看護学全13巻」（監修）廣川書店（1997～2005），「母子看護学全6巻」（監修）廣川書店（2002～2006），「看護基礎論」（単著）医学書院（2004）

泉　キヨ子　Izumi　Kiyoko
　　国立金沢大学病院附属高等看護学校，金沢経済大学卒業
金沢大学にて博士（医学）
金沢大学医学部附属病院看護師，金沢大学医療技術短期大学部を経て
現在，金沢大学大学院医学系研究科保健学専攻教授
主な著書：成人看護学「A．成人看護学原論　第2版」廣川書店（2001），「B．急性期にある患者の看護Ⅰ，Ⅱ　第2版」廣川書店（2001），「困ったときのリハビリテーション看護」医学書院（2001），「D．リハビリテーション患者の看護　第2版」廣川書店（2003），「Ⅰ．成人看護技術Ⅲ　第2版」廣川書店（2003），「"身体拘束ゼロ"を創る」中央法規（2004）

土居　洋子　Doi　Yōko
　　聖路加短期大学卒業，関西大学大学院博士前期課程修了（社会学専攻臨床心理学専修），京都府立医科大学にて博士（医学）
聖路加看護大学，淀川キリスト教病院看護師，大阪府立看護短期大学を経て
現在，大阪府立大学看護学研究科および看護学部教授，学部長
主な著書：成人看護学「A．成人看護学原論　第2版」廣川書店（2001），「C．慢性疾患患者の看護　第2版」廣川書店（2001），「E．がん患者の看護　第2版」廣川書店（2001），「F．終末期にある患者の看護　第2版」廣川書店（2001），「Ⅰ．成人看護技術Ⅲ　第2版」廣川書店（2003），「在宅酸素療法―包括呼吸ケアをめざして」医学書院（1999）

◆成人看護学◆
H. 成人看護技術 II
— 急性期にある患者の看護技術 —
［第2版］

定　価（本体 2,500円＋税）

監修	氏　家　幸　子	平成11年1月25日	初版発行Ⓒ
編集	泉　キ　ヨ　子 土　居　洋　子	平成15年2月28日 平成18年2月20日	第2版1刷発行 第2版4刷発行
発行者	廣　川　節　男 東京都文京区本郷3丁目27番14号		
組版	㈲　ア　ク　ト		
印刷 製本	図書印刷株式会社		

発行所　株式会社　廣 川 書 店

〒113-0033　東京都文京区本郷3丁目27番14号
〔編集〕電話 03（3815）3656　FAX 03（5684）7030
〔販売〕　　03（3815）3652　　　03（3815）3650

Hirokawa Publishing Co.
27-14, Hongō-3, Bunkyo-ku, Tokyo

成人看護学 全13巻

大阪大学名誉教授　氏家　幸子　監修

B5判
2色刷

金沢大学大学院医学系研究科保健学専攻教授　泉　キヨ子
東京女子医科大学看護短期大学名誉教授　大森　武子
日本赤十字看護大学教授　河口　てる子　編集
聖路加看護大学教授　小松　浩子
大阪府立大学看護学部教授　高見沢恵美子
大阪府立大学看護学部教授　土居　洋子
(50音順)

経過別に成人看護学を構成し，これからの成人看護学テキストとして，またプロとしての看護職に求められる成人看護を，患者が求める人間的，科学的看護を熟慮した内容で編纂．A〜I巻まで10分冊にしてわかりやすく，詳細に記述しました．さらに別巻として「病態生理・疾病論（全3巻）」を編纂しましたので，疾病の知識と理解を得るための座右の書として活用いただけます．

全巻目次

A．成人看護学原論［第2版］　　290頁　2,205円
B．急性期にある患者の看護［第3版］（全2巻）
　　〔Ⅰ〕急性期・クリティカルケア　〔Ⅰ〕300頁　2,205円
　　〔Ⅱ〕周手術期看護　〔Ⅱ〕350頁　2,310円
C．慢性疾患患者の看護［第3版］　370頁　2,415円
D．リハビリテーション患者の看護［第2版］　380頁　2,650円
E．がん患者の看護［第3版］　＜近　刊＞
F．終末期にある患者の看護［第3版］　＜近　刊＞
G．成人看護技術〔Ⅰ〕［第2版］　370頁　2,940円
　　―フィジカルアセスメント―
H．成人看護技術〔Ⅱ〕［第2版］　250頁　2,650円
　　―急性期にある患者の看護技術―
Ⅰ．成人看護技術〔Ⅲ〕［第2版］　210頁　2,310円
　　―慢性疾患患者及びリハビリテーション患者の看護技術―

〔別巻〕病態生理・疾病論〔Ⅰ〕〔Ⅱ〕〔Ⅲ〕［第2版］　〔Ⅰ〕〜〔Ⅲ〕各350頁
　編集：金沢大学大学院医学系研究科保健学専攻教授　泉　キヨ子　各3,150円
　　　　聖路加看護大学教授　小松　浩子　編集
　　　　南砺市立福野病院病院長・金沢大学名誉教授　永川　宅和
　　　　山中湖クリニック予防医療センター長　日野原茂雄
フルカラー

廣川書店
Hirokawa Publishing Company

113-0033　東京都文京区本郷3丁目27番14号
電話03(3815)3652　FAX 03(3815)3650